Das große Handbuch der
Homöopathie

Mehr und mehr Menschen entdecken für sich die Homöopathie und ihre vielfältigen Anwendungsmöglichkeiten. Immer mehr Ärzte praktizieren diese Behandlungsmethode in Ergänzung zu den orthodoxen Therapien der Schulmedizin. Denn homöopathische Mittel zeichnen sich nicht nur durch geringe Kosten aus; in ihren extrem hohen Verdünnungen belasten sie den Körper nicht, sondern sie mobilisieren die körpereigenen Abwehrmechanismen und Selbstheilungskräfte. Die Homöopathie gestattet in außergewöhnlichem Umfang, mit geringen Risiken und hohen Erfolgschancen die Selbstbeurteilung und Selbstbehandlung, und sie trägt zu einer zeitgemäßen Ökologie in der Medizin bei.

Mit Hilfe der Homöopathie werden Sie mehr über sich selbst, Ihren Organismus und seine Funktionen erfahren. Sie werden besser in der Lage sein, bestimmte Alarmzeichen zu deuten und einzuordnen, denn wenn Sie die Körpersignale richtig einschätzen, wissen Sie auch, was nicht in Ordnung ist. Wie geht man dann aber mit den Mitteln der Homöopathie um, was kann man im konkreten Fall damit behandeln? Welche Stoffe »passen« zu welchen Symptomen, und wo erhält man was? Was ist als Ergänzung ärztlicher Maßnahmen sinnvoll, wo sind die Grenzen von homöopathischer Diagnose und Therapie? Wie weit können Sie bei der Selbstbehandlung gehen?

Alle diese sowie viele weitere und spezielle Fragen beantwortet Ihnen dieses von einem Team internationaler, insbesondere kanadischer Wissenschaftler nach modernsten Erkenntnissen zusammengestellte Haus- und Handbuch der Homöopathie in enzyklopädischer Fülle und systematischer Übersichtlichkeit. Im Anschluß an eine allgemeine Einführung in die homöopathische Vorgehensweise, in das Wesen der Gesundheit, ihre Erhaltung und Wiederherstellung aus ganzheitlicher Sicht werden über 300 akute Erkrankungen, chronische Leiden, Krankheitssymptome, Beschwerden und Störungen erklärt. Dazu finden Sie auf den ersten Blick die gezielt anzuwendenden homöopathischen Mittel. So kann diese zeitgemäße, besonders schonende Heilmethode auch in Ihrem Haushalt Eingang finden.

Das große Handbuch der Homöopathie

Ein Ratgeber für die ganze Familie

Herausgegeben von
Eric Meyer

Aus dem Französischen übersetzt von
Virginie Puschmann

Bodywell
PUBLISHING

Die Deutsche Bibliothek – CIP-Einheitsaufnahme

Das große Handbuch der Homöopathie : ein Ratgeber für die ganze Familie / Eric Meyer (Hrsg.). Aus d. Franz. übers. von Virginie Puschmann. – 7. Aufl. – Kreuzlingen ; München : Ariston Verlag 1995
Einheitssacht.: Encyclopédie familiale d'homéopathie <dt.>
ISBN 3-7205-1567-2
NE: Meyer, Eric [Hrsg.]; EST

Teilauflage für Reuille Verlag, Versoix/Schweiz
mit freundlicher Genehmigung des Ariston Verlages, Kreuzlingen

Die französische Originalausgabe erschien unter dem Titel
»Encyclopédie familiale d'homéopathie«
1987 by Idégraf, Genf

ISBN 3-7205-1567-2

INHALT

Kapitel I

Kapitel III
Das Nervensystem

Kapitel IV

Kapitel V

HINWEISE ZUR BENUTZUNG

Dieses Handbuch entspricht dem aktuellen wissenschaftlichen Kenntnisstand, aber es ist kein Fachbuch für die wissenschaftliche Arbeit, sondern ein praktischer Ratgeber für den Alltagsgebrauch. Nach dessen Bedürfnissen richten sich auch Anlage und Gliederung des Werkes.

Die neun Hauptkapitel, die der grundlegenden Einführung in das Gebiet der Homöopathie folgen, fassen jeweils Themen, Körperbereiche und Funktionsabläufe zusammen, die sich als übersichtliche Blöcke darstellen lassen. Im Interesse einer praktikablen Überschaubarkeit finden sich neben typischen Krankheitsbezeichnungen (wie etwa *Migräne, Bronchitis* oder *Schuppenflechte*) auch wünschenswerte Gesundheitsziele (wie *Langlebigkeit, Genesung* oder *Konzentration*), Heilmaßnahmen (wie *Impfung* oder *Notkoffer*) und bestimmte Organe (wie *Gehirn, Herz* oder *Niere*) als Überschriften der verschiedenen Unterkapitel. In wechselnden Zusammenhängen können einzelne Stichwörter auch mehrfach auftauchen.

Die Hauptkapitel sollen große, leicht erkennbare Themenblöcke bilden; deshalb wurde bei der Zuordnung auch auf Differenzierungen verzichtet: Zum Themenbereich des Kapitels VI *(Das Urogenitalsystem)* wurden daher beispielsweise neben den *Harnwegen* und eigentlichen *Geschlechtsorganen* auch Stichwörter wie *Brust* und *Stillen* genommen.

Wenn Sie sich rasch in diesem Nachschlagewerk orientieren wollen, suchen Sie entweder die Krankheit oder den Organbereich Ihres Interesses in dem zutreffenden Themenkomplex des *Inhaltsverzeichnisses* auf, oder Sie wählen den Weg über die alphabetische Anordnung der Stichwörter im *Register*. Ein Verzeichnis der Homöopathika am Schluß des Buches erleichtert das Wiederauffinden empfohlener Heilmittel.

Sie finden dann jeweils eine genaue Beschreibung des Krankheitsbildes und seiner Symptome sowie Hinweise auf homöopathische Heilmittel, mit denen Sie – in angegebenen Grenzen – eine Selbstbehandlung vornehmen können, oder den Rat, sich mit dieser Krankheit besser an Ihren Homöopathen oder Arzt zu wenden. Beachten Sie auch die *Praktischen Ratschläge* auf den Seiten 49 bis 52.

Trotz größter Sorgfalt, die Herausgeber, Autoren, Übersetzer und Bearbeiter bei der Produktion dieses Buches walten ließen, sind vereinzelte Irrtümer nie mit letzter Sicherheit auszuschließen. Urheber und Verlag können deshalb keine Haftung für etwaige Folgen übernehmen.

GELEITWORT

Immer mehr Menschen wenden sich der Homöopathie zu, um Krankheiten und Beschwerden zu behandeln. Diese Behandlungsmethode, die auf eine zweihundertjährige Tradition zurückblickt, wird heute von einer unaufhaltsam zunehmenden Zahl von Ärzten und Tierärzten praktiziert.

Dennoch ist es bisher noch nicht gelungen, die therapeutischen Wirkungen der Homöopathie anhand wissenschaftlicher Untersuchungen wirklich schlüssig zu begründen. Vielmehr spricht man – hinsichtlich der Verdünnungen, der Centesimal- oder Dezimalpotenzen – von einem »Gedächtnis des Wassers«. Dieses nicht faßbare Erinnerungsvermögen bleibt auch jenseits der fünfzehnten Verdünnung erhalten, nachdem selbst die Spur des letzten Moleküls eines Wirkstoffs längst getilgt ist. Noch stehen die Forscher diesem Phänomen ratlos und mit einem Kopf voll offener Fragen gegenüber. Und man darf es ihnen nicht verdenken. Schließlich haben gerade sie die Aufgabe, Fragen zu stellen.

Derweil jedoch funktioniert die Homöopathie vortrefflich, und zahlreich sind die, die es beschwören können. Sollen wir nun auf die Wohltaten der Homöopathie verzichten, weil unsere heutigen Möglichkeiten der Beobachtung und der Analyse keine rationale Erklärung liefern, während weltweit anerkannte Persönlichkeiten und eine große Zahl quantitativer Untersuchungen die Wirksamkeit dieses therapeutischen Verfahrens bestätigen?

Lassen Sie mich einen Vergleich wagen: Es ist wie bei einer Hängebrükke, deren Konstruktion den Gesetzen der Schwerkraft trotzt: Erst traut sich ein Wagen, vorsichtig über die Brücke zu fahren, dann riskieren es zwei, danach ein Lastwagen und schließlich ein ganzer Konvoi. Wie würde man wohl die Brückenbauer einschätzen, wenn sie, nachdem die Brücke zweihundert Jahre lang unbeschadet dem andauernden Verkehr standgehalten hat, sich weigerten, eben dieses Konstruktionsprinzip anzuwenden, bloß weil sie es nicht ganz schlüssig erklären können?

Übrigens hätten viele moderne Therapieformen niemals das Licht der Welt erblickt, wenn jede Behandlung, bevor man sie versucht, erst hätte erklärt werden müssen.

Ungeachtet aller Einwände dreht sich jedoch der Wind. Eine wachsende Zahl von Ärzten erkennt, welche Bedeutung der Therapie mit homöopathischen Arzneimitteln zukommt. Kompetente Kliniker wissen, daß die Homöopathie bei zahlreichen funktionellen Störungen und Beschwerden in einzigartiger Weise wirksam ist.

Die seriösen Homöopathen haben ihrerseits nie die Absicht bekundet, die allopathische Medizin zu verdrängen, die unersetzlich ist, wenn es gilt, schwere organische Störungen und Erkrankungen zu behandeln. Tatsächlich entwickeln sich beide Formen der Medizin – die Allopathie wie die Homöopathie – heute zu einer komplementärmedizinischen Betrachtungsweise, deren glückliche Nutznießer ganz gewiß die Patienten sind. Das vorliegende, im Sinn einer Öffnung konzipierte Werk kann dieser Entwicklung nur förderlich sein.

Großer Wert wurde auf die übersichtliche und verständliche Darstellung gelegt: Jedem Stichwort, jeder Krankheitsbezeichnung ist ein in sich geschlossener Text zugeordnet, der nicht nur die wichtigsten Homöopathika nennt, sondern auch die Symptome, bei denen sie indiziert sind, sowie die jeweils zu befolgenden diätetischen Richtlinien kurz beschreibt.

Die Autoren sind ganz richtig davon ausgegangen, daß zwischen unserer Lebensweise, unserer Ernährung und den Krankheiten, an denen wir leiden, enge Wechselbeziehungen bestehen.

Das letzte Kapitel leitet dazu an, sich in medizinischen Notfällen richtig zu verhalten.

Kurzum: ein nützliches Buch, das die Eigeninitiative des Lesers fördern, Hilfe zur Selbsthilfe und zu verantwortungsbewußtem Handeln geben will – bis der Arzt kommt!

Dr. med. François Lespérance
Mitglied der American Psychosomatic Society
Mitglied des Collège Royal des Médicins et Chirurgiens du Canada

EINLEITUNG

Das Ziel dieses Buches

Fast jeder Mensch – der eine mehr, der andere weniger – hat gelegentlich dieses oder jenes »Wehwehchen« oder klagt über ein Unwohlsein. Doch fast niemand geht ob dieser Unpäßlichkeiten sofort zu einem Arzt, sondern man versucht, sich selbst zu kurieren, haben doch die meisten ihre bestimmten »Mittelchen«, die ihnen schon immer geholfen haben.

Das mag in dem einen oder anderen Fall hilfreich sein, doch solch ein Vorgehen kann auch schädliche Folgen nach sich ziehen: Werden gewisse Symptome nicht in ihrer gesamten Tragweite erkannt, sondern wird nur das Vordergründige, das Oberflächliche »behandelt«, so kann das zu gesundheitlichen Schäden führen, die nur sehr schwer reparabel sind.

Die Philosophie der Homöopathie

»Erkenne dich selbst!« Das war in der Vorhalle des Apollon-Tempels in Delphi zu lesen – und dieses Wort soll von einem der Sieben Weisen stammen, die im 6. Jahrhundert vor Christus lebten. Nun ist die moderne Homöopathie bei weitem nicht so alt – sie wurde gegen Ende des 18. Jahrhunderts begründet –, aber dennoch stützt sie sich auf diese alte Weisheit, die besagt: Du sollst nicht nur deine Seele kennen, sondern auch deinen Körper und seine physiologischen Reaktionen! Denn: Körper, Seele und Geist bilden eine Einheit.

Jeder einzelne reagiert auf jeden Schmerz im Einklang mit seinem ganzen Wesen – und sein ganzes Wesen ist es, das diesen Schmerz annimmt und folglich auch verarbeiten muß. Da jedoch jedes Wesen Teil des

Gesamtwesens Natur ist, ist es das Wissen von den »natürlichen« Gesamtzusammenhängen, das uns beim Erkennen, Behandeln und Bewältigen des jeweiligen Schmerzes (also des Symptoms) weiterhilft.

Dieses Wissen findet in der Homöopathie seinen praktischen Niederschlag. »Similia similibus curantur« (»Gleiches wird durch Gleiches geheilt«) ist denn auch der entscheidende Grundsatz in der Homöopathie. Das heißt: Sind Beschwerden genau erkannt, so werden bei der Behandlung nur solche (natürlichen) Medikamente in bestimmten (niedrigen) Dosen eingesetzt, die in höheren Dosen beim Gesunden ein ähnliches Krankheitsbild hervorrufen.

Erkennen von Zusammenhängen setzt demnach Wissen voraus, in diesem Fall also das Wissen von der menschlichen Natur – und hierbei hilft Ihnen dieses umfangreiche Handbuch in jeder Hinsicht. Es ermöglicht Ihnen in leichtverständlicher Weise, Ihr Ganzes, Ihre »Einheit«, besser zu verstehen und somit – bei einer Störung dieser Einheit – zu erkennen, was die Ursache dieser Störung ist, um dann entsprechend zu handeln und eventuell einen Arzt aufzusuchen und ihn bei seiner Behandlung gezielt zu unterstützen.

Die Anwendung der Homöopathie

Sie kennen es, das (leider) oft alltägliche Bild: Wenn Sie eine Arztpraxis aufsuchen, so finden Sie diese nicht selten überfüllt vor, und der Arzt, von dem Sie Hilfe erwarten, hat nur wenig Zeit für Sie, da ja noch andere Patienten seinen Rat brauchen. In solch einer Situation ist jeder Arzt froh, wenn Sie ihn gezielt darüber informieren, was Ihnen fehlt und welche Symptome Sie schon erkannt haben. Selbst wenn Sie mit Ihrer Meinung nicht hundertprozentig richtig liegen, so erleichtern Sie mit Ihren Informationen Ihrem Arzt dennoch die Behandlung: Er kann die notwendige Untersuchung gezielter durchführen und so schneller zu einer genauen Diagnose kommen. Daß dabei das Vertrauensverhältnis zwischen Arzt und Patient erhöht wird, bedarf eigentlich kaum der Erwähnung.

Mit Hilfe der Homöopathie werden Sie im Laufe der Zeit mehr über sich und Ihren Organismus erfahren, über seine Zusammenhänge, seine Funktionen. Und Sie werden mehr und mehr in der Lage sein, bestimmte Alarmzeichen zu deuten und einzuordnen – denn Zeichen gibt Ihnen Ihr Körper immer dann, wenn irgend etwas bei ihm nicht in Ordnung ist. Mit der Zeit lernen Sie also, die jeweiligen Körpersignale richtig einzuschätzen und sind in der Lage, leichte Störungen Ihres Organismus von schweren zu unterscheiden – Störungen also, die rasch zu einer Verschlechterung Ihres Gesundheitszustandes führen können und einen Arztbesuch dringend erforderlich machen.

In diesem Zusammenhang darf daher ein wichtiger Hinweis nicht fehlen: Bei akuten, ernst zu nehmenden Symptomen sollten Sie in jedem Fall sofort einen Arzt aufsuchen!

Die Vorteile der Homöopathie

Mehr und mehr Menschen entdecken für sich die Homöopathie und ihre vielfältigen Anwendungsmöglichkeiten. Und in der Tat bietet dieses Heilverfahren alles, um den Erfordernissen auch unserer modernen Zeit gerecht zu werden: So hilft die Homöopathie, kleinere Übel problemlos zu kurieren, und zeigt den richtigen Weg, wenn bestimmte Symptome eine Selbstbehandlung nicht zulassen und die Konsultation eines Arztes geraten ist.

Der vorliegende Ratgeber unterstützt Sie hierbei. Durch ihn lernen Sie Ihren Körper und seine Funktionen kennen, lernen auch, die verschiedenen Symptome richtig einzuschätzen und die Heilmittel anzuwenden, die jeweils geeignet und natürlich auch verträglich sind.

So lautet ein erstes Fazit: Neben einer gewissen Selbständigkeit bei der Behandlung verschiedener Symptome wird es Ihnen mit Hilfe dieses Nachschlagewerks möglich sein, alle Symptome richtig zu beobachten und somit gegebenenfalls die Behandlung des Arztes – wenn sie denn erforderlich ist – gezielt zu unterstützen. Und Sie werden im Laufe der Zeit sehr wohl unterscheiden können zwischen dem, was wichtig, und dem, was nicht ganz so wichtig ist.

Die Homöopathie

Schon vor rund 2500 Jahren erkannte HIPPOKRATES (um 460 bis 370), der »Vater der Medizin«, den so wichtigen Zusammenhang zwischen Körper und Natur, also zwischen dem Menschen und seiner Umwelt. Zwei Heilverfahren waren es, von denen er überzeugt war und die er anwendete: Das eine setzte die entgegenwirkenden Stoffe ein, das andere ähnlich wirkende Stoffe. HIPPOKRATES war überzeugt: »Die meisten Erkrankungen müssen ihre Heilmittel im Ursprung ihrer Erscheinung selbst haben.«

Wesentliche Teile dieses Wissens bilden das Fundament der Homöopathielehre, die der deutsche Arzt SAMUEL HAHNEMANN (1755 bis 1843) gegen Ende des 18. Jahrhunderts begründete. HAHNEMANN griff die Idee des HIPPOKRATES auf, das Übel mit dem Übel zu bekämpfen, und so sah seine Therapie vor, dasjenige Heilmittel in sehr kleinen Gaben anzuwenden, das »eine andere, möglichst ähnliche Krankheit zu erregen imstande ist«.

HAHNEMANN wußte, wovon er sprach. 1790, als er sich intensiv mit der Lehre des griechischen Arztes befaßte, hatte er nämlich im Verlauf seiner Experimente Chinarinde – sie wurde in der Schulmedizin bei der Bekämpfung der Malaria eingesetzt – zu sich genommen, um deren Wirkung auf den Gesunden zu beobachten. Seine Schlußfolgerung: »Chinarinde, die bei Malaria fiebersenkend wirkt, bewirkt bei einem gesunden Menschen einen malariaähnlichen Zustand.«

Diese Feststellung führt direkt zu dem schon genannten Grundsatz »Similia similibus curantur«, der auch zugleich das erste Prinzip der Homöopathie ist: das »Simileprinzip« – was nichts anderes als »Ähnlichkeitsprinzip« heißt.

Das zweite Prinzip der Homöopathie, das der Potenzierung, war sozusagen das zwangsläufige Produkt des ersten Prinzips. Der Grund: Bei seinen umfangreichen Versuchen verdünnte HAHNEMANN die Wirkstoffe der einzelnen Heilmittel in einem immer stärkeren Maße. Warum? Der Arzt hatte festgestellt: Je stärker ein Mittel verdünnt wird, also die »Ursprungsdosis« herabgesetzt wird, desto positiver wirkt es sich auf die Heilung aus. Diese Form der Verdünnung nannte er »Potenzierung«.

Was es mit der Potenzierung auf sich hat und warum sie sich positiv auf den Organismus eines erkrankten Menschen auswirkt, mag folgendes Beispiel verdeutlichen: Wenn Sie täglich regelmäßig mehrere Gramm Kochsalz (die lateinische, international verwendete Bezeichnung ist *Natrium chloratum*) zu sich nehmen (nicht mitgerechnet die Menge Salz, die Sie Ihrem Körper durch die übliche Nahrungsaufnahme zuführen), dann werden Sie nicht nur durstig, sondern es wird auch Wasser im Körper gebunden – was die notwendige Ausscheidung von Harnstoff behindert und sich schädlich auf den Stoffwechselvorgang auswirken kann. In unendlich kleiner Dosierung ist *Natrium chloratum* (auch unter der Bezeichnung *Natrium muriaticum* bekannt) jedoch ein ausgezeichnetes Mittel für deprimierte, nach innen gekehrte melancholische Menschen.

HAHNEMANN, 1755 im sächsischen Meißen geboren, der neben HIPPOKRATES auch PARACELSUS (1493 bis 1541) und seine naturphilosophische Lehre verehrte, weitete nach den ersten Erfahrungen mit der Chinarinde seine Forschungen intensiv auf andere Heilmittel aus. *Aconitum* und *Belladonna* (Blauer Eisenhut und Tollkirsche) gehörten zu den ersten Substanzen, deren Wirkung er über einen längeren Zeitraum beobachtete (wie intensiv und gewissenhaft HAHNEMANN seine Forschungen betrieb, zeigt die Tatsache, daß diese beiden Heilmittel auch heute noch – fast zweihundert Jahre danach – zu den Medikamenten gehören, die in der Homöopathie am häufigsten verwendet werden).

Der ruhelose Mediziner, der sich auch mit Fragen des Städtebaus und der Hygiene auseinandersetzte, erforschte während seiner Studien mehr als einhundert Mittel – und zwar zuerst an sich selbst (später auch an seiner Frau, seinen elf Kindern und etlichen Freunden, die seiner Lehre aufgeschlossen gegenüberstanden), ehe er die geprüften Präparate bei der Behandlung seiner Patienten erfolgreich einsetzte. Die Summe all dieser Erfahrungen schlug sich in zahlreichen wissenschaftlichen Veröffentlichungen nieder, wobei sein Hauptwerk »Organon der rationellen Heilkunde«, das 1810 erschien und in dem er seine Lehre von der Homöopathie eindrucksvoll darlegte, große Beachtung fand – und zwischen Befürwortern und Gegnern heftige Diskussionen auslöste.

Anerkennung und Ausweitung

Warum die Aussagen, die HAHNEMANN damals machte, noch heute ihre Gültigkeit haben, hat seinen Grund nicht zuletzt darin, daß er und seine Schüler bei ihren umfangreichen Forschungen gezielt methodisch vorgingen und die Wirkung der einzelnen Substanzen mit nahezu pedantischer Genauigkeit beobachteten – eine Vorgehensweise, die für die damalige Zeit beispielhaft war.

Neben seiner intensiven Forschungstätigkeit waren es vor allem seine zahlreichen Reisen durch Deutschland und Österreich, bei denen er für seine Lehre warb, und nicht zuletzt waren es seine bedeutenden Erfolge, die er bei der Bekämpfung von Typhus und Cholera mit homöopathischen Behandlungsmethoden erzielte, die seiner Lehre allmählich zum Durchbruch verhalfen und zu einer breiteren Anerkennung führten – allein das »Organon« sollte im Laufe der Zeit in sechzehn Sprachen übersetzt werden.

Als HAHNEMANN 1843 in Paris stirbt, wird die Homöopathie auch in anderen europäischen Ländern schon mit Erfolg angewandt. Ob in Ungarn, wo die ersten Behandlungen 1817 erfolgen, in Dänemark (1821), Italien (1821), in der Sowjetunion (1823), in England (1826), Schweden (1826), Spanien (1829), ob in Frankreich (1830) – die Homöopathie kann sich neben der Schulmedizin allmählich behaupten und findet vor allem in den gehobenen Bevölkerungsschichten begeisterte Anhänger. Auch in Übersee, so in einigen südamerikanischen Ländern (erstmals 1818), in den Vereinigten Staaten (1823), in China (1827), Indien (1835), Ceylon (1838) sowie in mehreren afrikanischen Ländern (erstmals 1838), findet die Homöopathie Beachtung und werden die Behandlungsmethoden der neuen Lehre angewandt. Diese Verbreitung wird auch durch die Gründung zahlreicher homöopathischer Gesellschaften dokumentiert, die ihrerseits durch die Herausgabe von periodisch erscheinenden Zeitschriften versuchen, die Homöopathie einem breiten Publikum bekannt zu machen.

Gleiches und Gegensätzliches – oft eine sinnvolle Ergänzung

HIPPOKRATES sprach bekanntlich nicht nur von ähnlich, sondern auch von entgegengesetzt wirkenden Stoffen. »Contraria contrariis curantur«, heißt das zweite Heilprinzip des HIPPOKRATES, was nichts anderes heißt als »Gegensätzliches wird durch Gegensätzliches geheilt«.

Dieses Prinzip hat sich im Laufe der Jahrhunderte in der Schulmedizin durchgesetzt und wird heute bei der Bekämpfung vieler Krankheiten fast durchgehend angewandt. Ein einfaches Beispiel: Wenn jemand mit Durchfall zu kämpfen hat, so wird ihm ein Medikament verabreicht, das die Verstopfung fördert. Zunächst ist das Ergebnis (in dem erwähnten Fall wird der Durchfall schnell gestoppt) zwar erfreulich, da das Krankheitssymptom beseitigt worden ist, doch auf lange Sicht sieht das Ganze weniger erfreulich aus. Die Ursache nämlich, die zu der Erkrankung geführt hat, wird in diesem Fall gar nicht berücksichtigt. Einzig und allein das Symptom wird behandelt – und das heißt auch: Kehrt das gleiche Symptom wieder, wird es auch wieder behandelt, und zwar mit demselben oder einem ähnlich wirkenden Medikament, wobei die Dosis nicht selten erhöht wird.

Durch dieses Contrariaprinzip (viele Abführ-, Beruhigungs- und Schmerzmittel wirken nach diesem Prinzip) wird dem Körper letztendlich die Möglichkeit genommen, eigene »Heilmethoden« zu entwickeln und diese dann auch anzuwenden. Die Allopathie (von »allos« gleich »gegen«

und »pathos« gleich »Krankheit«) ignoriert somit in nicht wenigen Fällen den Organismus und isoliert ihn auf lange Sicht.

Bei akut auftauchenden Beschwerden hat die Allopathie zwar durchaus ihre Berechtigung, doch bei der Bekämpfung der Ursache hält die Homöopathie (von »homós« gleich »ähnlich«) wohl die Behandlungsmethoden bereit, die für den Erkrankten auf lange Sicht besser geeignet sind.

Sowohl Allo- als auch Homöopathie haben ihre Vorteile, aber auch ihre Grenzen. Deshalb wäre der gänzliche Verzicht auf eine dieser beiden Methoden total unvernünftig.

Vielmehr wäre eine vernünftige Ergänzung beider Methoden die sinnvollste Lösung. Zu versuchen, beispielsweise eine Blinddarmentzündung mit homöopathischen Mitteln zu bekämpfen, wäre blanker Unsinn. Hier kann nur die Schulmedizin helfen, und ein verantwortungsbewußter Homöopath gibt seinen Patienten in die Hände des besten Chirurgen, den er kennt.

Während also die Allopathie unter anderem bei akuten Erkrankungen und bei Notfällen ihre unbestreitbaren Vorteile hat, liegen die Stärken der Homöopathie in der Möglichkeit, viele Erkrankungen in den Griff zu bekommen, bevor sie den kritischen Punkt erreichen, an dem eine intensive Medikamentenbehandlung oder gar ein chirurgischer Eingriff unvermeidlich ist.

All diese Punkte sollten Sie sich bei der Wahl Ihres Arztes einmal sorgfältig durch den Kopf gehen lassen. So nützt Ihnen ein Internist, der offen ist gegenüber homöopathischen Heilmethoden, bestimmt mehr als ein Homöopath, der von der Schulmedizin absolut nichts wissen will.

Die jeweiligen Vorteile heißt es nutzen

Neben der Allopathie und der Homöopathie gibt es jedoch noch andere Therapieformern in der Medizin, so die Akupunktur, die Chiropraktik, so auch die Organotherapie, die wie die Homöopathie zu der »sanften Medizin« gerechnet werden.

Während in der »sanften Medizin« versucht wird, den Menschen als Ganzes zu sehen, versucht die Allopathie in erster Linie, die einzelnen Symptome bei einer Erkrankung zu bekämpfen, wobei gerade in den westlichen Ländern das Wort von der »Apparatemedizin« mehr und mehr die Runde macht und eine immer stärker werdende Flut von Medikamenten zu beobachten ist.

Die Symptome stehen auch bei der Chirurgie – obwohl sie in vielen Fällen die letzte Rettung ist – im Vordergrund: Der Chirurg läßt die Krankheitserscheinungen verschwinden, indem er das Übel direkt angeht und entfernt. Das ist kein Vorwurf, das wirft jedoch die Frage auf: Mußte es überhaupt zu diesem Symptom kommen?

Ähnlich verhält es sich im Bereich der Pharmazie. In der Regel beseitigt ein bestimmtes Medikament, beispielsweise ein Schmerzmittel, bestimmte Symptome – um dann nicht selten ein anderes Medikament erforderlich zu machen, das dazu da ist, neue Beschwerden, die durch das erste Medikament hervorgerufen wurden, zu bekämpfen. »Iatrogene Krankheiten« werden diese Fälle genannt. »Iatros« kommt aus dem Griechischen und heißt »Arzt« – es sind also Krankheiten, die auf ärztliche Behandlungen zurückzuführen sind.

In vielen Situationen fühlt sich so der Patient (wörtlich genommen: der »Leidende«, der »Geduldige«) völlig hilflos, besonders dann, wenn er inmitten der Apparate steht und sich verloren vorkommt. So bleibt der »Mensch« auf der Strecke, tritt das Symptom in den Vordergrund – und wenn es mehrere Symptome sind, die bei einem Patienten beobachtet werden, dann werden eben auch mehr Medikamente und mehr Apparate eingesetzt, um alles in den Griff zu bekommen.

Das ist auch erklärlich, denn in den letzten Jahrzehnten hat sich die Schulmedizin immer mehr spezialisiert. Das führt dann häufig dazu, daß der Körper des Patienten unterteilt und jede Körperpartie einer anderen Fachrichtung zugeordnet wird. Und das führt dann manchmal dazu, daß ein Facharzt den Körper nicht als Einheit sieht, sondern beispielsweise nur die Haut, das Knochengerüst oder das Nervensystem. Die Folge: Viele Patienten haben das Gefühl, daß nur die Krankheit und nichts als die Krankheit das Interesse des Arztes zu wecken scheint. Die weitere Folge: Das Vertrauen in die Heilkunst des behandelnden Arztes geht verloren.

Dabei ist es gerade das Vertrauen zwischen Arzt und Patient, ist es das Gefühl des Patienten, der Arzt nehme sich Zeit, seine Sorgen und Nöte anzuhören, sei darüber hinaus bereit, auf seine Beobachtungen und Einwände einzugehen, sind diese Voraussetzungen ein erster und wichtiger Bestandteil einer erfolgreichen Therapie.

Zeitströmungen lassen in vielen Bereichen des Lebens vergleichbare Phänomene entstehen. Waren es in den sechziger und siebziger Jahren unseres Jahrhunderts in der Architektur die riesigen Wohnblocks, die das

»Nonplusultra« darstellten, so ist man heute dabei, Wohngebiete wieder bewohnbar zu machen, indem man sie nach den Bedürfnissen des Menschen gestaltet. Auch in der Medizin ist vielerorts ein Umdenken, sind neue Trends zu beobachten. So entstehen beispielsweise immer mehr Gemeinschaftspraxen, Praxen, die von Ärzten verschiedener Fachrichtungen geführt werden. Das gibt den betreffenden Medizinern die Möglichkeit, sich bei auftauchenden Problemen direkt miteinander auszutauschen und entsprechende Maßnahmen einzuleiten.

Ein Miteinander ist, wie in allen Bereichen des menschlichen Lebens, immer besser als ein Gegeneinander. So ist es auch in der Medizin. Keine Lehre ist die alleinseligmachende, jede hat ihre Stärken, aber auch Schwächen. Wo die eine nicht mehr weiterhilft, kann die nächste erfolgreich sein, und wo beispielsweise die eine akute Beschwerden gezielt behandeln kann, ist die andere eventuell bei chronischen Leiden die geeignetere.

Die Vorgehensweise in der Homöopathie

Die Homöopathie ist eine Disziplin, die im wesentlichen auf Erfahrung und Experiment beruht. Das bedeutet: Auch wenn es Hypothesen und Erklärungen über die einzelnen Präparate gibt, so ist es dennoch schwierig, die genaue Funktion der jeweiligen homöopathischen Mittel zu bestimmen. Etwas anderes hingegen läßt sich mit Bestimmtheit sagen: Alle Mittel sind zuvor mit größter Sorgfalt an Menschen erprobt worden – und nicht an Versuchstieren im Labor. Aus gutem Grund: Es ist eben schlecht möglich, etwa eine Ratte zu fragen, ob sie sich übel fühlt, Kopfschmerzen oder schlecht geschlafen hat. Darüber hinaus sind erfolgreich abgeschlossene Tierexperimente nicht zwangsläufig auf den Menschen übertragbar.

Das Prinzip der Ähnlichkeit

Jede erprobte Substanz löst klinische Merkmale aus und hat so ihr eigenes, spezifisches Bild (dieses Bild wird von den auftretenden Symptomen bestimmt, die die jeweilige Substanz hervorruft, wird sozusagen von den seelischen und körperlichen Empfindungen und Störungen »gezeichnet«).

Alle Experimente, die zur Entstehung des homöopathischen Wissens beigetragen haben, sind stets nach denselben Kriterien durchgeführt worden: Jedes Heilmittel erhielten sowohl Männer als auch Frauen unterschiedlichen Alters, deren Lebensweisen stark voneinander abwichen, wobei sie unter ständiger Beobachtung standen. Ferner wußte niemand, was er eingenommen hatte, noch wußte er, um welche »aktive« Substanz es sich jeweils handelte. Nur so war es möglich, alle Eventualitäten zu berücksichtigen und die verschiedensten Reaktionen festzuhalten.

Die Summe all dieser Erfahrungen schlägt sich natürlich auch praktisch nieder: Wenn jemand zu einem homöopathisch behandelnden Arzt geht, erkennt der in dem Betreffenden sozusagen »die Persönlichkeit der zu verabreichenden Mittel«. Denn das Bild jedes homöopathischen Mittels kennzeichnet eine ganze Persönlichkeit und nicht nur eine Krankheit.

Das Beispiel der Brechnuß mag hier der Anschaulichkeit dienen …

Nux vomica

Ein »Nux-vomica-Mensch« ist ein hyperaktiver, empfindlicher und jähzorniger Mensch, der wegen nichtiger Anlässe wütend wird und bei jeder Unannehmlichkeit außer sich gerät.
Er ist ferner penibel, eifersüchtig, herrisch und ungeduldig.
Er kann Schmerzen nicht gut ertragen und ist sehr empfindlich gegen äußere Einwirkungen wie etwa Lärm. Außerdem ist er sehr anfällig gegen Kälte und fürchtet sich vor Durchzug.
Körperlich ist der Verdauungstrakt sein Schwachpunkt: Oft hat er eine schlechte Verdauung, neigt zu Verstopfung, leidet häufig unter Hämorrhoiden oder Eingeweidebrüchen.
Darüber hinaus neigt dieser Mensch zu übermäßigem Essen, Alkohol- und Tabakkonsum und nimmt mit Vorliebe anregende Lebensmittel zu sich. Nach dem Essen fühlt er sich übel und muß seine Kleidung lockern. In der Regel ist der hintere Teil seiner Zunge belegt.
Das Aufstehen ist für den »Nux-vomica-Menschen« schwer: Muskelkater, schlechte Laune und Übelkeit begleiten ihn oft beim Erwachen.

Nux vomica paßt so – bei eingehender Betrachtung – genau in unsere Zeit. Nicht umsonst wird dieses Mittel »die Unruhige der modernen Zeiten« genannt. Egal, ob es sich um den Appetit, das Sexualleben, die Art zu schlafen oder um die Haltung gegenüber alltäglichen Dingen handelt – all diese Anzeichen spiegeln Charakterzüge und Eigenarten wider. Das Mittel läßt so allmählich das Bild einer Person entstehen, ähnlich einer Romanfigur, die langsam unter der Feder des Schriftstellers individuelle Form annimmt.

Die Individualität in der Homöopathie

Somit schließt sich der einzelne (wenigstens eine Zeitlang) der Persönlichkeit eines Heilmittels an und übernimmt die Eigenart von Herrn oder Frau Arnica, Lachesis, Sulfur. Der Homöopath, bestens darin geübt, die besonderen Eigenschaften eines Mittels ausfindig zu machen, wird dann gegebenenfalls von einem Fall der extrem reizbaren »Ignatia« oder einer Persönlichkeit des übernervösen »Phosphorus« sprechen.

Die menschliche Gemeinschaft weist natürlich eine größere Vielfalt als die etwa zweitausend homöopathischen Mittel auf. Jedes Individuum ist, wie der Name schon sagt, individuell, also einzigartig, weist bestimmte Merkmale auf, die von den verschiedensten Facetten vervollständigt werden. Trotz dieser Einzigartigkeit ist das Verhalten bestimmter Menschen mit dem anderer vergleichbar, äußert sich also ähnlich. Der Homöopath steht nun bei einem Erkrankten vor der – manchmal schwierigen – Aufgabe (besonders bei chronischen Erkrankungen), eines oder mehrere geeignete Heilmittel zu bestimmen. Dennoch geschieht es nicht selten, daß bei gleichartigen Erkrankungen verschiedene Präparate verabreicht werden – vorausgesetzt, die Störung löst bei den jeweils Betroffenen die gleiche Reaktion aus. All das erklärt, warum in der Homöopathie etwa von »Frau Ignatia« oder »Herrn Phosphorus« die Rede ist: Der Homöopath versucht stets, eine Harmonie zwischen dem Kranken und seinem Mittel zu suchen.

Wenn eines Ihrer Organe Ihnen schwer zu schaffen macht, dann ist nicht das Organ allein beeinträchtigt, denn Sie sagen ja nicht: »Meine Nieren sind krank«, sondern Sie stellen fest: »Ich bin krank.« Bei einer Erkrankung ist nun einmal Ihre ganze Person betroffen und leidet. Und noch etwas kommt hinzu: Jeder reagiert – aufgrund seiner Persönlichkeit – oft gänzlich unterschiedlich auf eine bestimmte Erkrankung.

Daher ist es überhaupt nicht ratsam (beispielsweise bei einer Magenschleimhautentzündung), ausschließlich nach einigen gemeinsamen Symptomen zu suchen, sondern es ist notwendig, über die jeweiligen Symptome hinaus auf individuelle Anzeichen zu achten, nach Merkmalen zu forschen, die zum Erscheinungsbild des jeweiligen Patienten gehören.

Der Homöopath unternimmt jedoch mehr, als nur eine Diagnose zu stellen. Er sucht vor allem nach bestimmten Anzeichen, die ihn zu dem entsprechenden Heilmittel führen werden. Aus diesem Grund sind auch in dem vorliegenden Ratgeber nicht die einzelnen Heilmittel je nach Erkrankung aufgeführt, sondern Sie werden für jede Krankheit eine Liste von Heilmitteln vorfinden, die von Beschreibungen begleitet ist. Das dient dazu, das Mittel ausfindig zu machen, das der zu behandelnden Person angepaßt ist.

Das Simillimum

Weist der Betroffene die gleichen Symptome auf, wie sie in einem Arzneimittelbild angegeben sind, dann gibt es zwischen dem verabreichten Mittel und dem Erkrankten eine Ähnlichkeit auf den Ebenen

des beeinträchtigten Organs (gleiche Schmerzen beispielsweise),
der Symptome und
der Persönlichkeit (der des Mittels und der des Betroffenen).

In den meisten Fällen reicht dann dieses einzige Mittel aus, denn es ist das, das die Homöopathie als das »Simillimum« bezeichnet. Das Simillimum ist also sozusagen das *»ähnlichste«* Heilmittel, mit dem der Betroffene zu einem bestimmten Zeitpunkt *die meisten Gemeinsamkeiten* aufweist. Selten weist jemand alle Symptome des jeweiligen Arzneimittelbildes auf, denn es besteht eine gewisse Hierarchie bei den Anzeichen, die in Betracht zu ziehen sind. Dieser Umstand führt zu einem der wesentlichen Aspekte in der Homöopathie: Die Individualität des Patienten ist einzig und allein ausschlaggebend!

Fazit: Zu jedem Mittel gehört eine »Gesamtheit« von Zeichen – und so sollten Sie wie jeder Homöopath versuchen, eines oder mehrere Mittel, die dem Zustand des Patienten entsprechen, ausfindig zu machen. Da in der Homöopathie der Kranke mehr interessiert als die Erkrankung an sich, kann dieser Umstand eventuell zunächst einmal verwirren, denn Sie sind vielleicht daran gewöhnt, daß ein Arzt eine Diagnose stellt, eine bestimmte Erkrankung erkennt und dann ein oder mehrere Mittel verschreibt (und zwar die gleichen für alle diejenigen, die an dieser Erkrankung leiden).

Die Widerstandskräfte des Körpers sind wichtig

Der Unterschied zwischen der Homöo- und der Allopathie ist in der Regel der, daß bei einer Entzündung der homöopathische Arzt ein Arzneimittel verabreicht, das dem ganzen Typus des Erkrankten entspricht, während der klinische Arzt das Antibiotikum verschreibt, das den Typus des Symptoms bekämpft. Vielen kommt das normal vor. »Welche andere Lösung gibt es denn sonst?« werden Sie vermutlich fragen. »Schließlich hat der geschwächte Körper eine Entzündung zugelassen.«

Dennoch gibt es eine Alternative. Sie besteht darin, die eigenen Widerstandskräfte zu wecken. Und gerade dies ist es, was das gut ausgewählte und in verschwindend kleiner Dosierung verabreichte homöopathische Mittel zu leisten vermag.

Die verschwindend kleine Dosis

Wie bereits dargestellt, verabreichte sich HAHNEMANN während der ersten Experimente, die er mit Stoffen wie Chinarinde an sich selbst vornahm, sehr schwache Dosen, um eine Vergiftung zu vermeiden. Da die jeweiligen Stoffe dennoch wirksam blieben, entdeckte er nach und nach das Prinzip der Potenzierung: Die Zubereitungstechnik der Arzneimittel in der Homöopathie war geboren.

Seine Erkenntnis: Die gleichen Stoffe haben entgegengesetzte Wirkungen, je nachdem, ob sie in starken oder schwachen Dosierungen verabreicht werden. Während Kaffee anregend wirkt und den Schlaf beeinträchtigt, ist *Coffea* ein homöopathisches Mittel gegen Schlaflosigkeit; das Opium, das wohlbekannte beruhigende Eigenschaften hat, wird durch die homöopathische Zubereitung ein Mittel gegen Geistesträgheit und Sinnesstumpfheit; und der Fingerhut, der in starker Dosierung den Puls verlangsamt, hat in seiner homöopathischen Dosis (»Digitalis«) die Eigenschaft, den Herzrhythmus zu beschleunigen.

Der Prozeß der Verdünnung

Während früher die Homöopathen selbst ihre Heilmittel zubereiteten, haben das heute darauf spezialisierte Laboratorien übernommen – wie in der Bundesrepublik Deutschland beispielsweise die »Deutsche Homöopathie-Union«, kurz DHU, in Karlsruhe.

Der Vorgang ist stets gleich. Anhand eines vorgegebenen Stoffes (etwa einer Pflanze wie der Tollkirsche) wird ein erster Auszug zubereitet, die »Urtinktur«. Dann wird ein Teil aus dieser Urtinktur entnommen und mit 99 Teilen eines Lösungsmittels gemischt (entweder mit doppelt destilliertem Wasser oder mit 30%igem, 45%igem, 60%igem oder 90%igem Alkohol). Anschließend wird diese Mischung zehnmal geschüttelt – was unerläßlich ist, um ein wirksames Präparat zu erhalten. Das ist schon die erste hundertfache Verdünnung, auch »Centesimalpotenz« genannt, die in der Regel mit C1 abgekürzt wird.

Die weitere Verdünnung geht folgendermaßen vor sich: Der Potenz C1 wird wiederum ein Teil entnommen, um damit nach dem gleichen Prinzip die zweite Potenzierung vorzunehmen. Die erste Potenz (C1) wird mit 99 Teilen Lösungsmittel vermengt und zehnmal geschüttelt. Das Ergebnis ist die zweite Potenzierung (C2). Dieses Verfahren wird dann so oft wiederholt, bis die gewünschte Potenzierung erreicht ist.

Zu Zeiten HAHNEMANNS zog das Prinzip der Verdünnung und Potenzierung in einem kaum vorstellbaren Umfang heftige Diskussionen nach sich. Heute ist die Medizin mittlerweile an das verschwindend Kleine, ja an die Wirkung des Unsichtbaren gewöhnt (zum Beispiel bei Röntgenstrahlen), und dennoch gibt die Verdünnung und Potenzierung bei der Herstellung homöopathischer Heilmittel der Wissenschaft immer noch Rätsel auf: Zwischen der siebten (C7) und der neunten Potenzierung (C9) verlieren selbst modernste Instrumente jede Spur des homöopathischen Heilmittels, so, als ob es nicht mehr vorhanden wäre. Aber es ist dennoch vorhanden, denn gerade ab diesem hohen Verdünnungsgrad läßt sich sein Einfluß auf die Psyche spüren.

Nach den Vorschriften des »Deutschen Homöopathischen Arzneibuches« (»HAB«) gibt es entsprechend auch das Verfahren der Verdünnung oder Verreibung der Arzneimittel in sogenannten Dezimalpotenzen (D1 = 1:10, D2 = 1:100, D3 = 1:1000 und so weiter). Prinzip und Wirkungsweise sind im Grunde jedoch gleich.

Die Wirkung des Kleinsten: Hypothesen

Eines der Prinzipien, die die Arbeit unseres Organismus bestimmen, ist folgendes: Alle äußeren Stoffe werden abgestoßen (außer den Nahrungsmitteln, die im Körper chemisch umgewandelt werden). Das ist zum Beispiel bei der Transplantation von Organen der Fall, wobei die größte Schwierigkeit darin besteht, den »Gastorganismus« dazu zu bringen, ein ihm fremdes Organ zu akzeptieren.

Hier gilt ein Gesetz, das sozusagen der Überwachung unserer inneren Grenze dient, egal, ob die »eindringenden Stoffe« unserem Organismus nun abträglich oder bekömmlich sind.

Aus diesem Grund werden dem Kranken genügend Medikamente verabreicht. Diese Medikamente überschwemmen nun den Organismus mit Millionen von Molekülen, um die Schranke, die der Organismus jedem massiven Eingriff entgegensetzt, zu durchbrechen. Jedoch ist dieser massive Eingriff nicht ohne Nebenwirkungen: Das Gleichgewicht unseres Organismus wird damit gestört, Probleme sind die Folge.

Die Heilmethode der klinischen Medizin besteht eigentlich darin, die Schwäche des Organismus auszugleichen. In diesem Sinne wird der Kranke nicht wirklich gesund, denn er bleibt für eine ähnliche Aggression anfällig. Bestenfalls ist der bekämpfte Keim besiegt, vielleicht auch nur seine Vermehrung gestoppt, so daß der Kranke nach dem Eingriff wieder zu Kräften kommen kann.

Aber es kann auch passieren, daß sich der Keim in einen »Winkel« des Organismus zurückzieht – um vielleicht dem Penizillin zu entgehen – und später einen neuen Angriff vornimmt. Anders gesagt: Der organische Boden (der Organismus mit seinen Stärken und Schwächen) hat sich nicht verändert. Der Ehrgeiz der Homöopathie besteht nun aber darin, wieder ein wirkliches Gleichgewicht herzustellen.

Kleine Ursachen, große Wirkungen

Da sich der innere Austausch in der riesigen chemischen Fabrik »Organismus« auf der Ebene der Moleküle oder auf der Ebene der Verschiebung der Elektronen vollzieht, löst die Wirkung der kleinsten Menge keine abstoßende Reaktion aus. Das homöopathische Mittel wirkt wie ein Regulator, sanft, von innen, und regt den Organismus an, seine Widerstandskräfte zu mobilisieren.

Aus diesem Grund kann die Homöopathie den Anspruch für sich erheben, eine »sanfte Medizin« zu sein. In diesem Sinne erfüllt sie denn auch die Vorstellungen HAHNEMANNS, wollte er doch die vergiftende Wirkung der Medikamente ausschließen.

Ein Vergleich

Stellen Sie sich ein kleines Land vor, das von einem Feind überfallen worden ist. Eine andere Macht, die diesem kleinen Land helfen will, sieht verschiedene Alternativen.

Dieser Verbündete kann unmittelbar selbst angreifen und zum Beispiel die feindliche Armee bombardieren. Zwangsläufig würde dabei ein Teil des kleinen besetzten Landes ebenfalls zerstört. Das kleine Land könnte sich in diesem Falle sogar gegen seinen Verbündeten wenden und ihm die zusätzliche Zerstörung vorwerfen.

Der Verbündete könnte aber auch seinen fähigsten Spion in das angegriffene Land entsenden und auf diese Weise dazu beitragen, dessen Widerstandskräfte zu mobilisieren. Nach und nach könnte das überfallene Land mit Hilfe des Alliierten so seinen Widerstand organisieren, den Angreifer abdrängen und sich wieder als Herr im eigenen Land etablieren. Einen erneuten Angriff würde der Aggressor dann wohl schwerlich wagen – und das kleine Land, inzwischen nach innen und außen gefestigt, wäre fortan nicht mehr auf die wohlwollende Hilfe Dritter angewiesen.

Dieses Beispiel veranschaulicht den Vorteil der homöopathischen Vorgehensweise, sowohl was die Anwendung des Kleinsten (der Spion) als auch die Taktik (den Organismus stärken) betrifft. Allerdings muß sich der Spion dem Land, das er aufsucht, anpassen, er muß »die gleiche Sprache« dieses Landes sprechen – was in der Homöopathie dem Simillimum gleichkommt.

Das heißt weiter: Es ist nicht das homöopathische Mittel selbst, das den Kranken heilt – es mobilisiert »lediglich« die Selbsthilfekräfte des Organismus. Anders ausgedrückt: Es hilft dem kranken Organismus, sich selbst zu heilen. Wie sagt denn noch ein altes Sprichwort? »Es ist besser, einem Menschen zu zeigen, wie man fischt, als ihm jeden Tag einen Fisch zu schenken.«

Es ist der Boden selbst, es ist der Organismus als Gastgeber der Krankheit, den die Homöopathie zu heilen versucht, indem sie ihm hilft, sich von Giften, die ihn schwächen, zu befreien, indem sie dazu dient, den Organismus nicht mehr so empfänglich für Krankheiten zu machen. Wer weiß, vielleicht kann die Krankheit in gewissem Sinne auch ein »notwendiges Übel« sein, das die Chance zu einer besseren Entwicklung der körperlichen und geistigen Konstitution bietet?

Die Grenzen der Homöopathie

Jedes Heilprinzip hat seine Grenzen, so auch die Homöopathie. So vermag sie beispielsweise wenig bei bestimmten Unfällen auszurichten (außer etwa den Unfallschmerz mit *Arnica* zu lindern). Ist vielleicht ein chirurgischer Eingriff unumgänglich, kann die Homöopathie nur als therapeutische Erleichterung dienen, um etwa die Ängste des Betroffenen herabzusetzen oder um ihm bei der Überwindung des Operationsschocks behilflich zu sein.

Die Benutzung dieses Ratgebers kommt daher ohne den gesunden Menschenverstand nicht aus. Sie sollten stets spüren, wo Ihre Grenzen liegen, und gegebenenfalls nicht zögern, die Hilfe eines kompetenten Arztes in Anspruch zu nehmen.

Die Stoffe in der Homöopathie

Die Homöopathie sieht etwa zweitausend mögliche Heilmittel vor. Diese Heilmittel sind verschiedenen Ursprungs: tierischen, pflanzlichen oder mineralischen. Praktisch jede organische Substanz könnte zu einem Heilmittel werden, vorausgesetzt, sie würde nach homöopathischen Richtlinien umgewandelt.

Feste Stoffe werden zermahlen und gemischt (Verreibung), bevor sie dem gleichen Verfahren der Potenzierung (Verdünnen und Schütteln) unterzogen werden (in diesem Fall jedoch mit Milchzucker statt mit Alkohol).

Die meisten Stoffe entstehen aus Pflanzenauszügen, und ihre Vielfalt sowie ihre Eigenschaften sagen viel über die Kraft der Verdünnung und der homöopathischen Potenzierung aus. Da ist zum Beispiel der Eisenhut, *Aconitum* genannt. In starker Dosierung verabreicht, würde sein Auszug zwangsläufig eine Lähmung des Herzens verursachen und den Tod herbeiführen. Doch in seiner homöopathischen Form ist der Eisenhut je nach Verdünnung entweder ein Mittel gegen Hitzewallungen, Blutergüsse oder gegen Ängstlichkeit.

Eine mythische Pflanze: die Tollkirsche

Interessant ist auch die nähere Betrachtung der berüchtigten Tollkirsche, *Belladonna* genannt (was im Lateinischen soviel wie »Schöne Dame«

heißt, vielleicht aufgrund ihrer Wirkung auf die Pupillen, die durch sie erweitert werden). Seit Urzeiten wegen ihrer giftigen Eigenschaften gefürchtet, ist sie dennoch ein Heilmittel ganz besonderer Art – was wiederum einmal die Vielfalt in der Natur unterstreicht. In homöopathischen Dosen verabreicht, ist nämlich die Tollkirsche bei einer Vielzahl von ansteckenden Erkrankungen wie Scharlach, Masern, Keuchhusten und Bindehautentzündung wirksam, vorausgesetzt natürlich, die Symptome des Kranken stimmen weitestgehend mit den Zeichen überein, die die Tollkirsche in homöopathischer Dosierung bei einem gesunden Menschen auslöst.

Es gibt nicht nur die Tollkirsche

In der mannigfaltigen Pflanzenwelt findet die Homöopathie außer der Tollkirsche noch viele andere wirksame Substanzen, wie etwa Eisenhut, Fingerhut, Opium und Sonnentau, aber auch den schwarzen Rettich, die Kamille, Paprika, Pfingstrose und Stechwinde, um nur einige zu nennen.

Mit der mineralischen Welt verhält es sich nicht anders. Natron, Magnesiumsalze, Meersalz, Blei, Eisen, Gold, Graphit, Kupfer, Quecksilber, Silber und Silizium sind einige Beispiele für mineralische Stoffe, die, homöopathisch zubereitet, zu wirksamen Heilmitteln werden.

Nicht zuletzt die Tierwelt: So werden zum Beispiel das Gift der Kobra, der Klapperschlange, das Serum des Aals, das der roten Ameise, des Krebses oder des Tintenfisches in Anspruch genommen. Organauszüge (Eierstock- und Schilddrüsenauszüge zum Beispiel) werden ebenfalls herangezogen, doch gehört die Anwendung dieser Substanzen schon eher in den Bereich der Organotherapie als in den der Homöopathie.

Schließlich finden noch verschiedene andere organische Substanzen ihre Anwendung – und was für welche! Jemand, der mit der Homöopathie nicht vertraut ist, könnte es mit der Angst zu tun bekommen, wenn er erführe, daß beispielsweise *Tuberculinum* mit einer Tuberkelbakterienkultur hergestellt wird – doch diese Angst ist, wie bei jedem homöopathischen Heilmittel, unbegründet: Keines von ihnen schadet der Gesundheit!

Die Arzneimittelformen

Jedes homöopathische Präparat wird in verschiedenen Formen hergestellt und angeboten – und es ist im Grunde genommen gleich, welche Form Sie jeweils vorziehen. Beachten Sie jedoch in jedem Falle die Anweisung des Arztes hinsichtlich der Dosierung, wenn er Ihnen ein Mittel verschreibt.

> Die Tabletten sind die gängigste Form. Diese kleinen Milchzucker- oder Saccharosetabletten enthalten das jeweilige Heilmittel in dem gewünschten Potenzierungsgrad.
> Die Pillen (Globuli) sind sehr klein, etwa von der Größe eines Stecknadelkopfes. Der Homöopath verschreibt sie in der Regel als »Dosis«. Mit wenigen Ausnahmen (die Ihnen der Arzt dann aber mitteilt) bedeutet das: Der Kranke sollte den Inhalt der ganzen Tube einnehmen.
> Ferner sind noch zu nennen die Urtinktur (eine Mischung aus frischem Pflanzensaft und Alkohol zu gleichen Teilen) sowie die Verdünnung (C3, C5 oder C7 zum Beispiel), die tropfenweise eingenommen wird.
> Nicht zu vergessen sind die Salben, die für eine äußerliche Anwendung bei Verletzungen oder Hauterkrankungen gedacht sind. Ferner sind Mittel zur Inhalation sowie Zäpfchen erhältlich.

Der Besuch beim Arzt

An dieser Stelle soll auf die Arbeitsweise des Homöopathen etwas näher eingegangen werden, unterscheidet sie sich doch sehr stark von der eines Arztes der Schulmedizin.

Wie schon gesagt, sucht der Homöopath nicht so sehr die Identität der Krankheit, sondern vielmehr die des Patienten. Denn: Jeder reagiert unterschiedlich auf die gleichen Krankheiten und auf die gleichen Heilmittel. Was beim ersten gut gegen Kopfschmerzen wirkt, braucht beim zweiten noch lange nicht in der gewünschten Weise zu funktionieren, und beim dritten ist es vielleicht eine leicht gesüßte Tablette, die ihm am besten hilft.

Beim Homöopathen wird ein ganz persönliches Heilverfahren angewandt, von Fall zu Fall und von Patient zu Patient verschieden. So trägt in einer Zeit, in der so viel standardisiert ist, das homöopathische Heilverfahren – und das ist das wesentlichste Merkmal – der Individualität eines jeden einzelnen Rechnung.

Für den Homöopathen ist eine Erkrankung nicht das Ergebnis eines Zufalls. Sie ist vielmehr Ausdruck der ganzen Person, wobei dieser Ausdruck durch die Einstellung und das Verhalten des einzelnen nachvollziehbar ist. Einstellung und Verhalten wiederum werden geprägt durch Geist und Seele, wirken sich doch die Gefühle auf den Körper aus, der sie durch seine Signale zum Ausdruck bringt. Umgekehrt reagieren Geist und Seele direkt auf Einflüsse des Körpers. Das zeigt: Körper und Geist bilden eine Einheit, sind miteinander verbunden, bedingen sich gegenseitig. Da dieses »Wechselspiel« keine Trennung zuläßt, muß jeder Mensch als ein Ganzes, als eine Einheit gesehen und auch so verstanden werden. Ist diese Einheit nun gestört, so liefert allein schon die Art und Weise der Störung dem Homöopathen wichtige Informationen, die ihn befähigen, spezielle Rückschlüsse auf die Erkrankung seines Patienten zu ziehen.

Die Konstitutionstypen

Die Wichtigkeit, die der Homöopath bei der Einschätzung des Patienten sowohl der Seele als auch dem Körper einräumt, hat mit der Zeit zur »Klassifizierung« einer Vielzahl von »Grundtypen« geführt. Anders ausgedrückt: Verschieden beschaffene Menschen sind für bestimmte Krankheiten anfälliger und reagieren auf eine Erkrankung auch dementsprechend unterschiedlich. Aus der Vielzahl dieser Grundtypen mögen drei Beispiele verdeutlichen, wie sich bestimmte Konstitutionstypen charakterisieren lassen.

Der »Karbontyp« ist eher stämmig gebaut, hat einen starken Knochenbau und steife Gelenke. Die Zähne sind eher viereckig, weiß und selten von Karies befallen. Er verfügt über kurze Finger und breite Hände. Ferner ist er geduldig, methodisch, vernünftig, hält auf eine gewisse Ordnung und respektiert die gesellschaftlichen Regeln. Gesellig und gutgelaunt, neigt er dazu, seiner Gesundheit wenig Beachtung zu schenken (was sich auch erübrigt, denn in der Regel erkrankt er äußerst selten). Seine Gesundheitsprobleme, die gewöhnlich erst in reifem Alter auftreten, haben meistens mit der Verdauung oder einer zunehmenden Steifheit der Gelenke zu tun.

Der »Phosphortyp« ist von zartem Aussehen, schlank, geschmeidig und groß, hat rechteckige, gelbliche Zähne, die meist von Karies befallen sind. Empfindlich und nervös, besitzt er ein ausgeprägtes Vorstellungsvermögen. Ferner braucht er viel frische Luft, ermüdet sehr schnell, ist anfällig für die Erkrankungen des Nervensystems und des Herzens und leidet oft unter Kalkmangel.

Der »Fluortyp« hat einen asymmetrischen Körperbau, wobei ihn zu geschmeidige Sehnen und sehr lockere Gelenke anfällig machen für Verstauchungen. Seine Zähne stehen oft zu dicht nebeneinander, seine Finger sind lang, seine Hände mager. Ferner ist zum einen seine Intuitionsgabe ausgeprägt, zum anderen neigt er zu Wankelmut, Unordnung und einem fiebrigen Verhalten.

Diese drei Beschreibungen machen exemplarisch sichtbar, welche Verbindung es zwischen dem Körperbau, dem Typ, dem Verhalten und den daraus abzuleitenden Krankheiten geben kann – nicht muß, denn niemand läßt sich bis ins kleinste Detail typisieren. Es ist wie mit vielem: Nichts läßt sich generalisieren, aber einiges läßt Rückschlüsse auf bestimmte Merkmale und Verhaltensweisen zu.

Gesundheit und Krankheit

Wie schon mehrfach erwähnt, gelangen die verschiedenen medizinischen Richtungen zu einer jeweils unterschiedlichen Auffassung des Begriffes »Gesundheit«. Hier wirft sich natürlich die Frage auf, ob und – wenn ja – wie »Gesundheit« überhaupt zu definieren ist.

Der heilige AUGUSTINUS (354 bis 430), einer der bedeutenden Kirchenväter, zählte nicht weniger als 289 (!) verschiedene Ansichten über das Glück – und jede Ansicht hatte ihre eigene Definition. Ähnlich verhält es sich auch mit der Gesundheit. Für einige ist das Gesundsein gleichbedeutend damit, den ganzen Tag ohne Pause hart arbeiten zu können, für andere dagegen heißt das lediglich, über einen ganzen Winter lang keine Grippe bekommen zu haben, selbst wenn sie hier und da das eine oder andere Wehwehchen mit sich herumschleppen mußten.

Die Gesundheit – ein Ideal?

Vielleicht sind auch einige der Ansicht, die Gesundheit sei einfach die Abwesenheit der Krankheit. Diese scheinbar logische Aussage führt jedoch zu schwer annehmbaren Schlußfolgerungen, denn Sie werden sehr rasch eines feststellen: Sie führt zu einem unerreichbaren Ideal, ja sogar einem Ideal, dessen Erreichen gar nicht wünschenswert ist. Da das Leben ohne Krankheit schwer vorstellbar ist, hält diejenige Sicht der Gesundheit, die der Krankheit keinen Platz einräumt und die versucht, sie von dem natürlichen Lauf der Dinge auszuschließen, zunächst einmal nur trügerische Hoffnungen aufrecht.

Die klinische Medizin neigt oft dazu, die Gesundheit als funktionellen Zustand zu sehen – nach dem Motto: Keine Beschwerden, alles in Ordnung. Das erinnert an einen Schuhverkäufer, der behauptet: »Diese Schuhe stehen Ihnen sehr gut. Der Beweis? Sie können damit laufen.« Anders gesagt: Diese medizinische Vorgehensweise richtet sich nach dem, was sich bemerkbar macht, was herausbricht, was sichtbar wird – eben nach den Symptomen.

Das heißt nicht, daß auch nur ein Arzt der Schulmedizin sich nicht um seine Patienten sorgt, nicht ihr Bestes will. Das heißt aber auch, daß mancher Arzt aufgrund seiner Ausbildung auf gewisse Krankheitssignale schlecht vorbereitet ist, und zwar dann, wenn diese Signale nicht fest umrissen sind. Erst dann, wenn beispielsweise das »recht undeutliche Unwohlgefühl« zu einer »klar erkennbaren Krise« führt, erst dann greift das Wissen des Arztes und läßt sich einsetzen.

Das macht mehr als deutlich, wie zwei medizinische Richtungen, die klinische und die homöopathische Medizin, zusammenwirken könnten: als eine Medizin in zwei Schritten – denn selbst die beste Vorsorge versagt bei erbbedingten Mängeln und bei Unfällen. Das Hindernis für eine harmonische Zusammenarbeit liegt vermutlich in der Ablehnung, die »Macht« zu teilen – ein Hindernis, das eventuell durch den Druck der Klientel beseitigt werden könnte.

Der Körper hat seine Gründe …

Der beschriebene Mangel der klinischen Medizin erklärt daher auch die häufige Anwendung schmerzstillender und beruhigender Mittel, die selbst dann verabreicht werden, wenn der Patient über eine Störung klagt, die nicht mit einer besonderen Erkrankung zu verbinden ist. Damit wird die Störung (Schmerzen zum Beispiel) zwar aufgehoben, nicht jedoch die Ursache der Störung beseitigt. Das ist der eindeutig falsche Ansatz, übersieht doch solch ein Vorgehen eine wichtige Tatsache: Schmerzen und Fieber sind Warnsignale unseres Organismus. Warum sollten wir nicht versuchen, diese Zeichen wie eine Sprache zu verstehen und zu akzeptieren, daß der Körper sich äußert, daß er uns irgend etwas über unsere Vergangenheit, unsere Lebensumstände, ja über unseren Charakter mitteilen will?

Beruhigungsmittel haben Nebenwirkungen, und derjenige, der davon abhängig ist, um den Tag oder die Nacht einigermaßen »über die Runden« zu bringen, der ist weit von der nächsten Definition des Begriffes »Gesundheit« entfernt.

Krankheit gehört zur Gesundheit

Diese Definition haben wirklichkeitsnahe und anspruchsvolle Befürworter aufgestellt. Sie sehen die Gesundheit nicht als die Abwesenheit von etwas (der Krankheit), sondern als die Anwesenheit von etwas anderem. Was ist dieses »andere«? Nichts Besonderes. Das kann die Lust sein, etwas zu unternehmen, die gute Laune, die Freude am Leben, das kann die Energie sein. All das ist positiv, und dennoch schließt all das eine Krankheit noch lange nicht aus. Wie der Tod, so gehört auch die Krankheit zum Leben, und in einem Leben, auch in einem glücklichen Leben, gibt es schwierige Momente.

Die Krankheit ist eine dieser Schwierigkeiten, wobei sie jedoch durchaus ihren Nutzen haben kann: Sie bietet die Chance, sich zunächst einmal darüber bewußt zu werden, was es bedeutet, gesund zu sein. Darüber hinaus zwingt sie vielleicht zu einer anderen Einstellung, zu einer positiven Änderung des Verhaltens.

Oft ist eine Krankheit auch nichts anderes als der Anpassungsprozeß des Organismus an neue, manchmal schwierige Umstände, etwa die Anpassung an einen neuen Lebensraum. Solch eine Übergangsphase hat vielleicht jeder einmal durchzumachen – und selbst wenn sie mit vielen unerwartet auftauchenden Problemen verbunden ist, so ist es doch ratsam, sich diesen Problemen zu stellen.

Neue Lebensräume, neue Gewohnheiten

Apropos Lebensräume. Einer dieser Lebensräume ist die Großstadt. Im Verlauf seiner Entwicklung (über drei Millionen Jahre) war der Mensch selten gezwungen, sich in so kurzer Zeit an so neue Umstände anzupassen. Denn die Großstadt besteht, ließe sich die Entwicklungszeit des Menschen auf einen vierundzwanzigstündigen Tag übertragen, ganze zwei Minuten. So gesehen, gibt es erst seit zwei Minuten einen völlig neuartigen und in der Geschichte beispiellosen Lebensraum. Da ist es kein Wunder, wenn viele von einem »natürlichen« Leben träumen.

Es ist einmal ganz interessant zu sehen, was das unter anderem für »neue« Lebensumstände sind, mit denen sich der »Steinzeitmensch« in uns auseinandersetzen muß, um sich den derzeitigen Gegebenheiten anzupassen.

Der natürliche Lebensraum verschwindet mehr und mehr. So muß sich der Großstadtmensch einer Architektur unterwerfen, die rein funktionale Zwecke erfüllt.
Tageszyklen werden durch künstliches Licht verlängert.
Die Arbeit wird zunehmend im Sitzen verrichtet und ist vorwiegend geistiger Natur (in absehbarer Zeit wird der Dienstleistungsbereich der erstrangige Erwerbszweig sein).
Die mitmenschlichen Beziehungen innerhalb der Gesellschaft erfahren eine drastische Veränderung. So ist die menschliche Gesellschaft in den hochindustrialisierten Ländern schon heute eigentlich mehr eine Menge einzelner Menschen als eine Vielzahl wirklicher Gemeinschaften.
Andere Nahrungsmittel, viele mit chemischen Zusätzen, haben das Eßverhalten verändert.
Neue Streßquellen sind hinzugekommen und verstärken sich – Terminhetze, Straßenverkehr und Lärmbelästigung sind nur drei Beispiele.

Das sind nur einige der Faktoren, mit denen der neuzeitliche Mensch, obwohl er im Grunde genommen ja gar nicht »neu« ist, fertig werden muß. Zu diesen Faktoren gesellen sich noch weitere hinzu, die ebenfalls Probleme aufwerfen und sich auf die Psyche auswirken – etwa begrenzte Partnerschaftsbeziehungen, häufige Ortswechsel, Verlust wichtiger Glaubenssysteme und als Folge davon eine wiederholte Verschiebung bestehender Werte. All das löst eine gewisse innere Unsicherheit aus. Vielleicht sind viele Menschen deshalb so hungrig nach materiellen, faßbaren Werten, obwohl sie eigentlich etwas ganz anderes suchen.

Noch etwas anderes darf nicht unerwähnt bleiben. Während wir unzählige Erkrankungen im Griff haben, von denen unsere Vorfahren noch geplagt wurden, so hat unsere »neue, ungewohnte« Lebensart auch neue, bis vor einigen Jahrzehnten fast unbekannte Krankheiten hervorgebracht, die logischerweise »Zivilisationskrankheiten« genannt werden – bestimmte Krebsarten, Arterienverkalkung, verschiedene Nervenleiden sind nur einige der neuen »Geißeln«, die vielen Menschen das Leben schwermachen.

Nach all dem stellt sich die Frage: Werden wir den Mut aufbringen, unseren Lebensraum (und die damit verbundenen Probleme und Umstände) menschlicher zu gestalten? Die Antwort darauf ist nicht einfach, doch eines ist sicher: Die Homöopathie ist in der Lage, uns in vielen Fällen dabei zu helfen.

Das Ziel ist der Weg

Das vorherige Kapitel zeigt mehr als deutlich: Gesundheit ist nicht mehr so ohne weiteres als ein reines Problem von Medikamenten und Krankheiten zu sehen. Es muß noch etwas anderes hinzukommen ...

Wie erwähnt, bekämpft die Homöopathie eine Erkrankung nicht auf direktem Wege, sondern versucht vielmehr, den Organismus anzuregen und somit eine Reaktion des Körpers selbst auszulösen. Daher rät der Homöopath auch zwangsläufig zu Diätetik, »verschreibt« frische Luft, empfiehlt körperliche Betätigung, weist also auf all das hin, was der Rückkehr zur Gesundheit dienen und letztendlich zum Wohlgefühl beitragen kann.

Dieser Weg zur »Gesundheit als Wohlgefühl« ist manchmal etwas beschwerlich. Doch dieser Weg ist erstrebenswert – nicht etwa primär, um alt zu werden, sondern in erster Linie, um sich wohl zu fühlen, denn Wohlsein ist Balsam für Körper und Geist. Dieses Wohlsein, einmal erreicht, ist es dann auch, was uns weiter anspornt, aktiv etwas für das Leben an sich zu tun – und zwar für unseres und das unserer Mitmenschen. Das Resultat solcher Aktivitäten ist durchaus positiv zu sehen: Mit der Zeit fühlen wir uns in unserem Körper regelrecht »zu Hause«, sind daher auch seltener krank, nicht immer so müde und haben mehr Energie.

Wir spüren also eine größere Lebenskraft, wenn wir »rundum« gesund sind, und sind somit gut gerüstet, um das Leben zu genießen, aber auch, um seine Prüfungen zu bestehen, die stets an uns gestellt werden – und nach und nach, je mehr wir unsere »Einheit« kennenlernen, werden wir um so eher fühlen, was ihr bekommt und was sie schädigt.

Alt zu werden ist an sich nicht das Ziel. Das Ziel ist vielmehr, den richtigen Weg zu beschreiten, der da heißt, das Leben bewußt und aktiv zu gestalten. In nicht wenigen Fällen führt dies dann auch dazu, gesund und vor allem zufrieden alt zu werden.

Heilung ist nicht gleich Heilung

Dennoch sind Rückschläge selbst bei stets aktiver und bewußter Lebensführung nicht auszuschließen – und wie gesagt: Krankheit gehört zum Leben. Wenn Sie also plötzlich erkranken und bisher viel Energie und noch mehr Zeit aufgebracht haben, dahin zu gelangen, Ihr Leben bewußt zu leben, dann sollten Sie auch bereit sein, Ihrem Organismus die Zeit zu lassen, die er benötigt, um sich »bewußt« zu erholen. Gehen Sie also nicht den vermeintlich einfachen Weg der schnellen Genesung, um, gerade erst erkrankt und schon wieder »geheilt«, zu Ihrer Arbeit zurückzukehren. Sogar Maschinen, die »für die Ewigkeit« gebaut sind, gehen zu Bruch, und wenn Sie gegen Ihren biologischen Rhythmus ankämpfen, nehmen Sie das Risiko auf sich, ebenfalls »zu Bruch zu gehen«.

Nochmals: Symptome zu vertreiben ist die eine Sache, den Organismus dazu zu bringen, eine Verstärkung, eine Reorganisation zu vollziehen, ist die andere. In diesem Sinne sollten Sie eine Ökologie Ihres eigenen Körpers betreiben und ihm die Heilung zubilligen, die er benötigt, um wieder das zu werden, was so erstrebenswert ist: Gast im eigenen Zuhause zu sein.

Wie sollten Sie sich beobachten?

Dieser Ratgeber kann wegen der nahezu unbegrenzten Erscheinungsbilder der Erkrankungen in ihrer Gesamtheit keinen Anspruch auf Vollständigkeit erheben, kann Ihnen aber in vielen Fällen dienlich sein, indem er Ihnen die Vorgehensweise und die Heilmittel der Homöopathie erläutert und nahebringt.

Da sich Ihr Wissen und Ihre Beobachtungsgabe erst mit der Zeit entwickeln werden, sollten Sie zunächst einmal nur kleinere Übel angehen, um sich mit der Homöopathie selbst und der Wirkung ihrer Heilmittel vertraut zu machen.

Die Symptome erkennen

Die Behandlung mit homöopathischen Heilmitteln ist jedoch stets der zweite Schritt – und diesen sollten Sie in keinem Fall vor dem ersten tun. Gemeint ist die Beobachtung der Symptome. Dies ist unerläßlich, denn nur aufgrund Ihrer genauen Beobachtung werden Sie auch das richtige Heilmittel auswählen können.

Wie erkennen Sie nun ein Symptom? Ein Symptom ist eigentlich jedes Merkmal, das neu, anders ist: jegliche Erscheinung und Veränderung, die seit dem Beginn der Erkrankung aufgetreten ist; ungewöhnliche Reaktionen, die der Erkrankte sonst nicht zeigt; eigentümliche Verhaltensweisen, die Ihnen fremd erscheinen; ferner gehören die unterschiedlichen Erscheinungsumstände, gehört die Änderung des Charakters, gehören Durst, Heißhunger, eine plötzliche Abneigung gegen bestimmte Lebensmittel, das Aussehen der Haut, die Art der Schmerzen zu den vielen möglichen Symptomen, die insgesamt das Erscheinungsbild des Erkrankten prägen, das Krankheitsbild ausmachen.

Ihre nächste Handlung besteht nun darin, all diese ungewöhnlichen Eigentümlichkeiten zu notieren – auch und gerade die, die nicht unmittelbar mit einer Erkrankung in Verbindung zu stehen scheinen.

In diesem Zusammenhang helfen Ihnen drei feste Regeln, die Sie stets beachten sollten.

Ein Symptom muß eindeutig und präzise sein.
Ein Symptom sollte ständig auftreten.
Das Fehlen eines gewöhnlichen Symptoms ist auch ein Zeichen.

Denken Sie daran: Alle Anomalien, die Sie feststellen, sind Zeichen, die Sie auf die richtige Spur bringen können. Zum besseren Verständnis mögen daher die drei folgenden Symptombeispiele dienen.

Der »Aconitum-Mensch« ist unruhig, seine Atmung löst stechende Schmerzen aus. Er pendelt zwischen einer ausgeprägten Angst (auch der Angst zu sterben, selbst wenn die Erkrankung nicht ernsthaft ist) und innerer Ruhe. Die Symptome verschlimmern sich gegen Mitternacht.
Der »Ambra-Mensch« wird auch durch Nichtigkeiten erschüttert, ist sehr schüchtern und verliert leicht den Faden. Er scheint gleichgültig zu sein, wobei eine fehlende Lebenslust zu beobachten ist. Musik sowie alles, was ihn stört, verstärken die Symptome.
Der »Arsenicum-album-Mensch« wird sich (besonders dann, wenn er einsam

ist) vor dem Tod fürchten, wobei ihn seine Vorstellung von Särgen und Tunneln immer wieder erschrecken läßt. Befallen von einem akuten Durchfall, der sehr übel riecht und brennt, verschaffen ihm warme Getränke Erleichterung. Diese Symptome verschlimmern sich zwischen ein und drei Uhr morgens.

Denken Sie auch immer an eines: Alle erkennbaren Symptome weisen in der Regel eine jeweils andere Wertigkeit auf. Daher ist es nötig, sie zu ordnen und so eine Hierarchie der Zeichen aufzustellen.

Die wichtigsten Zeichen

Sie betreffen die Charakter-, Verhaltens-, Schlaf- und Rhythmusveränderungen sowie die Vorliebe für oder Abneigung gegen Lebensmittel, die Reaktionen insgesamt, die Empfindlichkeit gegen Kälte oder Hitze sowie die jeweilige Uhrzeit, die stets festgehalten werden sollte, wenn zu einem bestimmten Zeitpunkt die Symptome stärker werden.

Bei seelischen Zeichen stehen Wünsche, Wille und Leidenschaften im Vordergrund. Dann kommen die Verhaltensweisen (Trauer, Wutanfälle) sowie die Symptome, die die Intelligenz betreffen (Vorstellungsvermögen, Verständnis, Phobien), danach die Verhaltensindizien (Sexualität, Schlaf, Träume) und zuletzt die Zeichen genereller Ordnung (Empfindlichkeit, Abneigungen gegen bzw. Heißhunger auf Lebensmittel).

Sie sehen: Die psychologischen Wandlungen während einer Erkrankung sollten nicht unterschätzt werden. *Sepia* beispielsweise ist traurig, *Pulsatilla* jammerhaft, *Kalium* überempfindlich, doch ändern sich diese Symptome, wenn sich auch die Verhaltensweise des Erkrankten ändert (etwa bei der Nahrungsaufnahme).

Das richtige Heilmittel

In diesem Buch ist jede Krankheit mit einer Vielzahl von Heilmitteln vorgestellt, und zu jedem Heilmittel gehören bestimmte Symptome. Wenn Sie also der Meinung sind, eine Erkrankung erkannt zu haben, dann sollten Sie sich dahingehend vergewissern, indem Sie die Symptombeschreibung und dann die Anzeichen für jedes Heilmittel durchlesen. So werden Sie feststellen, welches Heilmittel am besten geeignet ist. Noch eines ist wichtig: Je nach Zeitpunkt und Phase bedarf eine Erkrankung unterschiedlicher Heilmittel.

In vielen Beschreibungen werden Sie Bemerkungen finden wie: »Bei Hitze geht es dem Betroffenen schlechter, während ihm die Kälte Erleichterung verschafft.« Diese Bemerkungen sind nicht als therapeutische Hinweise zu verstehen, sondern dienen einer besseren Bestimmung der Symptome.

Da die genannten Zeichen nicht immer vollständig bei dem Erkrankten vorhanden zu sein brauchen, sollten Sie die ausschlaggebenden Symptome in Betracht ziehen, um das geeignete Mittel ausfindig zu machen.

Das Simillimum

In einigen Fällen ist ein angegebenes Zeichen so charakteristisch, daß seine Anwesenheit sofort auf ein bestimmtes Heilmittel hinweist, auch wenn die meisten der anderen angegebenen Zeichen nicht zu passen scheinen. Das mag Sie vielleicht im ersten Moment verwirren, sollte es aber nicht, denn in diesem Falle (wenn also die Ähnlichkeit des beherrschenden Symptoms mit der Beschreibung eines Heilmittels sehr hoch ist) haben Sie es mit dem Simillimum zu tun.

Ein Beispiel mag das verdeutlichen: Wenn ein vom Durchfall geplagtes Kind ständig auf der Suche nach Süßigkeiten und Zucker ist, weist das sofort auf *Argentum nitricum* als das geeignete Heilmittel hin.

Wundern Sie sich nicht

Um die Feststellung, welches Heilmittel wann und wofür geeignet ist, zu erleichtern, ist jedes Heilmittel mit einer Beschreibung versehen, die so vollständig wie möglich ist. Falls Sie noch nie einen homöopathischen Arzt zu Rate gezogen haben, werden Sie in der ersten Zeit von den oft sehr präzisen Beschreibungen bestimmt überrascht sein. »Wie kann denn ein Mittel einen Unterschied zwischen einem linken und einem rechten Eierstock machen, und warum ist es relevant zu wissen, ob jemand eher ruhig oder unruhig ist?« werden Sie sich dann vielleicht fragen.

Doch gerade hier liegt die Stärke der Homöopathie. Sie besitzt nämlich die Fähigkeit, auf sehr präzise Weise zu wirken – etwa auf einen einzelnen Körperteil oder auf ein bestimmtes Symptom –, ohne den gesamten Organismus durcheinanderzubringen.

Hauptsächlich aus diesem Grund interessieren den homöopathischen

Arzt denn auch viele, manchmal sonderbare Einzelheiten, da sie nützliche Hinweise geben können. Erinnern Sie sich? Er behandelt den Menschen, nicht die Krankheit! Deshalb ist es für ihn so wichtig, wie Sie auf eine Erkrankung reagieren.

Lesen Sie den gesamten Abschnitt

Wenn Sie eine bestimmte Erkrankung an ihrer Beschreibung erkannt haben, werden Sie aus diesem Grunde gut daran tun, den gesamten Abschnitt, der die betreffende Erkrankung behandelt, genau durchzulesen – um dann das Heilmittel zu finden, das die meisten Symptome aufweist, die Sie durch Ihre genaue Beobachtung erkannt haben.

Gibt es zum Beispiel mehrere Heilmittel, die aus dem einen oder anderen wichtigen Grund zutreffen, so ist es auch möglich, sie zu kombinieren – allerdings ist es in solch einem Fall manchmal angebracht, Ihren Arzt kurz um Rat zu fragen.

Andere Situation lassen ebenfalls die Konsultation des Arztes geraten erscheinen. Das wäre beispielsweise dann erforderlich, wenn es Ihnen nicht gelingt, das geeignete Heilmittel zu bestimmen – oft ist es gerade das sonderbare Detail, das den richtigen Weg weist.

Auch bei akuten Erkrankungen sollten Sie auf jeden Fall den Arzt Ihres Vertrauens verständigen.

Des weiteren kann nur der Homöopath weiterhelfen, wenn Sie feststellen, daß ein Heilmittel, zunächst erfolgreich angewandt, von Mal zu Mal immer unwirksamer zu werden scheint. In diesem Fall ist eine tiefergehende Arznei notwendig, das heißt ein Heilmittel, das sozusagen »den organischen Boden verändert«. Wenn der Arzt die Geschichte des Erkrankten kennt, wird es ihm auch möglich sein, das geeignete Heilmittel zu bestimmen.

Und falls in den Beschreibungen ein sehr eigenartiges Zeichen nicht zu finden ist – auch da hilft Ihnen der Homöopath weiter.

Auf der Suche nach dem Kettenglied

Der homöopathische Arzt profitiert zwar auf der einen Seite von seiner breiten Erfahrung und seinem geordneten Wissen, ist auf der anderen Seite aber nicht »Teil unseres Lebens«. Daher ist seine Beurteilung mit größter Wahrscheinlichkeit objektiv genug, um zu entscheiden, welches Heilmittel genau zu dem jeweiligen Charakter paßt. Obwohl schon mehrmals erwähnt, soll es an dieser Stelle nochmals wiederholt werden: Es gibt eine starke Beziehung zwischen uns selbst, unserer Erkrankung und unserem Heilmittel – und der Arzt hat es sozusagen mit den »drei Gliedern der homöopathischen Kette« zu tun. Für ihn ist die Krankheit wie eine Sprache, und er erkennt, an welchem Glied der Hebel anzusetzen und welches Zwischenglied einzusetzen ist.

Aus diesem Grund hat das vorliegende Nachschlagewerk seine Grenzen. Kein noch so ausführliches Buch über eine bestimmte medizinische Fachrichtung kann jemals den Arzt ersetzen – und das ist auch gar nicht der Zweck dieses Buches. Sein Zweck ist es vielmehr, dem Interessierten einen Überblick über die verschiedensten Zusammenhänge zu verschaffen – einen Überblick, der ihn in die Lage versetzt, bestimmte Regeln und Gesetzmäßigkeiten zu erkennen und somit im Laufe der Zeit so zu handeln, wie es angebracht ist.

Praktische Ratschläge

Diesen Teil sollten Sie genauestens durchlesen, denn es erleichtert Ihnen die spätere Vorgehensweise.

Die Wahl der Verdünnung

In diesem Ratgeber sind meistens die erforderlichen Mengen der Heilmittel angegeben – sie ändern sich je nach Alter und Person kaum. Nur bei sehr kleinen Kindern und Säuglingen werden Sie eine andere Methode anwenden, die Tabletten zu verabreichen (siehe Kapitel II).

Was die angegebene Dosierung betrifft, so handelt es sich in der Regel um Anhaltspunkte. Angenommen, in Ihrem Fall ist ein besonderes Heilmittel angezeigt, das Sie zwar zu Hause haben, aber in einer anderen Verdünnung (beispielsweise C7 statt C9): Sie können es trotzdem nehmen, denn ein homöopathisches Heilmittel wird nur wirksam, wenn es geeignet ist. Die Wahl des Heilmittels ist wesentlich wichtiger als die Wahl des Verdünnungsgrades.

In der Regel ist die Dosierung wie folgt auszuwählen:

Schwache Verdünnungen wie C3 oder C4 sind in akuten Fällen oder bei örtlich begrenzten Schmerzen anzuwenden.
Mäßige Verdünnungen wie C6 oder C7 sind bei funktionellen Störungen angezeigt.
Starke Verdünnungen von C9 bis C30 sind besonders bei seelischen Störungen oder chronischen Krankheiten wirksam.

Wie oft sollte ein Heilmittel genommen werden?

Dank der Homöopathie sind Sie selber in der Lage, ziemlich genau einzuschätzen, wie oft ein Heilmittel zu nehmen ist. Die Anhaltspunkte sind leicht zu merken ...

Sobald die Symptome abklingen, nehmen Sie das Heilmittel in immer größeren Abständen und setzen es später ganz ab. Es ist also ratsam, die Einnahmen zu reduzieren, sobald sich der Zustand bessert.
Bei massiveren Zuständen nehmen (oder geben) Sie das Heilmittel um so öfter, je ausgeprägter die Symptome sind. Bei sehr akuten Erkrankungen kann das sogar alle fünf Minuten notwendig sein.

Hier noch einige andere Faustregeln, an denen Sie sich orientieren können:

Bei niedrigen Potenzen sollten Sie zwischen ein- und dreimal täglich zwei bis drei Tabletten nehmen.
Bei mittleren Potenzen sollten Sie entweder täglich oder jeden zweiten Tag einmal zwei bis drei Tabletten nehmen.
Bei hohen Potenzen sollten Sie wöchentlich oder alle zwei Wochen fünf bis zehn Tabletten nehmen.

Wann sollten die homöopathischen Heilmittel eingenommen werden?

Nehmen Sie Ihre Arznei zwischen den Mahlzeiten ein, und zwar nach Möglichkeit immer um die gleiche Uhrzeit.

Was ist zu meiden, wenn homöopathische Heilmittel eingenommen werden?

Es gibt zwar keine Substanz, die – mit homöopathischen Heilmitteln eingenommen – gefährlich ist, aber einige Stoffe können die Wirkung der homöopathischen Heilmittel hemmen.

In der Regel wird die Einnahme des Homöopathiemittels *Camphora* (Kampfer in Form von Inhalation, Nasentropfen, Salben) während der Dauer der ganzen Behandlung vermieden. Auch sollten Sie übrige Homöopathiemittel nicht in der Nähe von kampferhaltigen Arzneien aufbewahren.

Außerdem sind Minze- und Fluorzahnpasten während der Zeit der Behandlung zu meiden (um eine Sättigung der Schilddrüsentätigkeit, die verantwortlich für Veränderungen des Stoffwechsels ist, zu vermeiden).

Wie sollten Sie mit den Tabletten umgehen?

Nach Möglichkeit sollten Sie die Tabletten nicht anfassen. Lassen Sie die Tabletten einfach in den Verschluß der Tube kullern und von da aus direkt unter die Zunge gleiten, wo sie langsam zergehen können. Es fällt natürlich besonders Kindern schwer, die Tabletten nicht zu kauen, doch ist das nicht ganz so wichtig, denn das homöopathische Heilmittel gelangt auch über den Verdauungstrakt in den Organismus.

Welche homöopathischen Heilmittel sollten Sie zu Hause aufbewahren?

Sie werden eine Liste von ungefähr dreißig Heilmitteln unter dem Stichwort »Notkoffer« (im Kapitel »Notfall, Unfall, Verletzung«) finden, die Ihnen einen ersten Anhaltspunkt gibt. Selbstverständlich ist es Ihnen freigestellt, diese Liste nach Ihren Vorstellungen zu ändern oder zu ergänzen, denn es handelt sich hierbei um eine generelle Angabe, die nicht zwangsläufig Ihrem Bedarf entsprechen muß.

Noch einige Hinweise

Sie werden feststellen, daß bei bestimmten Heilmitteln die Angaben »um den organischen Boden zu behandeln« oder »um den Zustand oder die Symptome zu behandeln« zu lesen sind. Das bedeutet im ersten Fall, daß das Heilmittel der Veränderung des organischen Bodens dient, und im zweiten Fall, daß das Heilmittel geeignet ist, die Krankheit, wenn sie denn voll entfaltet ist, zu bekämpfen.

Sie werden auch die folgende Bemerkung finden: »Das generellste Heilmittel«. Hier handelt es sich um das Heilmittel, das am besten bei Symptomen geeignet ist, wie sie im ersten Teil des Abschnittes (Krankheit) beschrieben sind.

Jeder Abschnitt enthält eine kurze Beschreibung der Symptome, dann folgt eine Liste von Heilmitteln. In einigen Fällen ist ein Abschnitt auch mit praktischen Ratschlägen versehen. Ohne direkt mit der Homöopathie in Verbindung zu stehen, sind sie jedoch meist von Nutzen, um das Übel zu beheben oder den Zustand zu verbessern.

Schließlich werden Sie neben dem in diesem Buch vorherrschenden Verdünnungsgrad C auch den Verdünnungsgrad D vorfinden, der bereits auf Seite 32 erläutert wurde. Das hat Sie nicht weiter zu beunruhigen. Da HAHNEMANN ausschließlich mit C-Potenzen gearbeitet hat, trägt das vorliegende Nachschlagewerk dem Rechnung und verwendet ebenfalls hauptsächlich C-Potenzen. Zwar wird im deutschsprachigen Raum überwiegend mit Dezimalpotenzen gearbeitet, doch international haben sich die Centesimalpotenzen durchgesetzt. Außerdem wird im deutschsprachigen Raum auch jedes Heilmittel in der gewünschten C-Potenzierung hergestellt.

Der Unterschied bei den jeweiligen Verdünnungsgraden ist – wie bereits erklärt – lediglich folgender: Anstatt einen Teil der Urtinktur mit 99 Teilen eines Lösungsmittels wie bei den C-Potenzen zu mischen und 10mal zu schütteln (C1), wird bei den D-Potenzen ein Teil der Urtinktur mit 9 Teilen eines Lösungsmittels gemischt und 10mal geschüttelt (D1).

Wie gesagt: Im deutschsprachigen Raum wird zwar mehr mit D-Potenzen gearbeitet, doch wird jedes nur gewünschte Heilmittel auch in C-Potenzen hergestellt.

KAPITEL I

Störungen genereller Art

Abnehmen (siehe auch Magersucht)

Haben Sie sich auch schon einmal nach der »Wunderpille« gesehnt, die – nach der Einnahme – unkontrolliertes Essen und Trinken verzeiht, also den Stoffwechselvorgang im Körper beeinflußt und somit das Körpergewicht konstant hält?

Ein Wunsch, der wünschenswert ist? Wohl kaum. Träfe er nämlich ein, ginge sehr schnell der Bezug zur Wirklichkeit verloren – und die Wirklichkeit ist nun einmal: Stets ist es für jeden einzelnen – für den einen mehr, den anderen weniger – notwendig, sein Eßverhalten genau zu kontrollieren, will er nicht eventuell den Preis, sprich Übergewicht, für seine Unvernunft bezahlen.

Was für viele Lebensbereiche gilt, das trifft auch auf das Abnehmen zu. Versuchen Sie daher nicht, mit allen nur erdenklichen Mitteln Ihrem Schlankheitsideal näher zu kommen. Jede Radikalkur ist gesundheitsschädlich, ebenso jede Kur, die auf eine einseitige Ernährung ausgerichtet ist.

Auch sollten Sie schon gar nicht Ihre Hoffnung auf die in fast jeder Zeitschrift angepriesenen »Abmagerungspillen« setzen, denn die bewirken nur, daß Ihre Geldbörse »abmagert«, nicht jedoch, daß Sie an Gewicht verlieren. Warum diese »Wunderkuren« wenig Wundersames hervorrufen, erklärt eine ganz einfache Tatsache: Wenn etwa alle drei Wochen ein neues Präparat angepriesen wird, dann kann es mit den bisherigen nicht gerade weit her sein – und mit der neuen »Wunderwaffe gegen die Pfunde« wird es sich wohl ebenso verhalten.

Bevorzugen Sie Vollwertkost

Was gut schmeckt, ist nicht immer gut für die Gesundheit. Wählen Sie daher eine Kost, die nicht gar so reich an tierischem Eiweiß (Schweinefleisch!) ist, und schränken Sie die Kohlenhydrate ein (Kartoffeln, Nudeln, Brot, Reis). Meiden Sie ferner die Lebensmittel, die mit Zucker und/oder gebleichtem Mehl hergestellt werden (also Kuchen, jede Art von Mehlspeisen und Süßigkeiten). Salat und Gemüse, Früchte und Joghurt, Fisch und mageres Fleisch sind dagegen Nahrungsmittel, die sich nicht abträglich auf Ihre Linie auswirken, vorausgesetzt, Sie bleiben genügsam, was die Menge betrifft. Ab und zu wirkt sich auch eine Möhrensaftkur ausgezeichnet auf Ihre Figur aus, und ein bis zwei Obsttage in der Woche sind ebenfalls zweckdienlich. Tierische Fette dagegen sollten Sie besser von Ihrem Einkaufszettel streichen, und eine Reduzierung des Butterkonsums hat bisher ebenfalls noch niemandem geschadet. Meerrettich und Curry beispielsweise sind wiederum zu empfehlen, denn diese Gewürze regen die Drüsen an, die die Verdauungssäfte produzieren. Ähnlich verhält es sich mit Algen-Jod-Dragees. Sie sehen: Nicht alle Lebensmittel sind gute Mittel für Ihr Leben, sprich Gesundheit.

Die ideale Figur ist zwar etwas Schönes, doch sollte sie nicht das Maß aller Dinge sein. Nach neuesten medizinischen Erkenntnissen gilt auch nicht mehr die bisher übliche Broca-Formel (Normalgewicht: Körpergröße abzüglich 100; Idealgewicht: Körpergröße abzüglich 100 minus 10 beziehungsweise 15 Prozent bei Männern beziehungsweise Frauen) als die einzig gültige Orientierung, sondern es gilt das »Sollgewicht«. Dieses Sollgewicht hängt von unterschiedlichen Faktoren ab und ist von Mensch zu Mensch verschieden: Alter, Knochen- und Körperbau, Körpergröße, Geschlecht und Ernährungszustand sind die Faktoren, nach denen das persönliche Idealgewicht ermittelt wird. Vergessen Sie also die allgemein bekannten Gewichtstabellen und wenden Sie sich in diesem Zusammenhang an Ihren Hausarzt, der Sie darüber aufklärt, welches Gewicht für Sie persönlich das günstigste ist. Wenn Sie jedoch trotz anstrengender Versuche Ihr Idealgewicht nicht erreichen, sollten Sie ein paar Pfund mehr nicht stören – falls Sie sich dabei wohl fühlen. Gesundheit ist allemal besser als Ästhetik …

Doch vielleicht liegt es gar nicht so sehr an Ihrer Ernährung, wenn Sie nicht so viel abnehmen, wie Sie sich das vorstellen. Haben Sie schon einmal an regelmäßige Bewegung gedacht? Sie wirkt sich nämlich in jedem Fall günstig für Ihren Organismus und Ihren Stoffwechsel aus. Das braucht jedoch nicht in sportliche Strapaze auszuarten, denn die wiederum schadet Ihrer Gesundheit mehr, als sie ihr nützt. Regelmäßige Spaziergänge, dazu noch gelegentliches Schwimmen, Radfahren, Tanzen oder Tennis, unterstützen Sie dagegen nicht nur beim Abnehmen, sondern fördern auch Ihr Wohlbefinden – womit beim Tennis nicht ein hartes Match gemeint ist, besonders dann nicht, wenn Sie beispielsweise gerade eine Möhrensaftkur machen, während der die Kraftreserven Ihres Körpers geringer sind als sonst. Selbstverständlich unterstützt Sie auch die Homoöpathie ...

– *Fucus vesiculosus C2.* 3mal täglich 10 bis 20 Tropfen regen die Schilddrüse an.

Allergien (siehe auch Asthma, Ekzeme und Nesselsucht)

Das Wort »Allergie« kommt aus dem Griechischen und bedeutet soviel wie »Andersempfindlichkeit«, bezeichnet also die Neigung des Körpers, auf einen Reiz anders zu reagieren, als dies normalerweise der Fall ist. Die Symptome erinnern dann gelegentlich an Vergiftungen, die zum einen durch Störungen im Magen-Darm-Bereich, zum anderen durch Ausschläge gekennzeichnet sind.

Mit der zunehmenden Belastung der Umwelt haben in letzter Zeit auch die allergischen Erkrankungen in erschreckendem Maße zugenommen. Doch es ist nicht nur die Umwelt allein, die viele Menschen gegen alles mögliche allergisch macht. Auch eine zu einseitige Kost (tierisches Eiweiß!) ist für einen nicht geringen Teil der Allergien verantwortlich.

Allergie kann ganz allgemein als gestörte oder überschießende Antwort des Immunsystems auf bestimmte äußere Einflüsse verstanden werden. Da die Funktion des menschlichen Immunsystems außerordentlich komplex und in weiten Teilen noch nicht erforscht ist, sind daher allgemeingültige Aussagen über Ursache und Wirkung allergischer Reaktionen nur bedingt möglich, und da die gleichen Einflüsse bei jedem Menschen die verschiedensten Reaktionen auslösen können, ist auch die Vielfalt der Allergien nahezu unerschöpflich. So gibt es nicht wenige Menschen, die im späten Frühjahr, gelegentlich auch im Herbst auf Blütenstaub allergisch reagieren. Die Folge: Sie leiden unter Heuschnupfen oder Heufieber. Wieder andere sind gegen Erdbeeren oder Eiweiß, gegen Mehl oder Meeresfrüchte, gegen Kosmetika oder Katzenhaare, gegen Seifen oder Sonne allergisch.

Apropos Sonne. In letzter Zeit ist bei vielen Menschen in zunehmendem Maße die Sonnenallergie (Lichtdermatose) zu beobachten. Das liegt jedoch nicht ausschließlich an der Sonne. In der Regel sind es Badezusätze, Duschgels, Körperlotionen und Parfums, die in Verbindung mit Sonneneinstrahlung diese Allergie fördern. Zeitgenossen, die die gute alte Kernseife benutzen, sollten daher nicht immer mitleidig belächelt werden.

In den letzten Jahren leiden auch Kinder mehr und mehr unter Allergien. So tritt bei ihnen nicht selten eine Allergie auf, die die Eltern gemeinhin als Rachenkatarrh interpretieren, da das Kind von nächtlichen Hustenanfällen geplagt wird. Der »Rachenkatarrh« beruht in diesen Fällen jedoch auf einer Hausstauballergie.

Falls Sie unter allergischen Erscheinungen leiden, sollten Sie auf jeden Fall Ihren Hausarzt aufsuchen. Er wird zumeist in der Lage sein – möglicherweise unter Hinzuziehung eines Allergologen –, die auslösende Ursache (im wahrsten Sinne des Wortes) dingfest zu machen. In der Regel wird er sein Augenmerk zunächst einmal auf die Nahrungsmittel richten, die in Ihrem Haushalt bevorzugt werden, und die Lebensmittel ausmachen, die bei Ihnen die Allergie auslösen. Ihre Aufgabe ist es in solchen Fällen dann »nur« noch, diese Lebensmittel von Ihrem Speiseplan zu streichen.

Natürlich geht es nicht immer so problemlos, wie zuletzt beschrieben, denn wie Sie wissen, sind die Auslöser von Allergien zahlreich ...

Rasche Hilfe tut oft not, längerfristige Behandlung aber auch

Tritt eine allergische Reaktion akut auf, kann dem Betroffenen häufig durch sofortige Gabe von Antihistaminika (Mittel, die die Wirkungen des Histamins – das ist ein Gewebshormon – auf die Gewebe aufheben), aber auch Kalzium oder – in schweren Fällen – Kortison (Vorsicht: erhebliche Nebenwirkungen bei längerer Anwendung!) geholfen werden.

Solch eine Behandlung ist selbstverständlich nur für den Notfall gedacht, also nicht für einen längeren Zeitraum geeignet. Aber es gibt verschiedene Methoden, die auf Dauer die Ursache der allergischen Reaktion bekämpfen. Eine davon ist die Desensibilisierung (richtiger: Hyposensibilisierung), was nichts anderes als »Unempfindlichmachen« heißt. Hiermit ist das künstliche Herabsetzen einer Überempfindlichkeit gemeint. Ist nämlich der Stoff, der die Allergie auslöst, gefunden, so wird der Betroffene durch Einspritzung kleinster Mengen, die eine gerade noch erkennbare Reaktion auslösen, an diesen Stoff gewöhnt. Dann wird allmählich die Dosis erhöht, bis bei dem Kranken die Unempfindlichkeit eintritt. Allerdings: Hierbei wird nur die Überempfindlichkeit, nicht jedoch die allergische Veranlagung beseitigt.

Die Homöopathie wendet in solchen Fällen die Isotherapie an (von »iso«, das »gleiche«). Sie ist mit der Desensibilisierung insofern vergleichbar, weil auch hier die auslösende Substanz, mit der später behandelt werden soll, erst einmal ermittelt wird, unterscheidet sich jedoch dadurch, daß diese Substanz wie jedes andere homöopathische Heilmittel eingesetzt wird. Das im Labor verdünnte, dynamisierte und gemischte Präparat wird aber nicht – wie bei den anderen Methoden – injiziert, sondern oral eingenommen und ermöglicht so eine über mehrere Monate gehende Behandlung.

Welches isotherapeutische Mittel letztendlich angewandt wird, entscheidet natürlich der Arzt, wenn er den auslösenden Stoff ermittelt hat. Wenn jedoch die Symptome leicht zu erkennen sind, helfen auch die folgenden homöopathischen Heilmittel …

- *Allium cepa C5,* wenn das Gebiet um die Nase verbrannt zu sein scheint und die Nase sehr stark läuft (1mal täglich 3 Tabletten).
- *Antimonium crudum C4.* 4mal täglich 2 Tabletten helfen gegen die Magen-Darm-Allergie, die durch bestimmte Getränke, Medikamente oder Lebensmittel ausgelöst wird. Diese Allergie äußert sich durch einen aufgeblähten Magen, durch schwierige Verdauung oder durch Darmkrämpfe.
- *Apis mellifica C7,* wenn die Nase läuft und der Betroffene außerdem stechende Schmerzen hat und eine rosige Schwellung der Haut (Quincke-Ödem) zu beobachten ist (1mal täglich 3 Tabletten).
- *Cantharis C9.* 1mal täglich 3 Tabletten helfen bei starkem Ausschlag, der durch viele Bläschen gekennzeichnet ist.
- *Euphrasia C5,* wenn die Augen ständig tränen und die Augenlider gerötet sind (1mal täglich 3 Tabletten).
- *Ipecacuanha C5.* 1mal täglich 3 Tabletten helfen bei Heufieber, das sich unter anderem durch Husten- und Asthmaanfälle äußert.
- *Kalium jodatum C7,* wenn die Nase wie ein kleiner Bach läuft (1mal täglich 3 Tabletten).

- *Rhus toxicodendron C7.* 1mal täglich 3 Tabletten helfen bei Hautentzündungen, die vor allem durch Ätzmittel, Beizen, Laugen, Reinigungsmittel und Säuren ausgelöst worden sind. Meist zeigen sich durchsichtige Bläschen, die rot umrandet sind und Juckreiz hervorrufen. Neben der Homöopathie-Behandlung, die allgemein auf die Krankheitssymptome einwirkt, sorgen warme Umschläge für eine Linderung des Juckreizes.
- *Sabadilla C9,* wenn der Betroffene niest, seine Nase läuft und seine Augen tränen (1mal täglich 3 Tabletten). Diese Symptome treten ebenfalls bei Heufieber auf, aber auch beim Fließschnupfen. Da sich die Symptome meist bei Nässe, Kälte und kühler Luft verschlimmern, sollte der Betroffene die Wärme suchen, also beispielsweise ruhig einmal ein kurzes Sonnenbad nehmen.

Antibiotika, Reaktionen auf

In der heutigen Medizin gehören Antibiotika zu den wirksamsten Hilfen, bekämpfen sie doch eine Vielzahl von Krankheitserregern. Antibiotika sind natürliche Stoffwechselprodukte, die aus Kleinstlebewesen (wie Algen, Bakterien, Flechten oder Pilzen) gebildet werden, aber auch chemische Stoffe, die das Wachstum anderer Kleinstlebewesen hemmen oder töten.

Allerdings: Während der Behandlung kann es dazu kommen, daß die Krankheitserreger resistent werden, also ihre Empfindlichkeit gegenüber diesen Medikamenten verlieren. Nichts wäre dann verhängnisvoller, als die Behandlung mit Antibiotika fortzuführen, sie gar zu verstärken, denn das kann zu erheblichen Nebenwirkungen führen. Störungen der Darmflora, aber auch schwere allergische Hautreaktionen (in Einzelfällen sogar tödlich verlaufend) wären die eventuelle Folge.

Wenn Sie mit Antibiotika behandelt werden und sich auch nur erste Nebenwirkungen zeigen, sollten Sie daher sofort einen Arzt aufsuchen – er wird dann die entsprechenden Maßnahmen treffen. Empfehlenswert ist in diesem Falle auch die Isotherapie (siehe Seite 57). Denn: Während Antibiotika die Krankheit direkt bekämpfen, regen Homöopathiemittel die natürlichen Widerstandskräfte des Organismus an.

Hinweis: Da Antibiotika Vitaminmangel verursachen können, ist die Einnahme von Bierhefe-Dragees zu empfehlen. Bis zu 12 Dragees können

Sie täglich einnehmen. Bierhefe enthält nämlich Vitamine der B-Gruppe, die im Stoffwechselhaushalt des Menschen eine wichtige Rolle spielen.

Appetitstörungen (siehe auch Magersucht)

Der Magen ist vielfach das Spiegelbild unserer Psyche. Ist Ihnen nicht auch schon einmal etwas »auf den Magen geschlagen«, wenn Sie bestimmte Vorfälle erregen, gewisse Umstände bedrücken? Der berühmt-berüchtigte »Frust« feiert dann Urständ, und Sie haben zu nichts mehr Lust – selbst eine verlockende Mahlzeit kann Sie in dieser Situation wenig »locken«.

Diese Unlust gegenüber allem möglichen geht meist vorüber, wenn Sie die für Sie bedrückende Phase überwunden haben. Auch Ihr Appetit kehrt dann wieder zurück. Sollte er dennoch zu wünschen übriglassen, sollten Sie zunächst einmal nicht Ihre Gedanken auf irgendwelche Arzneimittel richten, die Ihnen hier eventuell weiterhelfen könnten – oft hilft hier ein aktiver Spaziergang oder eine körperliche Anstrengung mehr als ein »Medikament«, das mit der Bezeichnung »Appetitanreger« versehen ist. Sollte jedoch auch das nicht helfen, so greifen Sie auf Homöopathiemittel zurück, die den Appetit anregen, oder auf solche, die ihn regulieren – denn es gibt ja nicht wenige Menschen, die in bedrückenden Phasen total aufgewühlt sind und jegliche Kontrolle bei der Nahrungsaufnahme vermissen lassen …

- *China C9.* Wenn sich bei Ihnen Appetitlosigkeit und Heißhunger abwechseln, sollten Sie wöchentlich 1mal 3 Tabletten von diesem Heilmittel nehmen.
- *Lycopodium C7.* Wenn Sie unter Appetitmangel leiden, sich eventuell auch noch schwach fühlen und geistig erschöpft sind, sollten Sie von diesem Heilmittel alle 10 Tage 5 Tabletten nehmen. Vorsicht: Bei einer Mittelohrentzündung ist dieses Mittel zu meiden!

Bindehautentzündung

Diese Entzündung ist die häufigste Erkrankung des Auges. Von der einfachen Reizung, die sich durch verstärkte Tränenabsonderung äußert, kann es bis zu einer schweren eitrigen Entzündung kommen. Jucken, Brennen und Tränen sind in jedem Falle die begleitenden Krankheitszeichen; außerdem sind die Augen meist gerötet und morgens beim Aufstehen häufig verklebt.

Falls diese Symptome bei Ihnen auftreten, ist ein Arztbesuch dringend geboten. Bis Sie jedoch den Arzt aufsuchen, können Sie selbst schon etwas gegen die Entzündung tun: Meiden Sie vor allem rauchige und staubige Luft; darüber hinaus helfen Umschläge mit abgekochtem, kühlem Wasser; und bei Lichtscheu sollten Sie – neben der Behandlung – stets eine Sonnenbrille tragen.

Außerdem helfen Ihnen einige homöopathische Heilmittel gegen verschiedene Symptome der Bindehautentzündung ...

- *Aconitum C5.* 4mal täglich 2 Tabletten helfen dann, wenn die Entzündung durch trockene Kälte ausgelöst worden ist.
- *Allium cepa C7.* 3mal täglich 3 Tabletten helfen dann, wenn die Entzündung von einem nicht reizenden Tränen des Auges begleitet ist.
- *Apis mellifica C4.* 4mal täglich 2 Tabletten helfen dann, wenn die Augenlider rot und geschwollen sind und der Betroffene kein Licht vertragen kann.
- *Belladonna C5* und *Euphrasia C5.* Stündlich jeweils 2 Tabletten, abwechselnd eingenommen, helfen dann, wenn die bestimmenden Symptome nicht genau zu lokalisieren sind, denn diese beiden Arzneien sind – im Verbund – das generellste Heilmittel bei Bindehautenzündungen.
- *Mercurius sublimatus corrosivus C9.* 3mal täglich 3 Tabletten helfen dann, wenn sich reizender Eiter zeigt.
- *Thuja C9.* 3mal täglich 3 Tabletten helfen dann, wenn Bindehautentzündungen entweder über einen langen Zeitraum andauern oder chronischer Natur sind. Darüber hinaus hilft dieses Heilmittel, wenn die Augenlider morgens häufig verklebt sind.

Durst

Durst ist – wie ein volkstümliches Sprichwort weiß – zwar manchmal schlimmer als Heimweh, doch übermäßiges Trinken ist für den Organismus (Leber!) ebenso schädlich wie zu geringe Flüssigkeitszufuhr. Besonders Zuckerkranke leiden oft unter vermehrtem Wasserverlust, was dann gefährlich werden kann, wenn das normale Durstempfinden, ausgelöst durch bestimmte Hirnnerven, nicht mehr wahrgenommen wird und dadurch die notwendige Flüssigkeitszufuhr unterbleibt.

Eine ausgewogene Flüssigkeitszufuhr ist also für den Organismus von großer Bedeutung. Falls Sie hier Probleme haben, helfen in bestimmten Fällen auch einige Homöopathiemittel ...

- *Apis mellifica C4.* Bei mangelndem Durst sollten Sie hiervon alle 2 Stunden 2 Tabletten nehmen.
- *Arsenicum album C5.* Bei ausgeprägtem Durst, der manchmal zu Übelkeit und Erbrechen führt, sollten Sie alle 2 Stunden 3 Tabletten einnehmen.
- *Capsicum C4.* Bei starkem Durst, der, einmal befriedigt, von Schüttelfrost begleitet wird, sollten Sie alle 2 Stunden 3 Tabletten nehmen.

Fettleibigkeit und Übergewicht (siehe auch Abnehmen und Gewichtsverlust)

Wie schon unter »Abnehmen« ausgeführt, gibt es die »Wunderkur« nicht, die dazu führt, die Pfunde, die Sie zuviel haben, ohne große Probleme zu reduzieren. Wenn Sie nämlich einmal an Übergewicht, gar an Fettsucht leiden, so kann das die unterschiedlichsten Ursachen haben – und verschiedene Ursachen bedürfen nun einmal verschiedener Therapien.

Während bei der Fettleibigkeit die Regelung der Nahrungsaufnahme durch übermäßigen Appetit gestört ist, darüber hinaus durch seelische Einflüsse (»Kummerspeck«) oder zuwenig Bewegung bedingt sein kann, sind die Auslöser der Fettsucht in der Regel organischen Ursprungs. Sowohl hormonale Störungen, wie sie zum Beispiel durch die Hirnanhangdrüse ausgelöst werden können, als auch eine Unterfunktion der Schilddrüse führen oft zur krankhaften Fettsucht. Der Weg zum Arzt ist dann unvermeidlich.

Der Fettleibigkeit dagegen können Sie selbst auf den »Pelz rücken«, indem Sie zunächst einmal Ihre tägliche Kalorienaufnahme reduzieren – 1500 kcal sind hier das Optimum, unterbrochen durch gelegentliche Obst- oder Gemüsesafttage mit jeweils 500 kcal – und für ausgleichende Bewegung sorgen. Doch Sie können noch mehr tun ...

Neun wichtige Ratschläge

> Sie sollten beim Essen nicht trinken. Beginnen Sie Ihre Mahlzeit außerdem mit einem kalorienarmen Lebensmittel – mit grünem Salat beispielsweise, einer Gurke oder einer Pampelmuse.
> Kaufen Sie auf keinen Fall ein, wenn Sie gerade der Hunger plagt.
> Reduzieren Sie tierisches Eiweiß, und bevorzugen Sie vegetarische Kost.
> Verringern Sie Ihren Salzverbrauch (Kräuter sind zum einen gesünder, zum anderen bringen sie mehr Abwechslung beim Würzen der Speisen).
> Meiden Sie Vinaigrette-Dressings (Essigsaucen). Das heißt aber nicht, Sie sollten dann auf Sahnesaucen ausweichen. Probieren Sie es lieber einmal mit fettarmem Joghurt.
> Ersetzen Sie alkoholische Getränke durch Mineralwasser.
> Auch Tee und Kaffee sind erlaubt.
> Nehmen Sie täglich lieber mehrere kleine Mahlzeiten (auch ein Apfel ist eine Mahlzeit) als einige opulente Gerichte zu sich.
> Selbstverständlich sollten Sie stets die Kalorienmenge kontrollieren, die Sie tagtäglich zu sich nehmen.

Noch etwas ist ganz wichtig: Sahne, Butter oder sonstiges tierisches Fett sollten Sie bei der Zubereitung der Speisen drastisch reduzieren. Auch auf die Garmethode sollten Sie achten: Gedünstetes ist allemal bekömmlicher als Gebratenes oder gar Fritiertes.

Wenn Sie das alles im wesentlichen beachten, werden sich schon bald Erfolge einstellen. Darüber hinaus unterstützen in bestimmten Fällen – sozusagen als »flankierende Maßnahmen« – auch einige Homöopathiemittel Ihren »Kampf gegen die Pfunde« ...

- *Ammonium carbonicum C7.* Nehmen Sie 2mal täglich 2 Tabletten, wenn Sie fettleibig sind und wenig Energie haben.
- *Aurum metallicum C30.* Nehmen Sie einmal in der Woche 5 Tabletten, wenn Sie des öfteren Blutandrang haben und häufig nervös sind.
- *Calcium carbonicum C5.* Nehmen Sie 3mal täglich 3 Tabletten, wenn Sie sich kraftlos fühlen und naßkalte Witterungen nicht vertragen können.
- *Capsicum C7.* Nehmen Sie 3mal täglich 2 Tabletten, wenn Sie kälteempfindlich sind, sich sowohl körperlich als auch geistig kraftlos fühlen

und oft schlechte Laune haben (nicht selten ist dann auch Ihr Gesicht rötlich und fühlt sich kalt an).

– *Graphites C7.* Nehmen Sie 2mal täglich 2 Tabletten, wenn Sie kälteempfindlich sind und darüber hinaus oft unter Aufstoßen und Verstopfung leiden.

Fieber

Das Fieber an sich ist keine Erkrankung im engeren Sinne, sondern es ist das sichere Anzeichen einer Regulationsstörung des Organismus. Meist ist das Fieber das Hauptsymptom bei infektiösen Prozessen – es entsteht, wenn beispielsweise krankheitserregende Keime bekämpft und zerstört werden oder ein Eiterherd den Organismus beeinträchtigt.

Obwohl das Fieber eine wünschenswerte Reaktion des Organismus ist, kann sehr hohes Fieber, das in akuten Fällen durch Schüttelfrost begleitet wird, dem ein aufwallendes Hitzegefühl – verbunden mit Schweißausbrüchen – folgt, durchaus gefährlich werden.

Ausgehend von der Durchschnittstemperatur des Körpers (37 Grad Celsius), gibt es verschiedene Fiebergrade: bis 38 Grad: sehr leichtes Fieber; von 38 bis 38,5 Grad: leichtes Fieber; von 38,5 bis 39 Grad mittelschweres Fieber; von 39 bis 40 Grad: starkes Fieber; ab 40 Grad: äußerst starkes Fieber.

Bei der Beobachtung des Erkrankten kommt dem Fiebermessen natürlich eine wichtige Bedeutung zu. Zweimal täglich, immer zu bestimmten Zeiten (etwa 7 und 18 Uhr), sollten das Fieber sowie der Puls gemessen und auf einer Fieberkurve eingetragen werden. Anhand der Fieberkurve kann der behandelnde Arzt nämlich Fieberzyklen erkennen, die für bestimmte Krankheiten oder Krankheitsgruppen kennzeichnend sind. So ist er in der Lage, seine Diagnose gezielter zu stellen und die Art der weiteren Behandlung leichter zu bestimmen.

Wenn die ersten Fiebersymptome auftreten, sind beim Betroffenen auf jeden Fall kalte Abwaschungen, Wadenwickel mit nassen Bettlaken und abkühlende Bäder angebracht. Letzteres allerdings sollte nur nach Absprache mit Ihrem Hausarzt erfolgen.

Auch die Ernährung des Erkrankten spielt bei der Behandlung eine wichtige Rolle. Reichliche Flüssigkeitszufuhr ist jetzt das oberste Gebot.

Außer Fruchtsäften, Lindenblüten- und Fliedertee, mit Honig gesüßt, sowie heißem Zitronenwasser sollte der Erkrankte die ersten Tage nichts zu sich nehmen. Zwingen Sie den Erkrankten auf keinen Fall, feste Nahrung zu sich zu nehmen, denn das bedeutet eine ungeheure Kraftanstrengung für den Körper. Das ist dann die Kraft, die ihm bei der Überwindung der Infektion fehlt. Der Zustand des Fastens ist für den Körper des Fiebererkrankten der ideale Zustand.

Da das Fieber »nur« ein Symptom ist, muß natürlich die Ursache, müssen die Bakterien, bekämpft werden. Das geschieht in den häufigsten Fällen durch Antibiotika. Sie übernehmen dann die Rolle, die normalerweise dem Körper zukommt. Doch Vorsicht: Antibiotika gewöhnen den Körper an einen fremden Schutz, was oft dazu führt, daß seine eigene Wachsamkeit herabgesetzt und seine Reflexe vermindert werden. Ganz anders wirkt dagegen die Homöopathie: Sie mobilisiert die Widerstandskräfte des Körpers. Von den folgenden Heilmitteln sollten alle 2 Stunden 2 Tabletten eingenommen werden ...

- *Aconitum C5,* wenn nach einer Erkältung plötzlich die Temperatur steigt. Der Betroffene ist unruhig und nervös, seine Haut ist trocken und heiß, sein Puls kräftig und manchmal unregelmäßig.
- *Belladonna C5,* wenn sich der Betroffene ziemlich erschlagen fühlt und normales Tageslicht nicht ertragen kann. Sein Gesicht ist rot, seine Haut feucht, und er schwitzt aus allen Körperteilen, die bedeckt sind.
- *Bryonia C5,* wenn das Fieber nach einem plötzlichen Wetterumschwung auftritt. Der Betroffene hat meist Brust- (zwischen den Rippen) oder Gelenkschmerzen. In solchen Fällen braucht der Erkrankte unbedingte Ruhe.
- *China C5,* wenn das Fieber unregelmäßig auftritt (jedoch nur tagsüber). Einen Tag vor dem Fieberanfall hat der Betroffen meist eine unruhige Nacht. Tagsüber hat er in der Regel wenig Verlangen nach Flüssigkeit, nachts hingegen, wenn er viel schwitzt, steigert sich sein Durst. Insgesamt leidet der Erkrankte unter einer großen allgemeinen Schwäche, und in nicht wenigen Fällen schmerzt seine rechte Oberbauchgegend.
- *Eupatorium perfoliatum C5,* wenn periodisches Fieber, morgens beginnend, auftritt. Der Betroffene wird auch meist von Schüttelfrost geplagt, der in der Regel schlimmer wird, sobald er viel trinkt. Darüber hinaus sind nicht selten Augenschmerzen zu beobachten.

- *Ferrum phosphoricum C5,* wenn mittelmäßiges Fieber auftritt.
- *Gelsemium C5,* wenn Fieber ohne Durst mit Schüttelfrost auftritt. Meist ist der Puls des Erkrankten langsam und schwach, das Gesicht heiß, die Augenlider schwer. Bei Einnahme dieses Medikaments sollten Wärme, Sonne und Bewegung vermieden werden.
- *Rhus toxicodendron C5,* wenn der Betroffene durchnäßt nach Hause kommt und danach gleichzeitig Schüttelfrost und Hustenanfälle auftreten.
- *Sulfur C4,* wenn ein Rückfall zu befürchten ist. Das Heilmittel unterstützt besonders dann die Genesung, wenn sich der Erkrankte sehr schwach fühlt. Gegen 11 Uhr vormittags sollte der Betroffene unbedingt etwas zu sich nehmen (Brei, Obstsaft), damit er gestärkt wird. Oftmals gibt es Hitzewallungen, treten tagsüber kalte Hände und kalter Fußschweiß auf, brennen nachts die Füße und die Handflächen.

Gehirn

Da das Gehirn nicht nur zum Denken da ist, sondern auch, als Teil des Nervensystems, die wichtigsten Schalt- und Steuerungszentren des Körpers beherbergt, soll es an dieser Stelle entsprechend erwähnt werden, obwohl Sie hier vergeblich nach Homöopathiemitteln suchen werden, die vielleicht Ihre Gehirntätigkeit fördern.

Wichtigster »Rohstoff« des Gehirns ist das Blut – es »ernährt« sozusagen diese so komplexe Schaltzentrale. Deshalb sind sowohl eine gesunde und ausgewogene Ernährung als auch viel frische Luft für die reibungslose Tätigkeit des Gehirns wichtig. Doch etwas anderes ist ebenfalls unentbehrlich: Schlaf. Die tiefen und erholsamen Schlafphasen sind für das Gehirn Zeiten der Regenerierung, der Erneuerung – das Gehirn läßt gewissermaßen »Dampf ab«. Für unser inneres Gleichgewicht ist so der Schlaf – egal, ob Tiefschlaf oder Traumphase – unersetzlich.

Gelenkentzündungen

In der heutigen Zeit leiden immer häufiger immer mehr Menschen an chronischen Gelenkentzündungen. Bei nicht wenigen mag das zwar erbbedingt sein, dennoch ist diese Art der Entzündungen zu den Zivilisationskrankheiten zu rechnen, hervorgerufen vor allem durch ungesunde Ernährung und mangelnde Bewegung.

Da der Vorsorge in jeder Beziehung absolute Priorität einzuräumen ist, sollten Sie daher schon heute mit Blick auf die Zukunft handeln – denn Gelenkentzündungungen sind nicht nur schmerzhaft, sondern sie schränken auch im wahrsten Sinne des Wortes Ihre Bewegungsfreiheit ein.

Wenn Sie sich (um im Bild zu bleiben) noch gut bewegen können, sollten Sie das auch nutzen und sich so oft wie möglich an der frischen Luft aufhalten – und wenn Sie darüber hinaus schon heute auf eine gesunde und ausgewogene Ernährung achten, dann verringern Sie ganz erheblich das Risiko, später einmal unter Gelenkentzündungen zu leiden. Doch was für die Vorsorge gilt, das gilt natürlich auch für die Lebensweise während der Behandlung …

Meiden Sie vor allem behandelte Nahrungsmittel, wie gebleichten Zucker, Weißmehl und Dosenkonserven, und bevorzugen Sie Vollwertgetreide, Naturreis, Früchte, frisches Gemüse und Kartoffeln.

Apropos Kartoffeln. Wenn Sie morgens eine halbe Tasse frisch geriebene Kartoffeln zu sich nehmen, so wirkt das manchmal wahre Wunder. Ähnlich verhält es sich mit Wacholderbeeren, von denen Sie zwei bis drei eine Weile vor dem Mittagessen kauen sollten, oder mit Senfkörnern, von denen Sie ebenfalls zwei bis drei langsam kauen sollten, und zwar nach dem Mittagessen.

Mitunter ist die beste Medizin ja die bitterste – und so sollten Sie sich nicht scheuen, pro Tag zwei bis drei Gläser von dem Wasser zu trinken, mit dem Sie Ihre Kartoffeln gekocht haben. Wenn Sie, was verständlich ist, schon einmal einen etwas anderen Geschmack im Mund haben wollen: Ersetzen Sie dieses »Getränk« ab und zu durch Weißkohl- und Möhrensaft.

Wie Sie wissen, bedeutet ein Weniger oft Mehr. So verhält es sich auch mit dem Salz, speziell dem Kochsalz. Zuviel Salz bindet Wasser im Körper und behindert dann die notwendige Ausscheidung von Harnstoff. Wenn Sie also gewohnt sind, Ihre Speisen mit reichlich Salz zu versehen, sollten Sie Ihrer Gesundheit zuliebe das Salz reduzieren. Allerdings: 5 Gramm Kochsalz pro Tag sollten es schon sein – denn auf Salz kann niemand verzichten; es ist einfach lebensnotwendig.

Ähnlich wie mit dem Salz verhält es sich mit den Fetten. Zu einer ausgewogenen Ernährung gehört selbstverständlich ein gewisser Fettanteil.

Doch auch hier gilt: Reduzieren Sie die tierischen Fette drastisch, und bevorzugen Sie beim Zubereiten der Speisen Pflanzenmargarine mit mehrfach ungesättigten Fettsäuren sowie kaltgepreßtes Öl. Ganz auf Fett sollten Sie jedoch nicht verzichten, denn Fette haben in der Ernährung eine wichtige Aufgabe als konzentrierte Energieträger.

Auf etwas anderes sollten Sie aber ganz verzichten: auf Alkohol. Trinken Sie lieber Kräutertees, Mineralwasser und Obstsäfte.

Während der Aufenthalt an der frischen Luft sowie die richtige Ernährung mehr eine übergeordnete Rolle spielen, also indirekt auf den Heilungsprozeß einwirken, ist die örtliche Anwendung, also die direkte Einwirkung auf den Heilungsprozeß, ein weiterer wichtiger Eckpfeiler bei der Behandlung von Gelenkentzündungen. Es empfiehlt sich, täglich Umschläge von Weißkohlblättern und Heilerde abwechselnd auf die betroffenen Stellen zu legen. Andere schwören auf warme Umschläge aus Mais- und Hirsebrei. Was letztendlich für Sie das beste ist, sollten Sie jedoch den behandelnden Arzt entscheiden lassen, der Ihre Krankheitsgeschichte genau kennt und aus diesem Wissen heraus die notwendige Therapie verordnen wird.

Diese Therapie kann selbstverständlich von einigen homöopathischen Mitteln unterstützt werden …

- *Urtica D4.* 10 Tropfen dieser Urtinktur in einem Glas Wasser verdünnen. Die Verdünnung über den Tag verteilt schluckweise trinken. Nehmen Sie gleichzeitig 2mal täglich 2 Tabletten des Heilmittels.
- *Solidago C5.* Es unterstützt die Tätigkeit der Nieren und bekämpft sämtliche Gelenkleiden.

Neben diesen generellen Heilmitteln gibt es noch eine Reihe anderer homöopathischer Medikamente. Doch welches für Sie das geeignetste ist – das erfahren Sie am besten von dem Sie behandelnden Homöopathen.

Genesung

Die Genesung ist zunächst einmal etwas Erfreuliches. Der Kranke ist auf dem Weg zur Besserung, ist aber noch nicht vollkommen gesund. Da in dieser Phase der Organismus seine Kräfte sammelt und sich voll und ganz auf die Behebung der einzelnen Funktionsstörungen konzentriert, ist während dieser Zeit auf eine leichte Kost zu achten. Obst (Äpfel, Aprikosen, Erdbeeren), grüner Salat sowie Eier, Joghurt, mageres Geflügel- und Rindfleisch ist hier zu empfehlen.

Außerdem ist vor den Mahlzeiten entweder ein Hafertrunk (bei Genesenden mit überreizten Nerven) oder ein Gerstentrunk (wenn der Genesende an Gewicht verloren hat) zu empfehlen. Den Hafertrunk bereiten Sie zu, indem Sie einen Eßlöffel Haferflocken mit zwei Gläsern Wasser drei Minuten lang kochen, den Gerstentrunk, indem Sie einen Eßlöffel Gerstenflocken ebenfalls mit zwei Gläsern Wasser drei Minuten lang kochen. Sie können beides auch süßen, beispielsweise mit Honig.

Darüber hinaus gibt es einige homöopathische Heilmittel, die den Genesungsprozeß fördern …

- *Alfalfa C1.* Geben Sie jeweils 20 Tropfen in wenig Wasser und lassen Sie das den Betroffenen vor den Mahlzeiten zu sich nehmen, wenn sich die Genesungsphase zu lange hinzieht und sich der Betroffene müde und entmutigt fühlt.
- *Calcium phosphoricum C5.* 3mal täglich 3 Tabletten, wenn der Genesende so gut wie keinen Appetit verspürt.
- *China C5.* 3mal täglich 3 Tabletten, wenn der Genesende ständig mit Schweißausbrüchen zu kämpfen hat.
- *Zincum metallicum C5.* 3mal täglich 3 Tabletten, wenn der Genesende unter Schlaflosigkeit leidet, verbunden mit großer Unruhe in den Beinen (die dann immer bewegt werden müssen).

Zum Schluß soll noch auf zwei Mittel hingewiesen werden, die in ihrer Kombination generell zum erforderlichen Kräftezuwachs beitragen …

- *Arnica C9* und *Kalium phosphoricum C9* (1mal täglich jeweils 3 Tabletten).

Gewichtsverlust

Im Verlauf einer Erkrankung kann es manchmal zu einer nicht zu unterschätzenden Nebenerscheinung kommen: Der Betroffene nimmt besorgniserregend ab. Schnelles und gezieltes Handeln ist dann erforderlich. Ziehen Sie jedoch bei der Behandlung mit homoöpathischen Heilmitteln auf jeden Fall einen Arzt zu Rate.

Grauer Star

Das ist eine Krankheit, die zumeist bei älteren Menschen auftritt, die aber auch bei »Kopfarbeitern« nicht selten zu beobachten ist.

Symptomatisch für diese Erkrankung ist die Trübung der Augenlinse, wobei diese grau erscheint – und entsprechend des Trübungsgrades ist dann die Sehschärfe herabgesetzt. Beim grauen Star kann ein einmal erreichter Zustand unverändert bestehen bleiben oder sich auch in sehr langsamer Zunahme über Jahre hinziehen, wobei eine Operation oftmals überhaupt nicht erforderlich ist.

Wenn Sie mit dieser Krankheit zu kämpfen haben, sollten Sie auch auf bewährte Homöopathiemittel zurückgreifen ...

- *Arnica C7,* wenn der graue Star von einem Schlag oder einem Trauma herrührt (3mal täglich 3 Tabletten).
- *Silicea C5,* wenn ältere Menschen unter dieser Krankheit leiden und wenn »Kopfarbeiter« zu sehr ihre Augen beanspruchen (1mal täglich 2 Tabletten).

Für diese Krankheit eignen sich zwar noch einige andere Medikamente, etwa *Magnesium oxydatum,* doch sollten Sie, bevor Sie diese anwenden, sowohl Ihren Augenarzt als auch Ihren Homöopathen um Rat fragen.

Hernie

»Hernie« ist die medizinische Bezeichnung für die verschiedenen Arten eines Eingeweidebruchs. Ein solcher Bruch kann angeboren sein, kann aber auch bei muskel- und bindegewebsschwachen (meist älteren) Menschen auftreten, und zwar meist nach körperlicher Überanstrengung. Der Bruch äußert sich dann in der Regel durch zunehmende Schmerzen, die häufig als Bauchschmerzen empfunden werden, begleitet durch Erbrechen und Übelkeit. Die augenblickliche Benachrichtigung eines Arztes ist dann oberstes Gebot, da die Gefahr eines Darmverschlusses besteht, was eine sofortige Operation nötig macht – es besteht Lebensgefahr!

Natürlich kann in solchen Fällen die Homöopathie eine Operation nicht ersetzen, kann aber helfen, bis zum Eintreffen des Arztes die Schmerzen etwas zu lindern …

- *Belladonna C4.* Nehmen Sie alle 20 Minuten 2 Tabletten, wenn die Bauchgegend äußerst empfindlich ist und die akut aufgetretenen Schmerzen stechend und schneidend sind.
- *Opium C5.* Nehmen Sie alle 20 Minuten 2 Tabletten, wenn die Bauchdekke geschwollen und hart ist.

Hinweis: Beim angeborenen Eingeweidebruch ist eine Operation nicht immer erforderlich, da sich der Bruch oftmals zurückbildet. Über eine mögliche Operation entscheidet dann der Arzt, der das Kind von der Geburt an beobachtet.

Hexenschuß (Lumbago)

Es ist wohlbekannt: Sie machen eine dieser »falschen Bewegungen« – und spüren plötzlich Schmerzen in der Lendengegend: Der »Schuß der Hexe« hat Sie erwischt. Meist geschieht das in der Lendengegend, manchmal auch im Nacken.

Es ist nicht die Anstrengung, die zum Hexenschuß führt, sondern die ungeschickte Bewegung, die den plötzlich auftretenden schmerzhaften Spannungszustand der Muskulatur bewirkt. Ist der Hexenschuß erst einmal da, fangen die Probleme an: Bücken ist oft unmöglich, Gehen und Stehen äußerst schmerzhaft. Dann heißt es, die Durchblutung zu fördern: Massage, Wärme, heiße Fango-, Heublumen- oder Moorpackungen sowie Schwitzpackungen helfen gegen den akuten Schmerz. Auch ein erfahrener Arzt kann durch bestimmte Handgriffe für Linderung sorgen.

Es gibt jedoch auch den Hexenschuß, der seine Ursachen in einem Bandscheibenvorfall oder in einer leichten Verrenkung der Wirbelsäule hat. Ferner kann diese Muskelverspannung durch Kälte, Zug oder Durchnässung verursacht werden.

Auf jeden Fall ist bei der Behandlung die Zufuhr von Wärme wichtig. Auch die folgenden Homöopathiemittel (2mal täglich 2 Tabletten) sorgen für Linderung ...

- *Arnica C5,* wenn der Betroffene äußerst reizbar ist. Sein ganzer Körper scheint von dem entsprechenden örtlichen Schmerz berührt zu sein, wobei sich der Schmerz verstärkt, falls die Stelle berührt wird oder falls sich der Betroffene bewegt.
- *Calcium fluoratum C5,* wenn es sich um einen chronischen Hexenschuß rheumatischen Ursprungs handelt. Die Schmerzen treten bei Anstrengungen auf, wobei dann die Blutadern erweitert und Krampfadern auf der Brust sichtbar sind.
- *Calcium phosphoricum C5,* wenn Gelenkschmerzen den Hexenschuß begleiten. Oft überkommt den Betroffenen auch ein Gefühl der Angst.
- *Dulcamara C5,* wenn der Hexenschuß durch naßkalte Witterung hervorgerufen worden ist.
- *Kalium carbonicum C5,* wenn der Betroffene nachts stechende Schmerzen spürt, schwach ist und kalte Schweißausbrüche hat. Dieses Heilmittel ist das generellste bei chronischer Lumbago.
- *Nux vomica C5,* wenn der Betroffene reizbar und empfindlich ist, den Schmerz unerträglich findet und einen unruhigen Schlaf hat. Absolute Ruhe ist dann unerläßlich.
- *Rhus toxicodendron C5,* wenn der Betroffene Muskelversteifungen rheumatischen Ursprungs sowie Muskelkater hat (besonders morgens beim Erwachen). Neben der Anwendung bei Muskelverspannung, die durch naßkalte Witterung hervorgerufen worden ist, ist dieses Heilmittel jedoch bei allen Fällen von Hexenschuß angezeigt. Ruhe ist hier aber schädlich – der Zustand verbessert sich vielmehr durch Bewegung.
- *Natrium chloratum C5,* wenn der Betroffene mit einem Hexenschuß wach wird, wobei die Muskelverspannung häufig auf organische Probleme zurückzuführen ist. Außerdem neigt der Betroffene zu Ekzemen und Depressionen.

Hiatushernie

Auch die Hiatushernie ist wie die Hernie ein Eingeweidebruch, doch spricht man von ihr dann, wenn es sich um eine bestimmte Art eines Zwerchfellbruchs handelt: Bauchorgane treten in diesem Fall durch angeborene, erworbene oder natürliche Öffnungen in die Brustfellhöhlen hindurch. Schmerzen und Übelkeit nach den Mahlzeiten, Sodbrennen und Völlegefühl, saures Aufstoßen und gelegentliche Kurzatmigkeit sind dann häufig die begleitenden Symptome.

Wie bei der Hernie sollten Sie auch hier augenblicklich einen Arzt benachrichtigen.

Hunger (siehe auch Appetitstörungen)

Mit dem Hunger ist das so eine Sache. Manchmal wird man von einem regelrechten Heißhunger überfallen, manchmal »vergißt« man einfach, etwas zu sich zu nehmen, beispielsweise dann, wenn man mit einer bestimmten Sache sehr beschäftigt ist.

Das zeigt: Nicht allein vom Magen gehen die Hungergefühle aus. Vielmehr scheint, so sind sich viele Wissenschaftler einig, ein bestimmter Teil des Zwischenhirns Hungergefühle auszulösen. Andere wiederum sehen die Psyche als den eigentlichen Auslöser des Hungers an.

Das Hungergefühl ist jedoch etwas ganz natürliches, weil es bei jedem Lebewesen der Erhaltung der Art dient. Bei entsprechenden Störungen sollten Sie daher auf bestimmte Homöopathiemittel zurückgreifen, die alle die Potenz C5 haben und von denen Sie jeweils 2mal täglich 3 Tabletten nehmen sollten ...

- *Abrotanum, Jodum* und *Natrium chloratum,* wenn der Erkrankte zwar ißt, aber ständig abnimmt.
- *Cina* und *Lycopodium,* wenn der Hunger nach den Mahlzeiten kommt.
- *Colchicum, Sepia* und *Stannum metallicum,* wenn vom bloßen Ansehen und Riechen der Lebensmittel jegliches Hungergefühl verschwindet.
- *Ignatia* und *Sulfur,* wenn der Hunger gegen Mittag von Schwäche begleitet ist.
- *Lycopodium, Petroleum* und *Psorinum*, bei Hunger nachts.

Ischialgie

»Ischialgie« ist die medizinisch korrekte Bezeichnung für die Erkrankung des Hüftnervs, kurz »Ischias« genannt. Die Ischias kann verschiedene Ursachen haben (etwa ein Trauma), sie kann rheumabedingt, aber auch »nur« Symptom eines Bandscheibenvorfalls sein.

Während die Ursachen der Ischias verschieden sein können, sind die Schmerzsymptome jedoch gleich: Von der Nierengegend ausgehend, zieht sich der Schmerz über die Hinterseite von Ober- und Unterschenkel und strahlt bis zum Fuß aus.

Gleiche Schmerzsymptome bedeuten aber noch lange nicht gleiche Behandlung, da diese sich nach der Ursache richtet. Suchen Sie also einen Arzt auf, der die Ursache diagnostiziert und mit dem Sie die flankierende Behandlung mit homöopathischen Mitteln absprechen können – denn bei der Ischias ist zunächst einmal eine spezifische Krankengymnastik oberstes Gebot.

Die »flankierenden Maßnahmen« könnten dann folgendermaßen vor sich gehen ...

- *Ammonium chloratum C9.* Geben Sie alle 3 Stunden 3 Tabletten, wenn die Beinmuskeln bis zum Fuß dauerhaft gespannt sind, der Schmerz örtlich auf der linken Seite zu spüren ist und verstärkt im Sitzen oder Liegen, nachts oder in feuchten und kalten Räumen auftritt.
- *Arnica C5.* Geben Sie alle 3 Stunden 3 Tabletten, wenn die Ischias akut aufgetreten ist, von einem Gefühl des Muskelkaters begleitet wird und der Betroffene trotz großer Müdigkeit nicht schlafen kann.
- *Mandragora C9.* Geben Sie 3mal täglich 3 Tabletten, wenn der Schmerz morgens besonders stark ist, sich aber auch dann verstärkt äußert, wenn der Betroffene ruht. Spaziergänge und Wärme sind dann wichtig: Sie setzen die Schmerzen herab.
- *Valeriana C9.* Geben Sie 3mal täglich 3 Tabletten, wenn der Betroffene sehr nervös und äußerst empfindlich ist. Ruhe ist auch hier nicht förderlich – Bewegung dagegen tut not.

Kälteempfindlichkeit

Kälteempfindlichkeit tritt unter anderem dann ein, wenn der Betroffene an Durchblutungsstörungen leidet. Oft bekommt er dann im wahrsten Sinne des Wortes »kalte Füße«, was jedoch nichts mit irgendwelchen gefühlsmäßigen Abläufen zu tun hat, sondern durch eine Störung des Nervensystems verursacht worden ist.

An den verschiedenen Symptomen ist dann zu erkennen, welche homöopathische Behandlung erforderlich ist. Da es sich hier selten um akut auftretende Beschwerden handelt, sollten über einen längeren Zeitraum einmal in der Woche 3 Tabletten des jeweiligen Medikaments verabreicht werden ...

- *Asarum europaeum C7.* Der Betroffene erträgt weder Lärm noch lästige Geräusche, ist nervös und empfindlich und hustet nervös. Oft ist bei Frauen ein früheres Einsetzen der monatlichen Blutungen zu beobachten. Bei beiden, also bei Mann und Frau, verschlechtert kaltes und trokkenes Wetter die Symptome, während sich bei der Frau darüber hinaus noch eine Schwangerschaft ungünstig auswirken kann.
- *Petroleum C7.* Der Betroffene ist in der Regel ziemlich mager, seine Haut ist trocken, fahl und dick und weist leichte Risse auf. Außerdem schwitzt er kaum, scheidet nicht genügend Toxine aus und ist manchmal deprimiert und reizbar.

Kalziummangel

Sind Ihre Nägel brüchig und weisen kleine weiße Flecken auf, tun Ihre Zähne beim Essen weh und reagieren Sie zunehmend empfindlich, dann ist es Zeit, Kalzium zu nehmen.

Kalziummangel kann zu schweren gesundheitlichen Schäden führen, denn Kalzium sorgt unter anderem für den Aufbau der Knochen, die Blutgerinnung und für die Stabilisierung der Blutgefäße.

Sollten Sie also unter Kalziummangel leiden, so hilft zunächst einmal das biochemische Mittel *Calcium fluoratum* (sprechen Sie am besten mit Ihrem Arzt Verdünnung und Dosierung ab). Ferner sollten Sie sich viel an der frischen Luft bewegen, sich ab und zu einmal sonnen und eine kalziumreiche

Kost bevorzugen – Milch- und Eiweißprodukte, Eigelb, Grieß sowie Chicorée, Linsen, Kresse, Porree, Spinat, Weißkohl und Weizenkeime sind gute Kalziumlieferanten.

Darüber hinaus sind folgende homöopathische Mittel zu empfehlen ...

- *Natrium chloratum C7,* 1mal im Monat 5 Tabletten, *Barium carbonicum C7* und *Silicea C7,* jeden Tag abwechselnd 2 Tabletten nach dem Aufstehen, sowie *Calcium carbonicum C7* und *Symphytum C7,* ebenfalls jeden Tag abwechselnd 2 Tabletten gegen Mittag, wirken sich günstig aus.

Krebs (siehe auch Langlebigkeit)

Die »Geißel der Menschheit«, wie diese Krankheit oft genannt wird, könnte auch dem Kapitel über seelische Erkrankungen zugeordnet sein, denn unsere innere Einstellung scheint eine ausschlaggebende Rolle bei der Entstehung von Krebs zu spielen. Empirische Untersuchungen haben mehr als einmal gezeigt: Menschen, die häufig gereizt und depressiv sind, neigen wohl eher dazu, Krebs zu bekommen, als solche Menschen, die innerlich ausgeglichen sind.

Das heißt jedoch nicht, daß ausschließlich unter ständiger innerer Anspannung lebende Menschen von dieser Krankheit heimgesucht werden, und das heißt auch nicht, daß eine positive innere Einstellung grundsätzlich vor einer Krebserkrankung schützt. Oft spielen auch noch andere Faktoren eine nicht unwesentliche Rolle ...

Achten Sie auf Ihre Ernährung

Tierisches Eiweiß sollten Sie zwar nicht sofort von Ihrem Speiseplan streichen, aber den Verzehr doch sehr einschränken, denn bestimmte Sorten, wie etwa Schweinefleisch, scheinen sich nicht gerade vorteilhaft auf den Organismus auszuwirken. In den Vereinigten Staaten, dem Land mit dem höchsten Verzehr an tierischem Eiweiß, sind auch die meisten Krebserkrankungen zu verzeichnen (aber auch Diabetes, Herzerkrankungen und Gelenkentzündungen). Wenn Sie nun partout nicht auf tierisches Eiweiß verzichten wollen, dann wählen Sie lieber mageren Fisch, mageres Geflügel oder mageres Rindfleisch (schränken Sie jedoch auch hier die Menge ein).

Lebensmittel mit chemischen Zusätzen sind ebenfalls nicht zu empfehlen. Meiden Sie also Konserven und solche Lebensmittel, die mit Konservierungsstoffen haltbar gemacht worden sind. Auch zuviel Fett ist für Ihren Organismus – und letztlich für Ihr Wohlbefinden – wenig förderlich. Wenn schon Fett, sollten Sie Margarine mit mehrfach ungesättigten Fettsäuren sowie kaltgepreßte Pflanzenöle verwenden.

Es gibt natürlich auch Lebensmittel, die deshalb besonders zu empfehlen sind, weil sie eine vorbeugende Wirkung haben. Hierzu zählen vor allem Knoblauch, Möhren, Sauerkraut, Spinat und Zwiebeln. Den Spinat sollten Sie nur kurz blanchieren, Koblauch, Möhren, Sauerkraut und Zwiebeln dagegen roh essen – so entfalten diese Gemüse am besten ihre heilende Wirkung.

Nehmen Sie Umwelteinflüsse nicht einfach hin

Die zivilisierte Welt ist nicht gerade eine gesunde Welt. Autoabgase, chemische Düngemittel, bestimmte Medikamente, radioaktive Strahlung – das sind nur einige der Begleitumstände, die den Preis für unseren Wohlstand ausmachen. Natürlich kann sich der einzelne diesen Einflüssen nicht immer entziehen, doch jeder einzelne kann dazu beitragen, die Schäden, die von diesen Faktoren ausgehen, zu verringern, indem er beispielsweise mehr als bisher öffentliche Verkehrsmittel benutzt, des öfteren beim Einkauf auf biologisch erzeugte Lebensmittel achtet, nicht blindlings alle möglichen Medikamente einnimmt – oder indem er seinen Zigarettenkonsum einschränkt, bei anwesenden Nichtrauchern sogar ganz auf den »Glimmstengel« verzichtet, denn nachweislich sterben jährlich Hunderttausende, bei denen der Zigarettenqualm, den andere verursacht haben, der auslösende Faktor für ihre Krebserkrankung gewesen ist.

Apropos Zigaretten. Nikotin sorgt nicht nur für Kurzatmigkeit, ist nicht nur hauptsächlich verantwortlich für chronische Bronchitis, sondern ist auch oftmals der ausschlaggebende Faktor für Lungenkrebs – obwohl nicht wenige Menschen an Lungenkrebs erkranken, die in ihrem Leben nie geraucht haben, und obwohl es Menschen gibt, die ihr Leben lang dem Nikotin frönen und dennoch nicht an Lungenkrebs erkranken.

Das zeigt: Nicht jeder Faktor, der erwiesenermaßen zum Krebs führen kann, ist auch für die Auslösung dieser Krankheit verantwortlich. Es sind immer mehrere Faktoren, die in ihrem Zusammenspiel die Gesundheit gefährden.

Der wichtigste Faktor: Ihr seelisches Gleichgewicht

Ein altes Sprichwort sagt: »Sorgen machen krank.« Da ist etwas Wahres dran, wenn es auch nicht die Sorgen an sich sind, die uns krank machen ...

Jemand, der sich mit sich und seiner Umwelt nicht auseinandersetzt, an dem alles abprallt, der also sorgenfrei durchs Leben geht – ein solcher Mensch gerät in die größten Schwierigkeiten, wenn er sich mit einem wirklichen Problem konfrontiert sieht.

Es ist vielmehr wichtig, sein Leben aktiv anzugehen. Da zum Leben sowohl Freud als auch Leid gehören, genügt es nicht, sich nur auf die Sonnenseiten zu konzentrieren. Aktiv leben heißt, sich den Herausforderungen, den Problemen, den Sorgen zu stellen, sie anzunehmen, sie zu verarbeiten, um sie letztendlich zu überwinden. Es sind also nicht die Sorgen, die krank machen, sondern es ist das Fügen in ein Schicksal, das unvermeidlich erscheint.

Leben Sie daher Ihr Leben aktiv, stellen Sie sich den Herausforderungen, die das Leben für Sie bereithält – und Sie werden sehen, daß Sie sich in Ihrer Haut wohl fühlen, daß Ihnen auch vorübergehende Tiefs wenig anhaben können. So stärken Sie Ihr Immunsystem, das so überaus wichtig für Ihr Wohlbefinden, für Ihre Gesundheit ist.

Viele Krankheiten sind auf eine Schwäche des Immunsystems zurückzuführen. Ob Sie jetzt Schnupfen bekommen, sich eine Grippe zuziehen, an einer Infektion leiden – fast stets sind es die fehlenden Abwehrkräfte des Körpers gewesen, die zu einer Erkrankung geführt haben.

Natürlich reicht es nicht aus, lediglich den Optimisten zu spielen, um gegen alles Mögliche gefeit zu sein. Sie können noch so optimistisch durchs Leben gehen – wenn Sie sich stets falsch ernähren, ständig -zig Zigaretten am Tag rauchen, regelmäßig und exzessiv dem Alkohol zusprechen, wenn »Bewegung« für Sie ein Fremdwort ist, dann wird auch eines Tages Ihr einstmals so intaktes Immunsystem nicht mehr in der Lage sein, schädlichen Einwirkungen erfolgreich zu begegnen.

Noch gibt es kein hundertprozentiges Heilmittel

All das sind zwar nützliche Ratschläge, die auch durchaus ihre Berechtigung haben, doch die Faktoren, die zum Krebs führen, hängen von so vielen und unterschiedlichen Einflüssen ab, daß es manchmal unmöglich ist zu bestimmen, was letztendlich die Krebserkrankung ausgelöst hat. So reicht beispielsweise in einigen Fällen die denkbar beste Lebensführung nicht aus, wenn schon bei der Geburt das Immunsystem geschwächt ist, also eine Erkrankung erbbedingt ist.

Leider hat die Menschheit den Krebs noch nicht im Griff. Zwar wächst das Wissen der Medizin um die Zusammenhänge der Krebserkrankung und um die verschiedenen Therapien bei der Krebsbekämpfung, doch eine hundertprozentige Zusage, ob ein Betroffener nach einer Krebsbehandlung endgültig genesen wird, die kann kein Mediziner geben. Wäre dies der Fall, könnte sich die Wissenschaft einen Großteil der Milliarden von Mark, die jährlich in die Krebsforschung gesteckt werden, sparen.

Ein hundertprozentiges Heilmittel gibt es also nicht, auch nicht in der Homöopathie.

Doch es gibt Homöopathiemittel, die krebshemmend sein können sowie eine krampf- und schmerzstillende Wirkung haben. *Petasites* ist so ein Mittel, das, hergestellt aus einer ungiftigen Pflanze, selbst in größeren Mengen eingenommen werden kann.

Auch einige andere homöopathische Mittel können im Kampf gegen eine Krebserkrankung helfen, obwohl, wie gesagt, das »Wundermittel« gegen den Krebs weder bei der Homöopathie noch bei der Allopathie zu finden ist …

- *Arsenicum album C5,* wenn der Erkrankte ängstlich und unruhig ist. Ferner nimmt er sehr schnell ab, ist sein Gesicht blaß (oftmals sind die Augenlider geschwollen) und ist völlig erschöpft. In der Regel sind die brennenden Schmerzen nachts schlimmer, und nicht selten glaubt sich der Erkrankte unheilbar (täglich 3 Tabletten).
- *Carbo animalis C5,* wenn Gebärmutterhalskrebs vorliegt und wenn Tumoren bei Patienten auftreten, die eine bläuliche Haut haben. Darüber hinaus ist die Haut von kleinen Krampfadern übersät. Ferner ist der Erkrankte in den meisten Fällen kälteempfindlich (täglich 3 Tabletten).
- *Condurango C5,* wenn Magenkrebs vorliegt. Fast immer zeigen sich Risse an den Mundwinkeln. Dieses Heilmittel ist berühmt, weil es schon in vielen Fällen bei der Behandlung von Magenkrebs, der nicht mehr zu operieren war, erfolgreich war (täglich 3 Tabletten).
- *Conium C5,* wenn Gebärmutterhals- oder Hodenkrebs vorliegen und wenn Tumoren nach einem Trauma auftreten. Leicht gelbliche Handflächen und Nägel sind hier das primäre Symptom (täglich 3 Tabletten).

Langlebigkeit (siehe auch Abnehmen, Fettleibigkeit und Krebs)

Wenn Sie die genannten Kapitel ausführlich studiert haben, so werden Sie schon ahnen, was die Voraussetzungen für ein langes Leben sind: Neben der körperlichen Aktivität ist es die gesunde Ernährung – was jedoch etwas der Relativierung bedarf.

Berühmt für ihr hohes Alter sind Angehörige bestimmter Nomaden- und Turkvölker in Zentralasien, aber auch bestimmter Völker in den Balkanländern. Ein Lebensalter von hundert und mehr Jahren ist hier keine Seltenheit.

Die körperliche Aktivität dieser Menschen hat jedoch wenig mit der sportlichen Betätigung zu tun, die wir meinen, wenn wir von Bewegung schlechthin sprechen. Für sie ist körperliche Aktivität kein Selbstzweck, sondern sie gehört bei ihnen zum täglichen Leben: Garten- und Feldarbeit sowie das Zurücklegen langer Strecken zu Fuß sind einige charakteristische Merkmale, die zur Erhaltung ihrer Fitneß beitragen.

Auch mit der Ernährung verhält es sich bei diesen Menschen nicht ganz so wie mit dem, was wir unter einer gesunden Ernährung verstehen. Sie essen zwar auch Gemüse und Obst, praktizieren darüber hinaus die »Vollwertkost« seit Urzeiten (die wir erst langsam wieder neu entdecken), nehmen Milchprodukte aller Art zu sich, schwören auf Koblauch und Zwiebel, kennen verhältnismäßig wenig Fleisch, doch im Vergleich zu ihrer anstrengenden körperlichen Tätigkeit essen sie (für unsere Maßstäbe) herzlich wenig – oder haben Sie schon einmal einen wohlbeleibten Hundertjährigen gesehen?

Natürlich ist eine solche Lebensweise nicht so ohne weiteres in den Alltag einer hochtechnisierten Welt übertragbar. Dennoch: Einiges von dem, was diese Menschen vorleben, ist, in abgewandelter Form, auch hier praktizierbar – und wenn es die tägliche Arbeit im Gemüsegarten ist oder ausgiebige Spaziergänge sind.

Und noch etwas kommt bei diesen Menschen hinzu: Bis ins hohe Alter sind sie in ihre Gemeinschaft integriert, was sich natürlich positiv auf ihr Selbstwertgefühl auswirkt. Darüber lohnt es sich, einmal länger nachzudenken ...

Magersucht (siehe auch Appetitstörungen und Gewichtsverlust)

Wie die Fettsucht so ist auch die Magersucht eine Krankheit und nicht etwa ausschließlich das Ergebnis einer falschen Ernährung. In vielen Fällen Folge eines chronischen Infekts oder einer schweren Depression, verursacht dann die Hyperaktivität (also die übermäßige Tätigkeit) der Hirnanhangdrüse, der Schilddrüse und der Hoden oder der Eierstöcke die Magersucht.

Der an Magersucht Erkrankte sollte neben einer Kost, die regelmäßig Getreidekeimöl aufweist, auf jeden Fall versuchen, homöopathische Mittel anzuwenden. Einige wirken sich nämlich äußerst positiv bei der Bekämpfung dieser Krankheit aus …

- *Abrotanum C7.* 2mal täglich 3 Tabletten sind dann zu empfehlen, wenn insbesondere die unteren Gliedmaßen mager sind. Ferner hat der Betroffene einen »Bärenhunger«. Darüber hinaus ist seine Haut meist schlaff und scheint vorzeitig gealtert zu sein. Eine gewisse Traurigkeit, eine geschwollene Bauchdecke sowie Kälteempfindlichkeit ergänzen diese Symptome.
- *Jodum C7.* 2mal täglich 3 Tabletten sind dann zu empfehlen, wenn der Betroffene zwar viel Appetit zeigt, aber dennoch mager, nervös und unruhig ist. Ferner verdaut er häufig Milch und Fett schlecht und leidet an weißlichem, fettigem Durchfall.
- *Natrium chloratum C7.* 3mal täglich 3 Tabletten sind dann zu empfehlen, wenn die Abmagerung von einem starken Flüssigkeitsverlust begleitet wird. Der Betroffene hat meist einen normalen Appetit, jedoch oft Durst. Ferner ist er schwach, ermüdet schnell, hat aber stets den Antrieb, sich ständig zu bewegen. Darüber hinaus ist sein Gesicht blaß, ist er kälte- und lärmempfindlich.

Migräne

Von den »gewöhnlichen« Kopfschmerzen, die meist schnell vorüber sind, unterscheidet sich die Migräne durch lang anhaltende, stechende Schmerzen, die oft mehrere Stunden, ja manchmal bis zu zwei Tagen andauern und nicht selten anfallartig auftreten.

Wenn Sie des öfteren von Migräneanfällen geplagt werden, sollten Sie zunächst einmal auf Ihre Ernährung achten. Leicht verdauliche Speisen sind dann genau das richtige. Weniger gut sind Süßigkeiten, Schimmelpilzkäsesorten, Heringe, Wurstwaren und eingelegtes Wild. Und ersetzen Sie Alkohol am besten durch Quell- oder Tafelwasser, das einen geringen Gehalt an Mineralsalzen aufweist.

Natürlich unterstützen auch mehrere wirksame Homöopathiemittel ...

- *Belladonna C5.* Nehmen Sie alle 2 Stunden 3 Tabletten, wenn Ihr Gesicht gerötet und warm ist, Ihre Pupillen erweitert sind, die Schmerzen stärker werden bei Erschütterungen, Lärm und Licht oder dann, wenn Sie Ihren Kopf nach vorne neigen.
- *Bryonia C5.* Nehmen Sie alle 2 Stunden 3 Tabletten, wenn mit Einbruch der Dunkelheit die Schmerzen stärker werden, die geringste Bewegung (selbst die der Augen) heftige Schmerzen auslösen, Sie ferner viel Durst haben, Ihre Zunge weiß belegt ist und Ihnen schwindlig wird, sobald Sie versuchen aufzustehen.
- *Cyclamen C7.* Nehmen Sie alle 3 Stunden 2 Tabletten, wenn Sie die Schmerzen besonders auf der Stirn wahrnehmen, ein Gefühl der Schwere über Ihren Augen sitzt und Sie an Sehstörungen leiden (der Schmerz nimmt zu, wenn die Sehstörungen nachlassen) sowie die monatlichen Blutungen den Schmerz verstärken.
- *Gelsemium C5.* Nehmen Sie alle 2 Stunden 3 Tabletten, wenn Sehstörungen der Migräne vorangehen sowie Erschütterungen und Depressionen die Schmerzen begleiten, ferner Ihr Gesicht gerötet ist, Sie sich wie erschlagen fühlen und Ihr Puls langsamer als sonst schlägt. Versuchen Sie unbedingt, soviel Urin wie möglich zu lassen – das verschafft auf jeden Fall Erleichterung.
- *Iris versicolor C5.* Nehmen Sie alle 2 Stunden 3 Tabletten, wenn der Schmerz tief in Ihrer Stirn sitzt, die Migräne oft von säuerlichem Erbrechen oder Sodbrennen begleitet wird, das sich sogar bis zum Mund- und Zungenbereich ausdehnen kann. Falls Sie von der Migräne regelmäßig (besonders an den Ruhetagen) heimgesucht werden, sollten Sie zusätzlich jede Woche 1mal jeweils 3 Tabletten der Präparate *Iris versicolor C15* und *Lac defloratum C9* einnehmen.
- *Melilotus officinalis C5.* Nehmen Sie alle 3 Stunden 3 Tabletten, wenn in Ihrem Gesicht Blutandrang entsteht. Ferner ist für diese Migräneart

symptomatisch, daß Blutverlust (Nasenbluten oder monatliche Blutungen) Erleichterung bringt.

- *Natrium chloratum C7.* Nehmen Sie 3mal täglich 3 Tabletten, wenn Sehstörungen eine Migräne ankündigen, die von Tränenfluß und Durst begleitet wird. Dieses Mittel ist auch dann wirksam, wenn intensive geistige Arbeit die Schmerzen erhöht, wenn Sie ferner das Gefühl haben, ein Sandkorn säße unter Ihren Augenlidern, und wenn Sie großen Durst verspüren (manchmal begleitet von einem morgens zu beobachtenden depressiven Zustand).
- *Nux vomica C7.* Nehmen Sie 3mal täglich 3 Tabletten, wenn die Migräne nach einer üppigen Mahlzeit auftritt, sich meist auch Verdauungsstörungen einstellen, Ihre Zunge gelblich-weiß belegt ist, Ihre Wangen gerötet, Sie schnell reizbar und jähzornig sind und weder Licht noch Lärm ertragen können.
- *Sanguinaria C5.* Nehmen Sie alle 3 Stunden 2 Tabletten, wenn die Migräne circa alle fünfzehn Tage auftritt, Ihr Gesicht gerötet ist, Sie Hitzewallungen spüren und wenn die Schmerzen, vom Nacken ausgehend, bis über das rechte Auge ausstrahlen.
- *Sepia C5.* Nehmen Sie alle 3 Stunden 2 Tabletten, wenn der Schmerz hauptsächlich unter Ihrem linken Auge liegt, Ihre Augenlider sehr schwer sind, Ihr Gesicht sehr blaß ist und wenn es Ihnen an jeglicher Energie mangelt. Dunkelheit verschafft Erleichterung.
- *Silicea C5.* Nehmen Sie alle 2 Stunden 2 Tabletten, wenn Sie schon am Morgen gegen Kälte empfindlicher als sonst sind, einen Schmerz im Nakken spüren und wenn es Ihnen an Energie und Selbstvertrauen mangelt. Hüllen Sie sich warm ein – das verschafft Ihnen Erleichterung.

Mundgeruch

Mundgeruch ist etwas sehr Unangenehmes. Ob Sie mit Ihrem Partner intim sind, ob Sie sich in Gesellschaft befinden – Mundgeruch ist immer peinlich. Er verhindert zumeist eine intensive Kommunikation, fördert dagegen gezielt die Isolation.

Die Schulmedizin hat bisher noch kein wirksames Mittel gegen den Mundgeruch gefunden. Anders die Homöopathie …

– *Antimonium crudum C4.* Nehmen Sie alle 3 Stunden 2 Tabletten, wenn Sie Aufstoßen haben und im Mund den Geschmack der von Ihnen verzehrten Speisen spüren. In den meisten Fällen haben Sie bei diesen auftretenden Symptomen wohl zu hastig Ihre Mahlzeit eingenommen, so daß Ihr Darmtrakt die Lebensmittel nur unzureichend verdauen konnte.
– *Chelidonium C4.* Nehmen Sie alle 3 Stunden 3 Tabletten, wenn bei Ihnen der Mundgeruch zur fixen Idee wird und Sie glauben, ständig einen kotähnlichen Geschmack im Mund zu haben. In diesem Fall rühren die Symptome von einer nicht optimal arbeitenden Leber her.
– *Nux vomica C4.* Nehmen Sie alle 3 Stunden 3 Tabletten, wenn Sie nach einem zu üppigen Abendessen morgens einen üblen Geschmack im Mund haben und außerdem schlecht gelaunt sind.
– *Pulsatilla C5.* Nehmen Sie alle 4 Stunden 3 Tabletten, wenn Sie Backwaren und Fette schlecht verdauen und einen empfindlichen Magen haben.
– *Taraxacum C4.* Dieses Heilmittel wirkt wie das Präparat *Chelidonium* (bei gleicher Dosierung). Versuchen Sie es mit beiden – und sehr schnell werden Sie herausfinden, welches für Sie besser ist.

Nackenschmerzen

Nackenschmerzen können die verschiedensten Ursachen haben. Oft sind sie rheumatischen Ursprungs, aber auch eine falsche Bewegung, Durchnässung oder Zug können die Auslöser sein.

Nicht selten gelingt es einem Chiropraktiker, wenn die Schmerzen beispielsweise nach einem Sportunfall oder nach Überanstrengung auftreten, durch Einrenken der betreffenden Stelle Sie von Ihren Schmerzen zu befreien.

Ist dies nicht möglich, sollten Sie den Nacken auf jeden Fall mit einem Wollschal warm halten. Außerdem sollten Sie auf wirksame homöopathische Heilmittel zurückgreifen …

– *Agaricus C4.* Nehmen Sie alle 3 Stunden 3 Tabletten, wenn Sie zu Gelenkentzündungen neigen, morgens Kopfschmerzen und das Gefühl haben, die hintere untere Nackenpartie sei wie vereist.
– *Arnica C15.* Nehmen Sie alle 3 Stunden 3 Tabletten, wenn die Schmerzen von einem Sturz oder Schlag herrühren.

- *Bryonia C5.* Nehmen Sie alle 3 Stunden 3 Tabletten, wenn Sie reizbar sind. Die Schmerzen schwächen sich ab, wenn Sie sich absolut ruhig verhalten.
- *Cimicifuga C5.* Nehmen Sie alle 3 Stunden 3 Tabletten, wenn die Schmerzen von Muskelverspannungen herrühren und krampfartig sind. Verhalten Sie sich auch hier absolut ruhig.
- *Dulcamara C5.* Nehmen Sie alle 3 Stunden 3 Tabletten, wenn die Schmerzen rheumatischen Ursprungs sind, ausgelöst durch den Aufenthalt an einem feuchtkalten Ort.
- *Lachnanthes tinctoria C4.* Nehmen Sie alle 2 Stunden 3 Tabletten, wenn die Nackenmuskeln ständig gespannt sind und der Kopf nach einer Seite geneigt bleibt. Dieses Präparat ist das generellste Heilmittel für alle Nakkenschmerzen unterschiedlicher Herkunft.
- *Rhus toxicodendron C5.* Nehmen Sie alle 3 Stunden 3 Tabletten, wenn die Schmerzen von einer Gelenkentzündung verursacht werden, die wiederum von einer feuchten Kälte ausgelöst worden ist.

Nase

Dank der Homöopathie können Sie direkt Einfluß auf bestimmte Körperpartien ausüben. So auch auf die Nase ...

- *Arnica C5.* Nehmen Sie 3mal täglich 3 Tabletten, wenn die Nasenspitze kalt, die Gesichtshaut jedoch warm ist.
- *Borax C5.* Nehmen Sie 3mal täglich 3 Tabletten, wenn die Nase rot und glänzend ist.
- *Causticum Hahnemanni C5.* Nehmen Sie 3mal täglich 3 Tabletten, wenn Sie kleine und schmerzhafte Schwellungen auf der Nase haben. Darüber hinaus empfiehlt sich eine Behandlung mit *Psorinum C5* und *Sepia C5* (auch hier 3mal täglich 3 Tabletten), wenn die Gesichtshaut außerdem sehr trocken ist.
- *Cina C5.* Geben Sie 2mal täglich 3 Tabletten, wenn die Nase wundgerieben ist (was besonders bei Kindern häufig der Fall ist).
- *Petroleum C5.* Nehmen Sie 3mal täglich 3 Tabletten, wenn die Nase Risse aufweist, die von trockener Kälte verursacht worden sind.

Neuralgien (siehe auch Schmerzen)

»Neuralgie« heißt nichts anderes als »Nervenschmerz«, und von einer Neuralgie wird dann gesprochen, wenn der Betroffene die Schmerzen als äußerst lästig, manchmal gar quälend empfindet, aber nicht weiß, woher die Schmerzen rühren.

Da es nur einem Neurologen möglich ist, die genaue Ursache festzustellen, sollten Sie auch auf seine Hilfe vertrauen. Falls der Arzt jedoch nicht sofort erreichbar ist, können Sie dem Betroffenen mit einigen homöopathischen Mitteln in der Zwischenzeit Linderung verschaffen …

- *Aconitum C4.* Geben Sie jede halbe Stunde 2 Tabletten, wenn die Schmerzen abstrahlen oder kribbeln. Oft treten die Schmerzen bei ängstlichen Menschen während einer trockenen und kalten Witterung auf.
- *Belladonna C5.* Geben Sie jede halbe Stunde 2 Tabletten, wenn die Schmerzen schneidend und schlagend sind, ferner in der Nacht, bei Lärm, kühler Luft und/oder Bewegung stärker werden.
- *Chamomilla C4.* Geben Sie jede Stunde 2 Tabletten, wenn das Gesicht des Betroffenen rot ist und sich warm anfühlt, der Kranke Durst hat und allein sein will. In der Regel sind die sehr intensiven Schmerzen, die von einem Gefühl der Benommenheit begleitet werden, nachts nahezu unerträglich.
- *Mezereum C4.* Geben Sie jede Stunde 2 Tabletten, wenn die Schmerzen bei Wärme oder mitten in der Nacht stärker und von einem Frösteln begleitet werden.
- *Platinum metallicum C7.* Geben Sie jede Stunde 2 Tabletten, wenn der Betroffene äußerst nervös ist und nicht selten hysterisch reagiert, darüber hinaus die Schmerzen von einer Benommenheit begleitet werden und so stark sind, daß der Kranke das Gefühl hat, die betreffende Stelle wäre in einen Schraubstock gepreßt. Dieses Heilmittel ist neben einer Neuralgie im Rücken oder im Nierenbereich auch bei einer Neuralgie im Zahnbereich angezeigt – hier wird der Schmerz stärker, sobald die Zunge den betroffenen Zahn berührt.

Die folgenden homöopathischen Heilmittel sind bei Neuralgien im Gesichtsbereich anzuwenden …

- *Cimicifuga C9.* Geben Sie 2mal täglich 2 Tabletten, wenn die Schmerzen von der Herzgegend (kneifende Schmerzen, die in den linken Arm ausstrahlen, wobei der Arm benommen oder wie gelähmt ist), von den Augen (Erschütterungen und Licht verstärken die Schmerzen) oder vom Brustkorb (die linksseitigen Brustmuskeln sind verspannt) ausgehen. Oft hat der Betroffene das Gefühl, sein Kopf wäre total benommen.
- *Arsenicum album C5.* Geben Sie 3mal täglich 3 Tabletten, wenn der Schmerz brennend und der Betroffene abwechselnd unruhig und erschöpft ist. Wärme verschafft hier Erleichterung.
- *Bryonia C5.* Geben Sie 2mal täglich 2 Tabletten, wenn Bewegung die Schmerzen verstärkt. Ein fester Druck auf die betreffende Stelle, Ruhe und warme Umschläge verschaffen hier Erleichterung.
- *Coffea C5.* Geben Sie 2mal täglich 2 Tabletten, wenn die Schmerzen von den Ohren bis zur Stirn reichen.
- *Iris versicolor C5.* Geben Sie 2mal täglich 2 Tabletten, wenn die Schmerzen oberhalb beider Augenhöhlen auftreten.
- *Kalmia C5.* Geben Sie 2mal täglich 2 Tabletten, wenn die Schmerzen, ähnlich wie elektrische Schläge, in Zunge und Zähne ausstrahlen (das geschieht meistens auf der rechten Seite).
- *Rhus toxicodendron C5.* Geben Sie 2mal täglich 2 Tabletten, wenn Schmerzen im Kiefer auftreten, wobei knackende Geräusche vom Kiefer her zu hören sind. Diese Neuralgie tritt häufig nach einer Erkältung oder bei feuchter Witterung auf.
- *Spigelia C7.* Geben Sie 3mal täglich 3 Tabletten, wenn der Trigeminusnerv betroffen ist (der Trigeminus ist der Empfindungs- und Bewegungsnerv, der einen Großteil des gesamten Kopfes durchzieht). Die Schmerzen erstrecken sich in der Regel über die linke Seite des Kopfes und werden schlimmer, sobald der Betroffene Kaffee trinkt, sich bewegt oder die schmerzende Stelle berührt.

Nikotin, Gefährdung durch (siehe auch Krebs)

Obwohl die Zahl seiner Opfer erschreckend hoch ist – und das auch jedermann weiß –, nimmt das Nikotin weiterhin einen beträchtlichen Platz in unserem Genußleben ein.

Wußten Sie, daß jede Zigarette 2 Milligramm Vitamin C zerstört? Nein?

Aber vielleicht wissen Sie, daß Vitamin C vorbeugend einer der wichtigsten lebensnotwendigen Nahrungsbestandteile ist, die körpereigene Abwehr unterstützt und heilend beispielsweise bei Schuppenflechte, Gelenkentzündungen und allergischen Ekzemen wirkt? Auch nicht? Aber bestimmt haben Sie schon mehr als einmal versucht, mit dem Rauchen aufzuhören – und nie hat sich der ersehnte Erfolg eingestellt. Vielleicht sollten Sie es mal mit einigen homöopathischen Mitteln versuchen:

- *Caladium seguinum C5.* Alle 2 Stunden 3 Tabletten, wenn eine Nikotinvergiftung vorliegt. Der Betroffene vermeidet weitgehend, sich zu bewegen, bleibt lieber liegen, hat Gedächtnisstörungen und scheint ständig benebelt zu sein. *Caladium* ist auch nützlich, wenn Sie sich entschlossen haben, mit dem Rauchen aufzuhören.
- *Ignatia C5.* Täglich 3 Tabletten, wenn übermäßiger Tabakkonsum vorliegt. Das Heilmittel ist auch angezeigt bei Menschen, die zwar nicht mehr rauchen, aber den Zigarettenqualm, den andere erzeugen, absolut nicht ertragen können (oder überempfindlich und nervös bei Zigarettenqualm reagieren).
- *Nux vomica C7.* Täglich 2 Tabletten, wenn Sie aufhören zu rauchen und dabei leicht reizbar sind, überempfindlich auf Lärm und Licht sowie auf jegliches Ärgernis reagieren.
- *Spigelia C5.* Alle 3 Stunden 3 Tabletten, wenn ein Raucher sehr lautes Herzklopfen hat und dabei nicht einschlafen kann, ihm darüber hinaus übel ist.

Ohren (siehe auch Überempfindlichkeit)

Die folgenden Heilmittel sind bei Erkrankungen des Außenohrs, des äußeren Gehörgangs und bei Schmerzen, die besonders das Innenohr betreffen, angezeigt. Die Schmerzen können aus verschiedenen Gründen auftreten: Mittelohrentzündung, Ekzem des äußeren Gehörgangs, ein Furunkel oder die Anwesenheit eines Fremdkörpers (kleines Insekt, Staub).

- *Acidum nitricum C5.* 3mal täglich 3 Tabletten, wenn eindeutig Risse zu erkennen sind, die darüber hinaus noch bluten. Verwenden Sie außerdem *Sepia,* wenn der Rand nicht sauber ist.

- *Belladonna C5.* Jede Stunde 2 Tabletten, wenn der Betroffene sich wie erschlagen fühlt und die Schmerzen sehr stark sind.
- *Capsicum C5.* Jede Stunde 3 Tabletten, wenn der Betroffene das Gefühl hat, es würde im Hals bis zu den Ohren brennen, wenn die Ohren geschwollen sind und schmerzen, wenn sie berührt werden.
- *Chamomilla C4.* Jede Stunde 2 Tabletten, wenn die Ohren gewaltig und unerträglich schmerzen, was vor allem während einer Mandelentzündung oder einer Erkrankung der oberen Luftwege der Fall sein kann. Empfehlenswert ist auch, in jedes Ohr einige Tropfen *Plantago-Urtinktur* zu geben.
- *Petroleum C5.* 3mal täglich 3 Tabletten, wenn Frostbeulen am Ohr von einer trockenen Kälte verursacht worden sind.

Ohrensausen

Wenn das Ohrensausen chronisch ist, sollten Sie nicht damit warten, einen Arzt aufzusuchen, denn nur er kann die wahre Ursache feststellen. Eventuell ist das Ohrensausen das Ergebnis eines hohen Blutdrucks, einer Arterienverkalkung oder einer kleinen Störung des Ohrinneren, kann aber auch psychologisch bedingt sein.

Auf jeden Fall ist das Ohrensausen ein Alarmsignal, das Sie nicht »überhören« sollten.

Rheuma

Rheuma ist weniger eine ganz bestimmte Krankheit, sondern mehr ein volkstümlicher Sammelbegriff für die verschiedenartigsten Schmerzen im Bewegungsapparat.

Wie es zahlreiche Rheumaerkrankungen gibt, so gibt es auch zahlreiche Ursachen für diese Leiden – und so sind auch die Möglichkeiten, jene Gelenkentzündungen zu bekämpfen, sehr zahlreich. Eine dieser Möglichkeiten: Trinken Sie regelmäßig ein halbes Glas frisch gepreßten Kartoffelsaftes, mit warmem Wasser verdünnt. Eine andere: Kauen Sie eine Stunde vor dem Mittagessen ausgiebig zwei bis drei Wacholderbeeren (Wacholderbeeren begünstigen die Ausscheidung der Harnsäuresalze). Ein paar

Senfkörner nach dem Essen wirken sich ebenfalls günstig auf die Entzündung aus.

Örtlich können Sie dagegen verschiedene Umschläge anwenden. Versuchen Sie es am ersten Tag mit Weißkohlblättern, am darauffolgenden mit Heilerdeumschlägen und wiederum einen Tag später mit einem Quarkumschlag. Nehmen Sie außerdem Seetangbäder. Ferner ist zu empfehlen, sich jeden Morgen mit einem Roßhaar- oder Seegraswaschlappen kräftig abzureiben.

Auch der Ernährung kommt eine wichtige Bedeutung zu. Essen Sie regelmäßig Sellerie, Hirsebrei und Maisbrei. Und um Ihren Durst zu stillen, trinken Sie am besten das Kochwasser von Kartoffeln, doch auch Fruchtsäfte sind zu empfehlen. Insgesamt sollten Sie Ihre Ernährung so ausrichten, wie sie im Abschnitt »Gelenkentzündungen« (Seite 65 ff.) beschrieben ist.

Darüber hinaus sollten Sie nicht vergessen, sich regelmäßig körperlich zu betätigen – und sei es auch »nur« der tägliche Spaziergang an der frischen Luft. Gift für Sie sind dagegen feuchte Orte und große Temperaturschwankungen. Kein Gift sind wiederum bestimmte Homöopathiemittel:

- *Caulophyllum C5.* Alle 2 Stunden 2 Tabletten, wenn die Schmerzen dazu neigen, von einer Körperpartie zur anderen zu wandern, die kleinen Gelenke (Finger-, Hand-, Zeh-, Fußgelenke) sowie die Bandscheiben öfter betroffen sind. Die Schmerzen treten zeitweise unerträglich auf, werden in der Kälte heftiger, wohingegen sie sich in der Wärme oder während der monatlichen Blutungen vermindern.
- *Dulcamara C9.* 1mal täglich 2 Tabletten, wenn feuchte Kälte größere Schmerzen auslöst, die Schmerzen in den Muskeln oder den Gelenken sitzen, die entzündeten Partien kalt sind und der Betroffene häufig das Bedürfnis hat, die schmerzenden Partien zu bewegen. Es sind stumpfe Schmerzen, und wenn die Muskeln befallen sind, werden die Glieder als schwach und schwer empfunden.
- *Formica rufa C5.* 1mal täglich 3 Tabletten. Es ist das Heilmittel gegen Rheuma in den kleinen Gelenken (Finger und Füße).
- *Kalium jodatum C7.* Alle 3 Stunden 2 Tabletten, wenn die Schmerzen nachts bei warmem und feuchtem Wind verstärkt auftreten. Bewegung verschafft Erleichterung.
- *Kalium sulfuricum C7.* Alle 3 Stunden 2 Tabletten, wenn sich der Betrof-

fene längere Zeit in einem Zimmer aufhält und dabei die chronischen Schmerzen schlimmer werden. Sie lassen nach, wenn er an die frische Luft geht.

- *Kalmia C9.* Alle 3 Tage 2 Tabletten, wenn sich die stechenden Schmerzen auf alle Gelenke erstrecken und nicht genau zu lokalisieren sind.
- *Ledum C7.* Alle 2 Stunden 2 Tabletten, wenn die Schmerzen durch die Wärme des Bettes stärker werden. Kälte oder kalte Umschläge verschaffen hier Erleichterung. *Ledum* eignet sich auch, wenn im Harn ein rötlicher Bodensatz zu sehen ist. Oft ist die Haut der betroffenen Körperpartie geschwollen, bläulich und wie geädert. Die Erkrankung fängt in der Regel an den Füßen an und steigt – insbesondere die kleinen Gelenke werden dann von stechenden Schmerzen befallen.
- *Natrium sulfuricum C7.* Alle 3 Stunden 2 Tabletten, wenn die Schmerzen chronisch sind und bei Temperaturschwankungen und Feuchtigkeit stärker auftreten. Nimmt der Betroffene abrupt eine andere Körperhaltung ein, werden die Schmerzen oft stärker (nicht selten wird der Kranke dann reizbar).
- *Rhus toxicodendron C7.* Alle 2 Stunden 3 Tabletten, wenn die chronischen Schmerzen in Sehnen und Gelenken auftreten, morgens die ersten Bewegungen besonders schmerzhaft sind, wenn der Betroffene oft das Bedürfnis hat, seine Körperhaltung zu ändern. Nicht selten werden seine Schmerzen nach Mitternacht und bei bedecktem Himmel stärker und nehmen nach einer Massage ab.

Bei akutem Gelenkrheumatismus sind folgende Homöopathiemittel angezeigt:

- *Abrotanum C7.* Alle 3 Stunden 2 Tabletten, wenn der Betroffene schwach und abgemagert ist, die entzündeten Gelenke starr und geschwollen sind. Die Beschwerden treten häufiger auf, wenn die Luft kalt und feucht ist und Nebel herrscht.
- *Bryonia C4.* Alle 3 Stunden 2 Tabletten, wenn die entzündeten Gelenke blaß und glänzend sind und jegliche Berührung, Bewegung sowie Wärme stärkere Schmerzen auslösen, der Betroffene Fieber hat und schwitzt. Das Schwitzen kann jedoch (bei kühler Temperatur) eine gewisse Linderung bringen.
- *Causticum Hahnemanni C9.* 1mal täglich 2 Tabletten, wenn die betroffe-

nen Gelenke steif, entstellt, schwach sind und eine leichte Lähmung aufweisen. Die Symptome sind bei kalter Witterung schlimmer (häufig sind dann auch die Muskeln steif).
- *Colchicum C7.* Alle 3 Stunden 3 Tabletten, wenn das Gelenk geschwollen ist und bei Berührung sehr empfindlich reagiert, die geringste Bewegung Schmerzen auslöst. Durch warme Umschläge und Wärme insgesamt tritt eine Besserung auf. Oft ist der Patient entkräftet und leidet unter Muskelkater.
- *Ginseng C7.* 2mal täglich 2 Tabletten, wenn der Betroffene schwach und steif ist und die Gelenke stets verspannt sind.
- *Lithium carbonicum C7.* 1mal täglich 2 Tabletten, wenn die chronischen Gelenkschmerzen häufig von Depressionen und von ergiebigen (manchmal trüben) Harngängen begleitet sind. In einigen Fällen ist die Haut trocken. Außerdem neigen besonders die kleinen Gelenke dazu, sich zu entstellen. Oftmals ist auch die Nasenspitze rot und geschwollen.

Rheuma ist nicht selten von diversen anderen Störungen begleitet, so von dem Bedürfnis, nachts oft Harn zu lassen (der Urin weist hier nicht selten einen ziegelroten Bodensatz auf), so von Kopfschmerzen (die besonders morgens schlimmer sind), so von Augenbeschwerden oder Magen- und Darmstörungen. Wenn das Rheuma beispielsweise von Herzstörungen begleitet ist, empfiehlt sich ...

- *Magnolia C9.* 1mal täglich 2 Tabletten, wenn sich der akute Schmerz verlagert, die anfälligen Gelenke morgens und besonders bei feuchtem Wetter steif sind. Ständig in Bewegung zu bleiben verschafft Erleichterung. Wenn die Herzbeschwerden auftreten, treten gleichzeitig Schmerzen auf, die in den Rücken und in die linke Schulter ausstrahlen. Der Betroffene hat einen kurzen Atem, kann nicht tief Luft holen, und sein Puls ist schwach und schnell. Herzklopfen wird meist nach dem Essen auftreten.

Schlaf (siehe auch Schlaflosigkeit)

Wußten Sie, daß fünf Stunden eines mit Schlafmitteln erzwungenen Schlafes physiologisch gesehen weniger wert sind als zwei Stunden eines natürlichen Schlafes? Vergehen Sie sich also nicht an Ihrem Schlaf, sondern nutzen Sie ihn als Ihren Helfer – denn der Schlaf hat eine heilende und therapeutische Wirkung!

Fördern Sie Ihren Schlaf – beispielsweise mit Kamillentee. Meiden Sie dagegen heftige Diskussionen, die sich bis tief in die Nacht erstrecken, oder im Bett aufregenden oder störenden Gedanken nachzugehen.

Genauer betrachtet, gehen unsere Gewohnheiten gegen unsere eigentlichen Interessen an. Unser zu üppiges (und schwer verdauliches) Abendessen zwingt unseren Magen, während des Schlafs zu arbeiten – und das wirkt sich spürbar auf die Qualität unserer Nachtruhe aus. Eigentlich wäre es sinnvoll, abends gegen sechs Uhr dreißig zu essen und kurz vor Mitternacht ins Bett zu gehen – diese Zeit braucht nämlich der Magen-Darm-Trakt, um sich zu beruhigen.

Wenn Sie das nicht schaffen, so sollten Sie wenigstens bei offenem Fenster schlafen – beim morgendlichen Erwachen fühlen Sie sich dann nicht so gerädert. Meiden Sie dagegen Schlafmittel – und greifen Sie in bestimmten Situationen lieber auf die Homöopathie zurück.

- *Apis mellifica C9.* 3mal täglich 3 Tabletten, wenn der Betroffene unruhig schläft und nachts schreit.
- *Belladonna C9.* 3mal täglich 3 Tabletten, wenn der Betroffene beim Schlafen mit den Zähnen knirscht oder im Schlaf spricht.
- *Chamomilla C9.* 3mal täglich 3 Tabletten, wenn der Betroffene im Schlaf viel schwitzt oder weint.
- *Cocculus C9.* 3 Tabletten vor dem Schlafengehen, wenn der Betroffene schon mehrere Nächte hintereinander zu wenig geschlafen hat.

Stärkungsmittel (siehe auch Genesung, Muskelkater und Müdigkeit, seelische)

Stärkungsmittel an sich gibt es in der Homöopathie nicht, aber einige Heilmittel spielen manchmal die Rolle eines vorübergehenden Anregers. Wenn die beschriebenen Anzeichen bei einem Heilmittel zutreffen, sollten Sie von diesem jeweils 3mal täglich 3 Tabletten nehmen.

- *Arnica C9.* Bei Müdigkeit nach einer körperlichen Anstrengung oder nach einem Trauma.

- *Calcium phosphoricum C9.* Bei einem Kind, das in einer starken Wachstumsperiode steckt.
- *Calendula C7.* Bei Wunden – das Heilmittel beschleunigt die Vernarbung.
- *Gelsemium C9.* Bei schlechten Nachrichten, die manchmal unsere Energie aufbrauchen.
- *Jodum C9.* Bei Menschen, die müde und abgemagert sind, selbst wenn sie gut essen.
- *Kalium phosphoricum C9.* Bei Müdigkeit, die seelischen Ursprungs ist.
- *Rhus toxicodendron C9.* Bei Muskelkater.

Trägheit, geistige

Warum es mit jemandem »bergab geht«, er auf einmal nicht mehr der ist, als den ihn seine nahen Verwandten, seine Freunde und Bekannten kennen – das kann die verschiedensten Ursachen haben. Meist liegen sie buchstäblich im Verborgenen, und Ihnen bleibt dann nur, auf bestimmte Symptome genau zu achten ...

- *Aethusa C7.* Täglich 2 Tabletten nach dem Aufwachen in Abwechslung mit *Bufo C7* (das sind generelle Heilmittel).
- *Agaricus C9.* 1mal in der Woche 5 Tabletten, wenn Ihr Kind geistige Schwäche und Benommenheit zeigt (was sich morgens schlimmer äußert). Es hat Schwierigkeiten, alles zu verstehen, sein Gedächtnis ist schwach und seine Laune wechselhaft.
- *Barium carbonicum C9.* Alle 10 Tage 5 Tabletten. Der Betroffene ist langsam, schüchtern und kälteempfindlich.
- *Bufo C9.* 1mal in der Woche 3 Tabletten, wenn der Betroffene ohne jegliche Kontrolle seiner Empfindungen und Gefühle, apathisch und stumpfsinnig, wenn sein Gedächtnis sehr schwach ist. Häufig kann er auch seine sexuellen Triebe nicht kontrollieren.

Zähne (siehe auch Zahnkaries)

Ein gutes Gebiß leistet lebenslang auch gute Dienste, während schlechte Zähne ständig Ärger bereiten (und einiges kosten). Gute Pflege der Zähne ist daher angesagt – und schon so früh wie möglich.

Trotz Werbung, trotz der süßen Verlockungen, die genau vor den Kassen der Supermärkte oder auf Höhe der Kinderaugen ausgelegt werden, sollten Sie den Mut aufbringen, Ihren Kindern keine Süßigkeiten zu kaufen, schon gar nicht, um sich den Frieden oder das Lächeln Ihrer Kinder auf diese Weise zu »erkaufen«. Wird ihr Geschmack für alles, was süß ist, nicht übermäßig entwickelt und ist der Kauf von Süßigkeiten mehr eine Ausnahme als die Regel, dann werden Sie feststellen, daß dieses (künstliche) Bedürfnis sich nicht unbedingt zwangsläufig entwickelt.

Weißbrot und weißer Zucker tragen ebenfalls wenig zur »Ernährung« der Zähne bei. Das Weißbrot bietet den Zähnen nichts zum Beißen an, und wie nachteilig sich der Zucker auf die Zähne auswirkt, ist hinlänglich bekannt.

Dagegen stärken Weizen-, Mais- und Vollkornbrot sowie feste Lebensmittel (insbesondere Rohkost) die Zähne nachdrücklich. Auch eine Kost mit Fleisch als Grundnahrung ist nicht gerade empfehlenswert, ebenso gekochtes Gemüse, weil beides weder Zähne noch Gebiß beansprucht. Rohe Gemüse sind da schon besser, denn sie sind härter und zwingen zum Zubeißen – und sie enthalten alle Nährstoffe (wovon ein Teil beim Kochen verlorengeht).

Gewöhnen Sie Ihre Kinder auch von klein auf daran, sich die Zähne regelmäßig zu putzen (am besten nach jeder Mahlzeit). Das wird dann im Laufe der Zeit zur alltäglichen Gewohnheit, wird sogar zum Bedürfnis – denn es ist ein wahres Vergnügen, die Zähne schön glatt zu spüren, wenn die Zunge darüberstreicht, und stets einen frischen Atem zu haben.

Von den folgenden Homöopathiemitteln sollten 3 Tabletten genommen werden, wenn der Schmerz spürbar wird. Das sollte so lange stündlich wiederholt werden, bis der Schmerz abnimmt – dann reichen größere Zeitabstände.

- *Chamomilla C5* oder *Coffea C5*, wenn die Zahnschmerzen sehr stark sind (zwei generelle Mittel gegen Zahnschmerzen).
- *Chamomilla C7*, wenn die Zahnschmerzen von einem grünlichen Durchfall begleitet sind.
- *Magnesium carbonicum C5*, wenn ein akuter Durchfall die Zahnschmerzen begleitet.

Bei chirurgischen Eingriffen empfehlen sich folgende Homöopathiemittel:

- *Arnica C5.* Wenn das Zahnfleisch blutet, sollten Sie sofort nach dem Eingriff 3 Tabletten nehmen.
- *Gelsemium C9.* Wenn Sie einen Tag vor dem Eingriff (sogar eine Viertelstunde davor) 3 Tabletten nehmen, beseitigt das weitgehend Ihre Ängste.

Mundbäder mit *Calendula-Urtinktur*, *Phytolacca-Urtinktur* und *Plantago-major-Urtinktur* sind ebenfalls zu empfehlen – sie stillen die Schmerzen und beschleunigen den Vernarbungsprozeß.

Zahnfleischentzündung

Die Zahnfleischentzündung ist sehr unangenehm. Das zeigt auch der davon Betroffene: Meist ist er blaß, schwach und hat keinen Appetit. Das wichtigste Zeichen ist jedoch eine Schwellung des Zahnfleisches, die manchmal so stark ausgeprägt ist, daß der Betroffene den Mund nicht schließen und/oder Lebensmittel nicht kauen kann. Das sehr geschwollene und empfindliche Zahnfleisch zwingt ihn dann meist zu einem Heilfasten.

Eine Entzündung des Zahnfleisches kann vielfältige Ursachen haben: Sie kann auftreten, wenn ein Weisheitszahn wächst, eine Karies nicht behandelt worden ist, wenn ein Vitaminmangel vorliegt, zu viel geraucht wird – selbst Störungen der Nieren, der Leber oder des Darms können die Ursache sein.

Fragen Sie zunächst einmal Ihren Homöopathen, welche Zahnpasta für Sie geeignet ist. Ferner hilft es, den Mund mit *Calendula-Urtinktur* (10 Tropfen in abgekühltes, vorher gekochtes Wasser) und auch täglich mehrmals mit Zitronenwasser zu spülen. Dagegen sollten Sie Nüsse meiden, und etwas weniger Fleisch kann ebenfalls nicht schaden.

Wenn etwa Ihr Säugling eine Entzündung am Zahnfleisch hat, sollten Sie vor allem darauf achten, seine Kost etwas zu reduzieren sowie Flasche und Schnuller gut zu sterilisieren.

Von den jeweils geeigneten Heilmitteln sollten alle 2 Stunden 2 Tabletten genommen werden.

- *Agave americana C5,* wenn der Kranke an Blutarmut leidet und bläuliche Geschwülste an den Beinen aufweist.
- *Ammonium carbonicum C5*, wenn während einer schweren Krankheit das Zahnfleisch blutet, der Kranke ängstlich und erschöpft ist.

- *Kalium phosphoricum C5*, wenn der Kranke deprimiert, die Zunge bräunlich belegt, der Mund trocken ist und am Zahnfleisch ein roter Rand sichtbar wird.
- *Kreosotum C5*, wenn das Zahnfleisch geschwollen ist und blutet, außerdem eine dunkle rötlich-bläuliche Farbe angenommen hat und (brennend) schmerzt. Ein unangenehmer Mundgeruch kann aufkommen, ferner weisen manchmal die Zähne schwarze Flecken auf und brechen leicht.

Zahnkaries (siehe auch Zähne)

Es ist allgemein bekannt: Zucker wirkt sich auf junge Zähne sehr schädlich aus. Besonders der gebleichte, weiße Zucker verursacht Zahnkaries, während Honig, trockene Früchte, Feigen und Datteln meistens nicht schaden (Untersuchungen haben darüber hinaus ergeben, daß der in kohlensäurehaltigen Getränken und in Süßigkeiten enthaltene Zucker die Agressivität fördert).

- *Belladonna C7,* wenn das Zahnfleisch an einer Stelle rot geschwollen und empfindlich gegen Berührungen ist (Eiter kann vorhanden sein).
- *Bryonia C7,* wenn die geringste Gebißbewegung stärkere Schmerzen auslöst.
- *Chamomilla C7,* wenn Wärme stärkere Schmerzen auslöst.
- *Coffea C7,* wenn der Betroffene sehr aufgeregt und nervös ist.
- *Kreosotum C9,* wenn die befallenen Zähne schwarz sind.
- *Mercurius solubilis C9,* wenn die befallenen Zähne grau sind.

Zellulitis

Diese Erkrankung ist allgemein bekannt und bedarf eigentlich keiner besonderen Beschreibung. Gemeint ist nicht die Zellgewebsentzündung, auf die sich diese Bezeichnung korrekterweise bezieht, sondern die ästhetisch beeinträchtigende »Orangenhaut«. Die Haut der Beckenpartie, der Oberschenkel und der Waden nimmt bei Zellulitis (meist sind Frauen davon betroffen) das Aussehen einer »Orangenschale« an. Frauen, die zu Asthma,

Gicht, Leberstörungen oder Nesselsucht neigen, sind besonders anfällig für diese Erkrankung.

Oft sind es auch die Lebensgewohnheiten, die das ihrige hinzutun: zu wenig frische Luft, eine zu einseitige Ernährung, wenig Schlaf sowie Berufe, die stundenlanges Stehen erfordern. Auch bestimmte Anti-Baby-Pillen sind manchmal für Zellulitis verantwortlich.

Meiden Sie Brot, Teig- und Wurstwaren, Zwieback, Margarine und gebratene Lebensmittel sowie Alkohol, Salz, Zucker und sehr süße Früchte. Hingegen helfen Ananas, Erdbeeren, Melonen und Pampelmusen direkt bei der Bekämpfung der Zellulitis. Trinken Sie – besonders zwischen den Mahlzeiten – mineralarme Tafelwasser sowie Kräutertees. Ferner sind Algen- und Kräuterbäder zu empfehlen.

Doch Sie können noch mehr tun: Runden Sie Ihre »Maßnahmen« mit Massagen ab, bewegen Sie sich viel – und suchen Sie Unterstützung bei verschiedenen homöopathischen Heilmitteln.

- *Arnica C8* und *Rhus toxicodendron C9.* Nehmen Sie abwechselnd von jedem Präparat morgens 2 Tabletten auf nüchternen Magen (das sind generelle Heilmittel).
- *Badiaga C6* und *Pulsatilla C7.* Nehmen Sie abwechselnd von jedem Präparat morgens 2 Tabletten auf nüchternen Magen, wenn die Haut verhärtet ist und die Beine oft eine rötlich-bläuliche Farbe haben.

Zysten

Es gibt eine Alternative zu einem chirurgischen Eingriff, um sich von diesen Gewebehohlräumen zu befreien, die mit Flüssigkeit gefüllt sind, von diesen Ablagerungen, die sich zumeist an den Gelenken befinden – die Homöopathie.

Die Ursache einer Zyste kann verschieden sein: Knöchelverstauchung, eine Verletzung, Rheuma – der Auslöser gibt es einige. Die erste Empfehlung: Wickeln Sie das Gelenk in einen Wollappen ein und entfernen Sie ihn nur, um sich zu waschen. Weitere Empfehlungen:

- *Acidum benzoicum e resina C5.* Nehmen Sie täglich 3 Tabletten, wenn sich Ablagerungen der Gelenkschmiere bilden. Dieses Mittel ist besonders zu empfehlen für diejenigen, die unter Rheuma und/oder Harnsäure im Blut leiden sowie empfindlich auf Kälte reagieren.

- *Kalium jodatum C5*. Nehmen Sie 3mal täglich 3 Tabletten, wenn Sie empfindlich auf feuchte und kalte Luft reagieren.
- *Sticta C4*. Nehmen Sie 3mal täglich 3 Tabletten, wenn die Zysten von Störungen der Gelenkschmiere begleitet sind.

KAPITEL II

Die Kindheit

Mit Hilfe dieses Kapitels werden Sie die gängigen Kinderkrankheiten erkennen und, falls nötig, erfolgreich behandeln können. Doch Vorsicht: Ein Kind ist kein Versuchskaninchen! Sie sollten daher schon einige Erfahrungen mit der Homöopathie gemacht haben, bevor Sie Ihr Kind behandeln. Dabei helfen Ihnen die folgenden Ratschläge:

> Es ist immer besser, nur ein einziges Heilmittel zu verabreichen, denn so läßt sich seine Wirkung genauer beobachten.
> Aus dem gleichen Grund sollten homöopathische Heilmittel und Arzneimittel der klinischen Medizin nach Möglichkeit nicht gleichzeitig verabreicht werden (obwohl das im Grunde genommen nicht gefährlich ist).
> Ein homöopathisches Heilmittel sollte schnell wirken. Hat sich der Zustand des Kindes innerhalb von vierundzwanzig Stunden nicht gebessert, oder tritt sogar eine Verschlechterung des Zustandes ein, sollten Sie sofort einen Arzt aufsuchen.

Auch im Zweifelsfall dürfen Sie nie zögern, einen Arzt zu konsultieren. Wenn Sie sich jedoch intensiv mit der Lehre dieser »sanften Medizin« auseinandersetzen, wird Ihr Blick mit der Zeit geschulter. Sie werden dann schneller zwischen harmlosen und ernsthaften Störungen und mit zunehmender Erfahrung auch die einzelnen Symptome besser unterscheiden können.

Eigentlich gibt es wenig Unterschiede hinsichtlich der Häufigkeit und derDosierung der Heilmittel bei Kindern und Erwachsenen. So neigt denn auch ein Homöopath in vielen Fällen dazu, höhere Potenzierungen eines Heilmittels zu verschreiben, wenn die Ähnlichkeit zwischen dem Heilmittel und den Symptomen eindeutig ist.

Ist das richtige Heilmittel gefunden, lösen Sie 5 Tabletten in 50 Milliliter reinem Mineralwasser auf.

Geben Sie dann dem Kind diese Lösung löffelweise – wegen des besseren Geschmacks können Sie das Ganze auch vorher noch mit Milch (oder auch Kräutertee) mischen.

Doch Vorsicht: Diese Mischung ist nur vierundzwanzig Stunden verwendbar!

Wie in der Homöopathie üblich, hängen die Menge der Heilmittel und die Häufigkeit ihrer Einnahme von der Schwere der Erkrankung und von den Symptomen ab.

Eine schwere Erkrankung bedarf zwangsläufig häufigerer Verabreichungen, als das bei leichten Beschwerden, aber auch bei einer abklingenden Erkrankung der Fall ist.

Ist Ihr Kind schon größer, geben Sie die Tabletten direkt in den Mund, wobei Ihr Kind die Tablette langsam im Mund zergehen lassen sollte. Wenn es dennoch die Tabletten kauen sollte, so ist das nicht weiter schlimm: Die Heilmittel gelangen sowohl über die Schleimhäute der Mundhöhle als auch über die Speiseröhre in den Organismus. Nach Möglichkeit sollten die Heilmittel (zwei bis drei Tabletten auf einmal) ungefähr eine halbe Stunde nach einer Mahlzeit gegeben werden, auf jeden Fall aber dann, nachdem das Kind etwas getrunken oder gegessen hat.

Nach einer gewissen Zeit können Sie dann in der Regel selbst beurteilen, wie oft die jeweiligen Heilmittel verabreicht werden sollten – wenn Sie dabei die folgenden zwei Regeln beachten:

Sobald die Erkrankung abklingt oder eine Besserung eintritt, sollten immer längere Zeitspannen zwischen jeder Einnahme verstreichen und schließlich nichts mehr verabreicht werden.
Ist keine Veränderung zu beobachten oder sind die Symptome akut und ausgeprägt, sollte die Einnahme der Heilmittel häufiger geschehen. Bei sehr akuten Zuständen kann dies sogar alle fünf Minuten erfolgen.

Ängste, nächtliche (siehe auch Verhaltensstörungen)

Manche Kinder fürchten sich schlicht und einfach in einem dunklen Schlafzimmer und finden keinen Schlaf – und wenn sie dann endlich schlafen, ist ihr Schlaf häufig unruhig.

Hier helfen homöopathische Heilmittel, von denen Sie jeweils 2 Tabletten vor dem Schlafengehen Ihrem Kind geben sollten:

- *Kalium bromatum C4,* wenn das Kind schlafwandelt, stöhnt oder schreit, weil es von Alpträumen geplagt wird.
- *Stramonium C4,* wenn das Kind während des Schlafes mit den Zähnen knirscht.

Durchfall

Einige Durchfallstörungen treten ausschließlich während der Kindheit auf und bedürfen daher spezifischer Heilmittel.

Folgende Homöopathiemittel (alle 3 Stunden 3 Tabletten) sind bei den jeweiligen Symptomen angezeigt:

- *Aconitum C5,* wenn der Stuhlgang grün wie Spinat ist, durch Kälte verursacht worden und plötzlich aufgetreten ist, das Kind unruhig ist, schreit und niemanden an sich heranlassen will. Außerdem hat es hohes Fieber.
- *Argentum nitricum C5,* wenn der Durchfall schlimmer als bei *Aconitum,* das Aussehen des Stuhlgangs jedoch mit dem von *Aconitum* identisch ist. Der Durchfall dauert in der Regel mehrere Tage, wobei der Bauch nach außen gewölbt ist und das Kind starke Blähungen hat. Symptomatisch bei dieser Erkrankung: Das Kind verlangt ständig nach Zucker und Süßigkeiten.
- *Magnesium carbonicum C7,* wenn der Stuhlgang grünlich und schaumig ist, die schmerzhaften Darmkrämpfe kein Ende nehmen, wenn sich ferner das Kind krümmt und die ganze Milch erbricht, die es zuvor getrunken hat.

Zahnt das Kind, kann es ebenfalls zu Durchfall kommen. Auch hier sollten Sie alle 3 Stunden 3 Tabletten der jeweils angezeigten Heilmittel geben.

- *Chamomilla C5,* wenn der Stuhlgang nach verfaulten Eiern riecht, heiß und brennend ist, die eine Wange des Kindes kalt, die andere heiß, das Kind unzufrieden und unruhig ist. Es beruhigt sich jedoch, wenn Sie es in die Arme nehmen und hin und her wiegen.
- *Podophyllum C5,* wenn der Stuhlgang gelblich ist und mit einem Mal ausgestoßen wird, das Kind kurz davor lautes Aufstoßen hat und seine Leber schmerzt. Darüber hinaus reibt sich das Kind nahezu pausenlos seine rechte Bauchpartie.

Fieber

Wenn Ihr Kind starkes Fieber hat, beispielsweise bei Keuchhusten, Mandelentzündung, Masern oder Scharlach, so sollten Sie sich trotz der Erkrankung stets vor Augen halten: Alle diese Übel sind die Begleiter der normalen Entwicklung Ihres Kindes.

Das Fieber Ihres Kindes spielt bei den sogenannten Kinderkrankheiten eine durchaus positive Rolle, denn es verbrennt abträgliche Stoffe und giftige Substanzen, die sonst ernsthaftere Störungen nach sich ziehen könnten.

Keine Erkrankung ist angenehm, auch eine Kinderkrankheit nicht – und dennoch: Erwachsene, an denen die Kinderkrankheiten sozusagen »vorbeigegangen« sind, haben in ihrem späteren Leben häufiger mit schweren Krankheiten zu tun als diejenigen, die ihre Kinderkrankheiten hinter sich haben.

Bei Kinderkrankheiten handelt es sich, wie schon angedeutet, meistens um Infektionskrankheiten wie Masern, Mumps, Röteln und Windpocken, um nur einige zu nennen (deshalb soll an dieser Stelle darauf nicht näher eingegangen, sondern auf die jeweiligen Abschnitte verwiesen werden).

Falls Sie jedoch die Krankheit, durch die das Fieber ausgelöst worden ist, nicht bestimmen können, weil die Symptome (die wiederum durch das Fieber bedingt sind) mit dem jeweiligen Krankheitsbild wenig gemein haben, sollten Sie auf jeden Fall sofort einen Arzt aufsuchen.

Hierzu ein Beispiel: Wenn sich etwa Ihr Kind bedeutend ruhiger verhält als gewöhnlich und sein Nacken steif ist, dazu plötzliches Fieber auftritt, dann kann das die verschiedensten Ursachen haben, es kann aber auch auf eine Gehirnhautentzündung hindeuten – und mit der ist wirklich nicht zu spaßen! Selbst wenn sich herausstellen sollte, daß es sich nicht um eine Gehirnhautentzündung handelt, so zwingt allein schon der geringste Verdacht in diese Richtung zum raschen Vorgehen.

Ist jedoch die Krankheit genau diagnostiziert, dann erzielen bei der Fieberbekämpfung speziell homöopathische Heilmittel eine hohe Wirkung. Darüber hinaus sollten Sie Ihrem Kind gewisse Kräutertees (wie etwa Schachtelhalm- oder Holunderblütentee) zu trinken geben, um seine Nieren anzuregen. Auch ein lauwarmes Bad unterstützt die homöopathische Behandlung. Dieses Bad soll erst warm sein (etwa 39 bis 40 Grad), bevor Sie nach und nach kaltes Wasser zugeben und es so auf 35 Grad abkühlen. Das Bad sollte etwa eine Viertelstunde dauern, bevor Sie Ihr Kind kräftig abreiben, anziehen und ins Bett bringen.

Ferner sollten Sie die folgenden Ratschläge, die auch für die Grippe gelten, genau beachten:

Geben Sie Ihrem Kind keine feste Nahrung.
Orangen-, Pampelmusen- und Traubensaft stillen den Durst und regen die Ausscheidung der Toxine an.
Möhrensaft ist wirksam, wenn die Leber mitbetroffen ist.
Kräutertees regen nicht nur die Nieren an, sondern auch das so wichtige Schwitzen.
Waschen Sie Ihr Kind mit Wasser, dem Sie zuvor Thymian oder Wacholdernadeln zugesetzt haben – das entfernt die Schweißspuren.
Wenn die Leber mitbetroffen ist, sollten Sie dieses Organ mit Umschlägen aus Weißkohlblättern behandeln – das hat eine heilende Wirkung.
Vernachlässigen Sie nicht die Mundhygiene! Entfernen Sie mit der Zahnbürste regelmäßig den Zungenbelag, und lassen Sie Ihr Kind gurgeln.
Das Zimmer Ihres Kindes sollte stets gut gelüftet sein.
Nach dem Abklingen der Krankheit sollten Sie Ihrem Kind zunächst Früchte und dann eine leichtverdauliche vegetarische Kost reichen.

Grippe (siehe auch Fieber)

Bei einer Grippe handelt es sich um eine akute Viruskrankheit, die manchmal – bei entsprechender Behandlung – nach wenigen Tagen vorüber ist, die sich aber auch über mehrere Wochen hinziehen kann. Auf jeden Fall sollten Sie eine Grippe nicht auf die leichte Schulter nehmen – denn wenn die Krankheit nicht genügend auskuriert und somit verschleppt wird, wird die nächste akute Grippeerkrankung (hierbei handelt es sich im Grunde genommen ja noch um dieselbe Krankheit) in der Regel bedeutend stärker auftreten. Geben Sie also nach dem Abklingen der Grippe Ihrem Kind die erforderliche Zeit, die es benötigt, um wieder voll zu Kräften zu kommen.

Wie Sie die Behandlung mit homöopathischen Heilmitteln gezielt unterstützen, ist schon im vorherigen Kapitel erläutert worden. Darüber hinaus sollten Sie darauf achten, daß Ihr Kind kräftig schwitzt – das wirkt sich fördernd auf die Senkung des Fiebers aus. Vorsicht ist jedoch geboten, wenn Ihr Kind eine Herzschwäche hat. Dann sollten Sie auf jegliche Schwitzpakkung verzichten, da hierbei Herz und Kreislauf sehr stark beansprucht werden.

Wie bei allen Kinderkrankheiten sollten Sie auch bei einer Grippe Ihren Homöopathen um Rat fragen. Erkundigen Sie sich darüber hinaus nach Heilpflanzen, die für eine verstärkte Ausscheidung der Toxine aus Nieren und Leber sorgen sowie Entzündungen und Reizungen verhindern.

Nach all diesen Ratschlägen, die deutlich machen, welche Möglichkeiten Ihnen gegeben sind, Ihr Kind auf natürliche Weise bei der Bekämpfung seiner Grippe zu unterstützen, soll jetzt aber die Homöopathie zu ihrem Recht kommen, verfügt doch gerade sie über einige sehr wirksame Heilmittel für die Bekämpfung einer Grippe.

Geben Sie 3mal täglich 3 Tabletten desjenigen Heilmittels, das dem jeweiligen Krankheitsbild entspricht:

- *Aconitum C5,* wenn das Kind sehr unruhig ist, weint und ununterbrochen klagt, stark erhitzt ist und die Nähe einer tröstenden Bezugsperson sucht.
- *Arnica C5,* wenn das Kind Muskelschmerzen hat und sehr empfindlich ist, friert und auch bei nichtigen Anlässen zittert.
- *Arsenicum album C4,* wenn der Zustand des Kindes besorgniserregend ist: Es ist abwechselnd unruhig und kraftlos, hat Durchfall und/oder muß sich übergeben. Das Trinken – wenn das Kind überhaupt trinkt – erfolgt nur schluckweise.
- *Bryonia C5,* wenn das Kind immer unzufrieden, mürrisch und durch nichts zufriedenzustellen ist, wenn es ständig Durst hat, über Gelenkschmerzen klagt und friert.

- *Eupatorium perfoliatum C5,* wenn das Kind Schmerzen in den Beinen und Knochen fühlt, ständig über Kopfschmerzen klagt und insgesamt sehr schwach ist.
- *Gelsemium C5,* wenn das Kind passiv ist, sich kaum bewegt, Kopfschmerzen hat und erschöpft zu sein scheint.
- *Nux vomica C5,* wenn das Kind leicht friert und es von sich aus bemüht ist, ständig zugedeckt zu sein, wenn es überall Schmerzen fühlt und über generelle Übelkeit klagt.
- *Pyrogenium C5,* wenn das Kind unruhig ist und nicht schlafen kann, ferner sein Puls abwechselnd schnell und langsam schlägt.
- *Rhus toxicodendron C5,* wenn das Kind Herpesausbruch an den Lippen hat, seine Zunge (obwohl ihre Spitze rot ist) belegt ist und darüber hinaus eine allgemeine Unruhe zeigt.

Impfung

Auf dem Gebiet der Immunisierung sind verschiedene homöopathische Heilmittel äußerst wirksam – sei es, wenn es darum geht, Nebenwirkungen, die normale Schutzimpfungen nach sich ziehen, gezielt zu bekämpfen, sei es, wenn es darum geht, durch homöopathische Impfungen das Kind gegen bestimmte Krankheiten zu schützen. Diese Impfungen geschehen durch Injektionen, aber auch durch die ein- oder mehrmalige Gabe eines hochpotenzierten Globulus.

Wie gesagt, ist die Homöopathie auf diesem Gebiet äußerst wirksam – doch die Wahl des jeweils nötigen Heilmittels mit der entsprechenden Potenzierung ist in gewisser Weise eine Wissenschaft für sich. Nur ein homöopathisch behandelnder Arzt, der über jahrelange Erfahrung auf diesem Gebiet verfügt, ist hier für Sie der richtige Ansprechpartner.

Kraftlosigkeit

Einige homöopathische Heilmittel (1mal täglich 3 Tabletten) sollten dann Anwendung finden, wenn Ihr Kind wenig Energie entwickelt und eine allgemeine Kraftlosigkeit an den Tag legt, was sich auch oft durch kränkliches Aussehen und durch ständige Appetitstörungen äußert.

- *Calcium phosphoricum C5,* wenn Ihr Kind, das zu schnell gewachsen ist, oft Kopfschmerzen hat (was meist bei geistiger Anstrengung der Fall ist), wenn es insbesondere zwischen den Mahlzeiten starken Hunger entwikkelt und wenn ferner sein Schlaf unruhig ist.
- *Jodum C5,* wenn Ihr Kind sehr viel ißt, dabei zum einen nie satt wird, zum anderen abnimmt, und wenn es darüber hinaus ständig unruhig ist (was wiederum zu Erschöpfungszuständen führt).
- *Natrium chloratum C7,* wenn Ihr Kind ohne erkennbaren Grund abnimmt, depressiv ist, geringste körperliche (oder auch geistige) Anstrengungen nicht durchsteht, ständig schlechte Laune hat und oft starken Durst entwickelt. *Natrium chloratum* sollte am besten mit einem anderen Heilmittel kombiniert werden – fragen Sie daher Ihren Arzt um Rat.
- *Silicea C5,* wenn Ihr Kind sehr abgemagert ist und sich schlecht vor Kälte schützen kann, darüber hinaus ständig kränkelt.

Ein wichtiger Hinweis zum Schluß: Falls eines der angegebenen Heilmittel wirkungslos bleibt, sollten Sie unbedingt Ihren Arzt aufsuchen.

Krämpfe

Bei Krämpfen gestaltet sich die Ursachenforschung recht schwierig. Ehe Sie also nach möglichen Gründen suchen, sollten Sie mit Ihrem Kind zum Arzt gehen. Allerdings: Es gibt auch Situationen, die eine gezielte Behandlung zulassen.

- *Chamomilla C9,* wenn Sie sicher sind, daß eindeutig Zahnschmerzen die Ursache der Krämpfe sind (3mal täglich 3 Tabletten).
- *Cina C9,* wenn Sie sicher sind, daß Ihr Kind Würmer hat (3mal täglich 3 Tabletten).

Mandeln

Viele Mediziner haben mit den Mandeln so ihre Probleme. Einige sind der Meinung, daß es gesunde Mandeln überhaupt nicht gibt, andere wiederum vermuten, daß es gerade die Mandeln sind, die eine besondere Bedeutung für die Antigenerkennung und die dadurch ausgelöste Abwehrfunktion des Körpers haben.

Oftmals jedoch hilft das alles nichts. Wenn Ihr Arzt feststellt, daß es gerade die Mandeln sind, die immer wieder für die verschiedensten Erkrankungen Ihres Kindes verantwortlich sind, sollten sie entfernt werden, denn die Mandeln bieten bei nicht wenigen Kindern (wenn auch von Kind zu Kind verschieden) einen idealen Nährboden für jede Art von Erregern – und jedes Immunsystem reagiert nun einmal anders auf bestimmte Einflüsse und Gefahren.

Besonders Kinder haben oft unter Mandelentzündungen zu leiden. Dennoch sollten die Mandeln nicht gleich entfernt werden, da sie ja, wie schon gesagt, nach der Ansicht eines Großteils der Mediziner eine Abwehrfunktion haben: Das Lymphsystem der Mandeln dient sozusagen als Filter und hilft dem Körper, sich gegen Keime zu wehren.

Daher ist es geraten, die Mandelentzündung (Angina) Ihres Kindes zu behandeln – und sie nicht etwa zum Anlaß zu nehmen, die Mandeln entfernen zu lassen. Wie jedoch diese Entzündung (besonders bei hohem Fieber) gezielt bekämpft wird und welche homöopathischen Heilmittel dafür geeignet sind, das weiß am besten Ihr Arzt.

Geben Sie jedoch Ihrem Kind auf jeden Fall »Molkosan« zum Gurgeln. Sollten Sie dieses Mittel nicht gerade parat haben, dann wirkt auch Zitronensaft – und beginnen Sie sofort nach dem ersten Auftreten der Entzündung mit dem abwechselnden Anlegen von Heilerde- und Weißkohlblätterumschlägen.

Masern (siehe auch Röteln)

An sich ist diese von Viren verursachte Erkrankung harmlos, sollte aber dennoch ernst genommen werden – eine nicht vollständig auskurierte Krankheit kann stets Komplikationen nach sich ziehen!

Die Krankheit bricht ungefähr zwei Wochen nach der Ansteckung aus. Zuerst tränen die Augen, wobei das Kind versucht, das Licht zu meiden, und dann erscheinen nicht selten die Koplikschen Flecken (ein, zwei, manchmal gar drei Tage vor dem eigentlichen Hautausschlag): Das sind kleine weiße Pünktchen auf gerötetem Grund, die auf der Wangenschleimhaut in der Mundhöhle auftreten. Wenn schließlich die Temperatur steigt, kommt der Ausschlag: Kleine rötliche Flecken, die durch gesunde Hautflächen voneinander getrennt sind, breiten sich auf Gesicht, Hals, Brust, Bauch und Beinen aus (tritt kein Fieber auf, kann es sich um Röteln handeln). Nach und nach bildet sich der Ausschlag zurück – und die roten Flekken werden wieder blaß.

Das Fieber steigt kurz vor dem Ausschlag auf 39 Grad, fällt dann zurück, steigt erneut (bis auf 40 Grad!) und hält einige Tage an.

Die homöopathische Behandlung zielt, wie bei so vielen Krankheiten, darauf ab, einen »guten Krankheitsverlauf« zu gewährleisten, das heißt, dem Organismus zu helfen, soviel Viren und Keimtoxine wie möglich durch die Haut auszuscheiden; das kranke Kind, das ansonsten von guter Gesundheit ist, zieht sozusagen seinen Nutzen daraus, da dieser Vorgang seine Widerstandskräfte erheblich verbessert.

Manchmal ist es durchaus möglich, etwas für die Vorbeugung zu tun – und zwar dann, wenn in Kindergarten oder Schule die ersten Masernfälle auftreten. Geben Sie dann Ihrem Kind jeden Tag 1mal 2 Tabletten *Belladonna C4* sowie alle zwei Tage zur Abendmahlzeit *Arsenicum album C5.*

Falls sich jedoch Ihr Kind angesteckt hat, sollten Sie auf bewährte Homöopathiemittel (1mal täglich 2 Tabletten) zurückgreifen:

- *Aconitum C5,* wenn das Fieber hoch, der Pulsschlag schnell und die Haut trocken, das Kind gereizt, nervös und ängstlich ist, es ferner nicht schlafen kann, seine Schleimhäute gereizt sind und seine Nase leicht blutet. *Aconitum* ist ein Mittel, das am Beginn der Krankheit angezeigt ist.
- *Belladonna C5,* wenn das Fieber hoch, die Haut warm und feucht sowie die Zunge belegt ist, ferner das Kind zwar schläfrig ist, aber dennoch nicht einschlafen kann. Auch *Belladonna* ist am Beginn der Krankheit angezeigt.
- *Bryonia C5,* wenn das Kind sehr viel Durst hat, sein Gesicht rot ist und es oft an Verstopfung leidet, sich ferner der Ausschlag nur zögernd bildet. *Bryonia* kann abwechselnd mit *Aconitum* eingenommen werden.
- *Euphrasia C5,* wenn die Augen gereizt sind und die Nase stark läuft.
- *Ipecacuanha C5,* wenn dem Kind übel ist und es sich übergeben muß. *Ipecacuanha* ist auch angezeigt, wenn sich der Ausschlag zurückbildet, dabei die Zunge sauber und der Husten locker ist.
- *Mercurius solubilis Hahnemanni C5,* wenn die Nase gereizt ist und eine durchsichtige Flüssigkeit absondert.

- *Pulsatilla C5,* wenn eine gelbliche Flüssigkeit aus der Nase läuft und die Augen tränen. *Pulsatilla* ist auch während des Abklingens der Krankheit angezeigt.
- *Sulfur C30.* Geben Sie hier nicht 2, sondern 5 Tabletten, und zwar abends. Auf einmal verabreicht, beschleunigt das Heilmittel die Bildung des Hautausschlages. Hinweis: *Sulfur* eignet sich jedoch nur für die Masern vom Typ *Aconitum* (siehe dort die Beschreibung). Beim Typ *Belladonna* (das Kind ist nervös und unruhig) könnte es die Bildung des Hautausschlages verzögern.

Noch ein Hinweis zum Schluß: Verständigen Sie in jedem Fall Ihren Homöopathen, und sprechen Sie die Behandlung während der gesamten Krankheitsdauer mit ihm ab.

Mittelohrentzündung

Bei dieser Erkrankung ist der Besuch beim Ohrenarzt dringend erforderlich, denn jede Mittelohrentzündung kann sich sehr schnell zur akuten Mittelohreiterung entwickeln. Diese Entzündung – sie äußert sich in erster Linie durch Eiteransammlung, starke Ohrenschmerzen und hohes Fieber – muß antibiotisch behandelt und ständig beobachtet werden. Ist nämlich die Entzündung nicht auf die Schleimhaut des Mittelohrs beschränkt, sondern erfaßt sie den darunter liegenden Knochen, so kann es zu lebensgefährlichen Komplikationen kommen.

Wenn jedoch die Entzündung nicht besorgniserregend, wenn vielleicht auch das gefährliche Stadium vorüber ist, haben Sie – nach Absprache mit Ihrem Arzt – durchaus die Möglichkeit, Ihrem erkrankten Kind zu helfen. Zunächst einmal sollten Sie schwer verdauliche und gewürzte Speisen absetzen und dafür eine Früchtediät geben; die Schmerzen lindern Sie, indem Sie einen feuchten warmen Umschlag auf das Ohr legen und den Kopf mit einem Wolltuch umwickeln; ebenfalls hilfreich sind Zwiebelumschläge.

Darüber hinaus sind folgende Homöopathiemittel (alle 3 Stunden 3 Tabletten) angezeigt:

- *Aconitum C5,* wenn die Entzündung durch eine Erkältung verursacht oder wenn sie plötzlich eingetreten ist.

- *Calcium carbonicum C5,* wenn die Entzündung chronisch ist, empfiehlt sich eine Grundbehandlung mit diesem Heilmittel.
- *Capsicum C5,* wenn die Entzündung mit Halsschmerzen oder Schnupfen (nicht selten ist er der Auslöser) in Verbindung steht. Zusätzlich dient *Capsicum* zur Vorsorge, um jegliche Warzenfortsatzentzündung (vom Mittelohr ausgehende Knochenentzündung des Felsenbeins) zu vermeiden.

Mumps

Diese auch »Ziegenpeter« genannte ansteckende Krankheit, die recht häufig auftritt, wird durch einen bestimmten Virus ausgelöst und äußert sich in der Entzündung der Speicheldrüsen, insbesondere der Ohrspeicheldrüsen.

Die Erkrankung, die durch den Speichel übertragen wird (die Medizin spricht hier von »Tröpfcheninfektion«), bricht ziemlich genau drei Wochen nach der Ansteckung aus, beginnt mit einer Schwellung der entzündeten Ohrspeicheldrüse (das kann nur eine, können aber auch beide sein), die dicht unterhalb des Ohrs im Kieferwinkel sitzt, und zieht dann Frieren, ein gewisses Unbehagen sowie Ohren- und Kopfschmerzen nach sich, später begleitet von leichtem Fieber.

Im Kindesalter relativ harmlos, kann Mumps dennoch zu erheblichen Komplikationen führen. Das ist dann der Fall, wenn bei Jugendlichen (frühestens ab dem 13. oder 14. Lebensjahr) eine Hodenentzündung auftritt. Wenn also Ihr Junge in der Pubertät an Mumps erkrankt, sollten Sie sofort einen Arzt benachrichtigen, denn diese Entzündung kann zur Sterilität führen.

Ist es jedoch Ihr kleines Kind, das sich Mumps geholt hat, dann verordnen Sie ihm auf jeden Fall wohltuende Sitzbäder: Steigern Sie nach und nach die Temperatur des Bades von 36 Grad auf 40 Grad, bevor Sie das Kind in trockene Laken einwickeln. Außerdem lindern warme Umschläge die Schmerzen: Legen Sie die Laken für kurze Zeit in heißes Wasser, in das Sie zuvor ein paar Tropfen *Arnica* oder *Calendula-Urtinktur* gegeben haben).

Außerdem sollten Sie Ihrem Kind alle 3 Stunden 3 Tabletten des jeweils entsprechenden Homöopathiemittels geben.

- *Apis mellifica C5,* wenn das Fieber intensiv ist, das Kind einen steifen Nacken hat und über Kopfschmerzen klagt.
- *Belladonna C4,* wenn die Entzündung der Speicheldrüsen plötzlich auftritt, die Drüsen sehr empfindlich auf Berührungen reagieren und ständig schmerzen, das Fieber von Unruhe begleitet ist.
- *Mercurius solubilis Hahnemanni C4,* wenn das Kind fiebrig ist und es ihm abwechselnd heiß und kalt wird, es nachts Durst hat und sehr schwitzt, wenn die Zunge einen weißlich-gelblichen Belag aufweist, der Mundgeruch unangenehm ist und das Kind seinen Mund nur unter Schmerzen aufmachen kann. *Mercurius solubilis Hahnemanni* ist das generellste Heilmittel).
- *Rhus toxicodendron C5,* wenn die Gegend der Ohrspeicheldrüsen rot und geschwollen ist, das Kind überall Schmerzen hat und sehr unruhig ist, wenn darüber hinaus das Fieber ungewöhnlich hoch und von Schüttelfrost sowie einem trockenen Husten begleitet ist. Besondere Zeichen von *Rhus toxicodendron:* Herpes auf den Lippen und ein rotes Dreieck auf der Zungenspitze.

Wenn Ihr Kind die Krankheit überstanden hat, ist eines gewiß: Es ist nun sein Leben lang gegen Mumps immun.

Ohrenschmerzen

Bei Kindern treten Ohrenschmerzen häufig während anderer Erkrankungen auf – so etwa bei einer Mandelentzündung, so auch bei einer Erkältung. Bei starken Schmerzen sollten Sie einige Tropfen *Plantago-Urtinktur* in den Gehörgang träufeln. Sind jedoch die Schmerzen unerträglich und hat das Kind sozusagen das »Gefühl, verrückt zu werden«, sollten Sie *Chamomilla C4* geben.

Röteln (siehe auch Masern)

Diese epidemisch auftretende Infektionskrankheit gilt zwar allgemein als Kinderkrankheit, kann aber auch Erwachsene befallen, die sie noch nicht gehabt haben.

Normalerweise harmlos, kann diese Krankheit jedoch in einem bestimmten Fall äußerst gefährlich werden – und zwar für das ungeborene Leben.

Erkrankt nämlich eine Frau während der ersten drei Schwangerschaftsmonate an Röteln, so befällt in vier von fünf Fällen der Virus das werdende Kind und sorgt bei ihm für schwere Schädigungen des Gehirns, des Herzens und der Augen. Daher ist bei jungen Mädchen, die diese Krankheit noch nicht gehabt haben, eine vorbeugende Impfung dringend angezeigt – wenn sie jedoch in ihrer Kindheit schon an Röteln erkrankt waren, sind sie wie jeder andere, der diese Krankheit schon hinter sich hat, dagegen immun.

Bei den Röteln ist der Hautausschlag – kleine rote Flecken – vorwiegend am Rumpf zu beobachten, während er sich bei Frauen wie auch bei größeren Mädchen in erster Linie an den Hand- und Fußgelenken, den Achseln, an den Kniekehlen und den Ellbogen bildet.

Zwar erinnert der Ausschlag bei den Röteln auf den ersten Blick nicht selten an den bei den Masern, doch meist genügt schon der zweite Blick, um zu erkennen, um welche Krankheit es sich hier handelt: Bei den Röteln sind weder Augen noch Hals entzündet und zeigt sich keine erhöhte Temperatur; hingegen ist eine Schwellung der Lymphknoten hinter den Ohren, am Nacken, in den Achselhöhlen und in den Leisten festzustellen, und es unterscheiden sich außerdem die Flecken – die linsengroßen Flecken der Röteln sind rundlich, die der Masern an den Rändern meist zackig (außerdem kommen nur bei den Masern, wenn auch nicht immer, die charakteristischen Koplikschen Flecken vor).

Darüber hinaus klingt diese Krankheit relativ schnell ab. Wie die Flekken gekommen sind, so gehen sie auch wieder: Schon nach drei Tagen bildet sich der Hautausschlag zurück – und während dieser Zeit können Sie zwischen den drei folgenden homöopathischen Heilmitteln wählen (1mal alle 24 Stunden 2 Tabletten):

- *Dulcamara C4.* Bei diesem Heilmittel sollte Kälte vermieden werden.
- *Mercurius solubilis Hahnemanni C5.* Das ist das generellste Heilmittel.
- *Pulsatilla C5.* Dieses Heilmittel ist besonders für Kinder geeignet, die ohne Licht nicht einschlafen können.

Scharlach

Scharlach ist eine schwere Infektionskrankheit, die zwar überwiegend in der Kindheit auftritt, die jedoch nicht an ein bestimmtes Lebensalter gebunden ist, die darüber hinaus auch ein zweites Mal auftreten kann – das Überstehen ist nämlich nicht, wie bei so vielen anderen Kinderkrankheiten, gleichbedeutend mit lebenslanger Immunisierung.

Bestimmte Bakterien (Streptokokken), die sich auf den Mandeln und der Schleimhaut der oberen Luftwege befinden, sind es, die plötzlich den Scharlach auslösen, der sozusagen eine »Kombination« verschiedener Krankheitsbilder ist: Angina (also Mandelentzündung), hohes Fieber, Erbrechen und Halsschmerzen sowie starker Hautausschlag kennzeichnen diese Krankheit.

Verständigen Sie auf jeden Fall sofort Ihren Arzt, falls die verschiedenen Symptome bei Ihrem Kind auftreten – er wird dann nach der Schwere der Krankheit entscheiden, ob eventuell eine Behandlung mit Penizillin erforderlich ist (selbst Homöopathen verschreiben Antibiotika). Ob jedoch mit oder ohne Penizillin: Es ist stets erforderlich, das erkrankte Kind, aber auch seine Geschwister für einige Zeit von Kindergarten oder Schule fernzuhalten – Scharlach ist nämlich hochgradig ansteckend, und nicht selten sind in der Umgebung des erkrankten Kindes akut auftretende eitrige Mandelentzündungen zu beobachten.

Hat sich das Kind an Scharlach – er tritt häufig im Alter zwischen zwei und acht Jahren auf – angesteckt, vergeht erst einmal eine Woche ohne sichtbare Krankheitszeichen. Dann friert das Kind – es trifft mehr Jungen als Mädchen – jedoch plötzlich, fühlt sich schlecht, steigt seine Temperatur bis auf 40 Grad und ist sein Pulsschlag sehr schnell (zwischen 140 und 150). Außerdem klagt es über Bauchschmerzen und muß häufig erbrechen. Ein weiteres eindeutiges Zeichen: Die Mandeln sind ganz rot, Ränder und Spitze der ansonsten weiß belegten Zunge ebenfalls (in der darauffolgenden Woche wandert diese rote Stelle nach und nach zur Mitte der Zunge hin).

Der Ausschlag auf der Mundschleimhaut ist dagegen erst achtundvierzig Stunden nach diesen ersten Zeichen sichtbar. Dann breitet er sich – er besteht aus kleinen, dichtstehenden roten Pünktchen – mehr und mehr aus und wird besonders in den Hautfalten (wie an den Kniekehlen oder den Ellbogen) sichtbar. Schließlich fängt nach fünf oder sechs Tagen die Haut an, sich zu schälen.

Scharlach ist jedoch nicht immer von Fieber und Ausschlag begleitet. Das ist beispielsweise dann der Fall, wenn die Krankheit nur leichte Verlaufsformen aufweist, oder auch dann, wenn sie zum zweiten Mal auftritt. Doch egal, wie sich der Scharlach zeigt: Sie sollten, wie gesagt, stets Ihren Arzt benachrichtigen – er wird, der Schwere der Krankheit entsprechend, schon die notwendigen Maßnahmen treffen.

Auch Sie brauchen nicht untätig zu sein: Spannen Sie, falls möglich, roten Stoff auf die Wände des Schlafzimmers, sorgen Sie für eine Temperatur von 18 Grad, und reichen Sie eine Kost, die aus Kompott und Fruchtsäften besteht.

Und falls es Fälle von Scharlach in dem Umkreis Ihres Kindes gibt, sollten Sie auf jeden Fall vorsorgen:

Geben Sie, nach Absprache mit Ihrem Arzt, entweder morgens und abends jeweils 2 Tabletten *Belladonna C4* oder alle 2 Tage 2 Tabletten *Arsenicum album C5.*

Wenn die Krankheit jedoch zum Ausbruch gekommen ist, dann empfiehlt sich folgende Therapie:

- *Ailanthus C4.* Geben Sie täglich 2 Tabletten von diesem generellen Heilmittel. Es wird empfohlen, es so früh wie nur möglich zu verabreichen, da es manchmal die volle Entwicklung der Krankheit verhindert. Geben Sie außerdem alle 12 Stunden 2 Tabletten *Belladonna C4* und ebenfalls alle 12 Stunden 2 Tabletten *Gelsemium C5.*

Verhaltensstörungen

In vielen Fällen ist die Hilfe der Homöopathie von Nutzen, wenn es notwendig ist, psychischen Krisen Ihres Kindes entgegenzuwirken. Selbstverständlich ist es zunächst einmal angebracht, die Reaktionen und das Verhalten des Kindes sorgfältig zu beobachten, um so auf das geeignete Heilmittel schließen zu können.

Homöopathische Heilmittel sind bei Verhaltensstörungen zwar nützlich, doch auch ihnen sind Grenzen gesetzt – und zwar dann, wenn Sie nicht »flankierend eingreifen«. Kein Heilmittel kann den Zustand Ihres Kindes zum Guten ändern, wenn Sie nicht für eine positive Änderung der Umstände sorgen, die zu diesem Zustand geführt haben – denn das Verhalten eines Kindes kann nicht von seiner Umwelt getrennt werden. Und so sind denn übermäßige Reaktionen meist die Folge eines störenden Faktors: Das kann Ihre Ungeduld sein, Ihre Gleichgültigkeit, Ihr übertriebenes, weil übermäßig fürsorgliches und schützendes Verhalten, vielleicht auch Ihre häufige Abwesenheit, ja selbst Ihre Ängste können sich ungünstig auf das Verhalten Ihres Kindes auswirken.

Manchmal sind jedoch die wahren Ursachen schwer festzustellen, und um sie zu finden, ist nicht selten die Hilfe eines erfahrenen Facharztes notwendig. Manchmal sind es aber auch wir selbst, die plötzlich die Lösung auch schwerer Probleme vor Augen haben, weil wir auf einmal intuitiv den Gesamtzusammenhang erkannt haben.

An dieser Stelle soll zunächst auf ein Problem eingegangen werden, das häufig anzutreffen ist: Gemeint sind die Schwierigkeiten vieler Kinder mit dem Einschlafen. Drei Pflanzen sind es, die hier positiv wirken: Das sind die Blüten der Linde, die der Passionsblume und die Orangenblüten. In diesem Zusammenhang ist auch der Baldrian zu nennen, der krampflösend und nervenberuhigend wirkt. Fragen Sie jedoch Ihren Homöopathen, welche der Heilpflanzen in welcher Dosierung für Ihr Kind die geeignetste ist.

Bei den folgenden Heilmitteln ist dagegen die Dosierung schon festgelegt: Geben Sie von dem jeweils entsprechenden Heilmittel 1mal in der Woche 5 Tabletten in der Potenzierung C9 – und verringern bzw. unterbrechen Sie (wie immer) die Gabe, wenn die Symptome abklingen oder nicht mehr auftreten.

Das ängstliche Kind

- *Borax,* wenn Ihr Kind dort, wo Kinder für gewöhnlich ihren Spaß haben, etwa auf einem Karussel, einer Schaukel, einer Wippe, Angst hat.
- *Causticum Hahnemanni,* wenn Ihr Kind immer mißtrauisch und ängstlich ist, ferner nicht in einem dunklen Zimmer schlafen kann.
- *Gelsemium,* wenn Ihr Kind gehemmt ist und seine Aufmerksamkeit nicht auf irgend etwas Bestimmtes richten kann.
- *Kalium carbonicum.* Das ist das generellste Heilmittel.
- *Phosphorus,* wenn Ihr Kind nicht ohne Licht schlafen kann, ferner unter geradezu metaphysischen Ängsten leidet.
- *Pulsatilla,* wenn Ihr Kind nicht ohne Licht schlafen kann.

- *Stramonium,* wenn Ihr Kind nicht ohne Licht schlafen kann, nachts aufschreckt und sich tagsüber, obwohl ängstlich und leicht aufregt, nicht selten zur Gewalttätigkeit neigt.

Das faule Kind

- *Barium carbonicum,* wenn Ihr Kind deshalb zögernd agiert, weil es Angst vor der Zukunft hat und seine Sachen nur »hundertprozentig« machen will.
- *Graphites,* wenn Ihr Kind apathisch und entschlußlos ist, ferner absolut keine Neigung zu einer sinnvollen Tätigkeit entwickelt.
- *Sulfur,* wenn Ihr Kind trotz Faulheit und Unordentlichkeit sehr ehrgeizig ist.

Das geschwätzige Kind

- *Cimicifuga,* wenn Ihr Kind pausenlos redet, dabei stets den roten Faden verliert und nicht imstande ist, ein Thema zu vertiefen.
- *Hyoscyamus,* wenn Ihr Kind ständig nach seinem Belieben Fakten verdreht.
- *Lachesis,* wenn Ihr Kind ganz alltägliche Vorkommnisse stark aufbauscht, praktisch stets aus einer Mücke einen Elefanten macht.

Das jähzornige Kind

- *Anacardium,* wenn Ihr Kind nahezu unglaubliche Wutausbrüche haben kann und sich seine Laune nur während des Essens bessert.
- *Chamomilla,* wenn Ihr Kind oft maßlose Forderungen stellt und darüber hinaus sehr nervös ist.
- *Stramonium,* wenn Ihr Kind regelrecht böse ist und so gewalttätig werden kann, daß es manchmal den Anschein hat, es wäre nicht mehr ganz bei Sinnen.

Das passive Kind

- *Opium,* wenn Ihr Kind eine gewisse Gemächlichkeit an den Tag legt und in einer Traumwelt zu leben scheint, es offenbar wenig Bezug zur Wirklichkeit hat (bei diesem Heilmittel ist die Potenzierung C15 angezeigt).

Das problembeladene Kind

Es ist unmöglich, hier die zahlreichen Anpassungsprobleme, die eine normale Entwicklung behindern, in ihrer ganzen Palette aufzulisten. Einige typische Beispiele mögen daher genügen ...

- *Hepar sulfuris,* wenn Ihr Kind hinterlistig und unzufrieden ist, ferner dazu neigt, mit Feuer zu spielen.
- *Lycopodium,* wenn Ihr Kind sehr auf sich bezogen, verschlossen und introvertiert ist und »unerreichbar« zu sein scheint.
- *Natrium chloratum,* wenn Ihr Kind sehr schweigsam ist und eindeutig Kommunikationsprobleme hat.
- *Mercurius solubilis Hahnemanni,* wenn Ihr Kind impulsiv ist, sich gerne als »Bandenführer« aufspielt und nicht selten sadistische Züge an den Tag legt.
- *Staphisagria,* wenn Ihr Kind empfindlich und nachtragend ist.

Das schlafgestörte Kind
- *Kalium bromatum,* wenn Ihr Kind ängstlich ist, sich jedoch beruhigt, wenn es sich bewegt, ferner im Schlaf spricht.
- *Phosphorus,* wenn Ihr Kind überspannt und schwärmerisch ist.
- *Silicea,* wenn Ihr Kind leicht errötet und oft feuchte Hände hat.

Das schüchterne Kind
- *Ambra,* wenn Ihr Kind ständig nervös ist.
- *Cola,* wenn Ihr Kind entweder überhastet spricht oder schnell erschöpft ist (und sich dann in eine Ecke kauert).
- *Kalium phosphoricum,* wenn Ihr Kind ständig verstimmt ist, auch dann, wenn es dazu absolut keinen Anlaß hat.

Das ständig ermüdete Kind
Hier handelt es sich um eine chronische Müdigkeit, die mehr seelischen als körperlichen Ursprungs und besonders vor den jeweiligen Schulferien zu beobachten ist.

- *Argentum nitricum,* wenn Ihr Kind stark von seinen Gefühlen geleitet wird, oft fiebrig ist und stets fürchtet, einer Sache nicht gewachsen zu sein.
- *Calcium phosphoricum,* wenn Ihr Kind stur ist, immer Sicherheit braucht und ständig nach Anerkennung sucht.
- *Natrium carbonicum,* wenn Ihr Kind ständig unter Schuldgefühlen leidet (ob sie jetzt begründet oder unbegründet sind).

Das stotternde Kind

- *Ambra, Argentum nitricum, Causticum Hahnemanni* (besonders dann, wenn Ihr Kind nach für es unangenehmen Situationen stottert) sowie *Gelsemium* und *Kalium bromatum* sind hier angezeigt (Ihr Homöopath wird Ihnen das geeignete Heilmittel nach eingehender Beobachtung Ihres Kindes nennen).

Das streitbare Kind

- *Hepar sulfuris,* wenn Ihr Kind gerne Streit sucht und während einer Auseinandersetzung nicht zögert, seinen Kontrahenten zu beißen. Es gehört zu den Kindern, die mit Vergnügen lebendigen Fliegen die Flügel abreißen.
- *Nux vomica,* wenn das Kind grob ist und nie vor einem Kampf zurückschreckt, ferner jähzornig ist, wobei schon Nichtigkeiten ausreichen, um seinen Jähzorn ausbrechen zu lassen.
- *Tarantula,* wenn Ihr Kind, falls es wütend ist, schlägt, kratzt und zerstörerisch agiert, es außerdem nicht will, angefaßt zu werden.

Das unruhige Kind

- *Agaricus,* wenn Ihr Kind, das labil und schwach ist, einfach alles ausprobieren und anfassen muß. In der Schule verschlechtern sich die Symptome, während sie nach ausgiebigem Schlaf weniger deutlich sichtbar sind.
- *Anatherum muricatum,* wenn Ihr Kind, das Ihre Liebe sucht, auf sich aufmerksam machen will, indem es ständig den Clown spielt.
- *Kalium bromatum,* wenn Ihr Kind zwar ständig in Bewegung ist (besonders die Hände finden keine Ruhe), sich dabei jedoch nur schwer feststellen läßt, was es damit überhaupt bezweckt, es ferner »nichts auf die Reihe kriegt« und es ihm – wenn es sich denn einmal etwas ganz Bestimmtes vorgenommen hat – an Zielstrebigkeit mangelt.
- *Luesinum,* wenn Ihr Kind nachts Angst hat und es schlecht schläft, ein mangelhaftes Gedächtnis sowie Schwierigkeiten in Mathematik hat. Aufenthalte am Meer wirken sich günstig auf seinen Zustand aus.
- *Medorrhinum,* wenn Ihr Kind zwar über einen Intellekt verfügt, der es durchaus dazu befähigt, analytisch zu denken, das aber nur selten zeigen kann, weil es ständig unkonzentriert ist. Außerdem ist das Kind undiszipliniert und »Ordnung« ist für es ein Fremdwort.
- *Zincum metallicum,* wenn die Füße Ihres Kindes ständig in Bewegung

sind, doch so, als ob sie ein unabhängiges Leben führen würden. Ferner hat das Kind Anpassungsschwierigkeiten (besonders in der Schule).

Das zu labile Kind

- *Mercurius solubilis Hahnemanni,* wenn Ihr Kind sehr impulsiv ist und sich gegen jede Art von Disziplin sträubt, was sich vor allem durch Aggressivität, Auflehnung und Geschwätzigkeit äußert.
- *Natrium chloratum,* wenn Ihr Kind zu Depressionen neigt.
- *Thuja,* wenn Ihr Kind Schwierigkeiten in der Schule hat.

Das Kind ohne Selbstvertrauen

- *Natrium carbonicum,* wenn Ihr Kind die Schuld immer anderen gibt und jede Verantwortung von sich weist.
- *Pulsatilla,* wenn Ihr Kind ausschließlich auf eine Bezugsperson fixiert ist und sich wie eine Klette verhält.

Wachstumsstörungen

Je nach Typ sind verschiedene Heilmittel bei den Kindern angezeigt, die unter Wachstumsstörungen leiden. Ferner sollten Sie die Heilmittel anwenden, die bei einer erworbenen, weitergegebenen oder festgestellten Vergiftung sinnvoll sind – lesen Sie dazu auch die Abschnitte »Entbindung« und »Schwangerschaft«.

Folgende Homöopathiemittel (alle 3 Stunden 3 Tabletten) sind bei den jeweiligen Symptomen angebracht:

- *Calcium carbonicum C5,* wenn Ihr Kind im Verhältnis zu seiner Körpergröße einen zu großen Kopf hat und erst spät das Laufen lernt. Der Durchbruch der Zähne (dessen Verlauf sich schwierig gestaltet) erfolgt ebenfalls mit Verspätung. Ferner ist das Kind kälteempfindlich, bewegt sich ziemlich langsam, ist sehr ruhig, oft sogar apathisch. Häufig erkältet, neigt es zu Ekzemen und verträgt keine Milch.
- *Calcium phosphoricum C5,* wenn Ihr Kind aufgeweckter und lebendiger ist als das unter *Calcium carbonicum* beschriebene, sich leicht aufregt, nach körperlichen und geistigen Anstrengungen schnell ermüdet, bei kalter Witterung zu Husten neigt und seine Brust bei Berührung schmerzt.

Meist zu groß für sein Alter, leidet es unter Wachstumsschmerzen (das sind ziehende, krampfartige Beschwerden, die meist abends auftreten, und zwar in den Beinen an den langen Röhrenknochen) sowie unter einer Starre in Nacken und Hals. Darüber hinaus verspürt es oft zu sehr ungewöhnlichen Zeiten Hunger und hat eine Vorliebe für geräuchertes und salziges Fleisch.
- *Calcium fluoratum C5,* wenn bei Ihrem Kind Störungen im Knochenbau festzustellen sind: Die Gelenke sind zu locker, die Form der Knochen ist nicht normal. Ferner sind die Venen in der Mitte der Stirn und an der Nasenwurzel sichtbar, hält sich das Kind nie gerade, scheint es außerdem oft große Schwierigkeiten zu haben, seine Gedanken zu ordnen.
- *Natrium chloratum C7,* wenn es bei Ihrem Kind notwendig erscheint, das zum Wachstum notwendige Kalzium (das wichtig für den Knochenbau ist) im Körper festzuhalten. *Natrium chloratum* ist übrigens für alle die *Calcium-Kinder* angezeigt, die außer den erwähnten Symptomen noch Herpes auf den Lippen und häufig Ekzeme in den Hautfalten haben.

Windpocken

Bei Windpocken, einer in der Regel harmlosen Infektionskrankheit, ist die Diagnose am Anfang nicht immer leicht zu stellen, da nicht selten der Verdacht zunächst auf Nesselsucht fällt.

Ziemlich genau zwei Wochen nach der Ansteckung bilden sich auf der Gesichtshaut, besonders am Haaransatz, wasserhelle, später trüb werdende linsen- bis erbsengroße juckende Bläschen. Nach und nach entstehen nun in Schüben weitere Bläschen und verteilen sich unregelmäßig über den Körper. Schließlich leidet das Kind unter Kopfschmerzen und hat leichtes Fieber (um 38 Grad).

Die Bildung von Bläschen auf den Schleimhäuten und auf der Kopfhaut ist in diesem Falle das sichere Zeichen, daß es sich um Windpocken und nicht um Nesselsucht handelt.

Achten Sie darauf, daß Ihr Kind die Bläschen nicht aufkratzt – das hinterläßt nämlich Narben, wenn sich der Ausschlag zurückgebildet hat.

Geben Sie 3mal täglich 3 Tabletten, falls die auftretenden Symptome auf die jeweiligen homöopathischen Heilmittel zutreffen:

- *Antimonium crudum C5,* wenn Ihr Kind Verdauungsstörungen hat, der Juckreiz sehr stark, die Zunge weiß belegt ist, ferner die Bläschen eine dickflüssige Flüssigkeit enthalten, die gelbliche Krusten bildet.
- *Belladonna C4,* wenn Ihr Kind etwas höheres Fieber hat, als das bei dieser Krankheit normalhin der Fall ist.
- *Mercurius solubilis Hahnemanni C4,* wenn Ihr Kind ständig Durst hat, seine Zunge gelblich belegt ist, es ferner unter Verstopfung leidet und stark schwitzt (besonders nachts).
- *Mezereum C4,* wenn die Bläschen, weiß umrandet, mit einer weißen Kruste bedeckt sind, sich die Kruste nur sehr langsam zurückbildet und sich unter ihr gelblicher Eiter befindet.
- *Pulsatilla C4,* wenn sich Ihr Kind in einem Zustand befindet, der dem eines Tuberkulosekranken ähnelt. Es hat dann wechselhafte Laune und unregelmäßige Temperatur.

Zähne, Durchbruch der

Der Durchbruch der Zähne stellt sowohl für das Kind als auch für die Eltern eine schwierige Phase dar, denn nicht selten leidet das Kind dann unter den verschiedensten Störungen. Dabei kann es zu Bronchitis, Durchfall, Erkältung, Fieber, ja sogar zu einer Mittelohrentzündung kommen (siehe auch die entsprechenden Abschnitte).

Wenn das Kind zahnt, hat es zumeist eine heiße und rote Wange, während die andere blaß und kalt ist. Das Kind ist dann oft unruhig, weint und beruhigt sich erst, wenn es in die Arme genommen wird. Hat es sich beruhigt, nachdem es außerdem etwas Hartes zu beißen gehabt hat (etwa einen Zwieback), ist es auf jeden Fall ratsam, das Zahnfleisch mit *Plantago-Urtinktur* einzureiben.

Folgende Homöopathiemittel (alle 3 Stunden 3 Tabletten, falls nicht anders angegeben) sind bei den jeweiligen Symptomen angebracht:

- *Belladonna C9,* wenn das Kind wie erschlagen ist, dennoch zittert und eventuell unter Krämpfen leidet. *Belladonna* ist besonders zu empfehlen, wenn die Eckzähne durchkommen.
- *Borax C5,* wenn das Kind blaß und nervös ist sowie unter Durchfall leidet. Der Stuhlgang ist dann breiig, schleimig, gelblich oder grünlich.

Selbst probate Hilfen versagen hier manchmal, denn wenn das Kind beispielsweise in den Armen gewiegt wird, verstärken sich meist Blässe und Nervosität.

- *Chamomilla C5,* wenn der Durchbruch der Zähne von Blähungen, Darmkrämpfen, Durchfall und Schnupfen begleitet, das Kind überempfindlich und mürrisch ist, sich ferner oft krümmt, schreit, unruhig ist und viel Speichel im Mund hat. *Chamomilla* ist das generellste Heilmittel, das, alle 5 Stunden verabreicht, für gewöhnlich wirksam ist.
- *Ferrum phosphoricum C5,* wenn das Kind Bronchitis, Darmkrämpfe, Fieber oder eine Mandel- oder Mittelohrentzündung hat und deshalb ein Arzt aufgesucht werden muß (verabreichen Sie vor dem Arztbesuch jede Stunde 2 Tabletten).
- *Kreosotum C5,* wenn das Kind mager ist und eine zerknitterte Haut, ferner eine schmerzhafte Entzündung des Zahnfleisches hat und unter Durchfall leidet. Meist sind die Pobacken wund, und sowohl Mundgeruch als auch Stuhlgang weisen einen besonders unangenehmen Geruch auf.
- *Magnesium carbonicum C5,* wenn das Kind überempfindlich und nervös ist (jedoch nicht so sehr wie bei *Chamomilla*) sowie unter Darmkrämpfen leidet.
- *Podophyllum C5,* wenn das Kind zwar Durchfall hat, der jedoch kaum Schmerzen verursacht, wobei der Geruch des Stuhlgangs nicht sonderlich unangenehm ist. Das Kind ist nicht so unruhig und mürrisch wie bei *Chamomilla.*

KAPITEL III

Das Nervensystem

Speziell bei seelischen Störungen ist die Homöopathie vielfach wirksam. Die hohe Potenzierung der verschiedenen Heilmittel garantiert nämlich – langfristig gesehen – eine optimale Wirkung auf die Psyche und die nervliche Verfassung des jeweils Betroffenen. Doch gerade hier gilt: Es ist in zahlreichen Fällen der Wille des einzelnen, energisch und gezielt gegen bestimmte Leiden anzugehen, der oftmals Berge versetzt – wobei man dann auf die Homöopathie zurückgreifen sollte, die einem die notwendige Unterstützung zukommen läßt.

Alkoholismus

Falls Sie mit dem Alkohol so Ihre Probleme haben, sollten Sie sich nicht scheuen, sich einer Therapiegruppe anzuschließen, denn dort finden Sie Menschen, die mit den gleichen Problemen zu kämpfen hatten oder sich noch immer damit auseinanderzusetzen haben. Hier werden Sie das notwendige Verständnis und auch die entsprechende Unterstützung finden bei Ihren Bemühungen, von dieser Sucht loszukommen.

Falls Sie zu denjenigen gehören, die zwar nicht übermäßig, aber ständig trinken, um sich anzuregen, sind 1mal täglich 2 Tabletten *Hyoscyamus C4,* 1mal täglich 2 Tabletten *Lachesis C5* sowie alle 10 Tage 2 Tabletten *Nux vomica C9* angezeigt.

Falls jedoch jemand absolut von seiner Sucht nicht lassen kann (eventuell auch nicht lassen will), ist er auf die Hilfe seiner nächsten Angehörigen angewiesen, die sich dann auch nicht scheuen sollten, ohne Wissen des Betroffenen ihm jede Woche (etwa unter das Essen gemischt) *Lachesis C30* und *Nux vomica C30* zu geben. Zusätzlich sollten, um der Aggressivität als möglicher Folge des Alkoholentzugs entgegenzuwirken, jeweils 3 Tabletten *Hyoscyamus C9* sowie *Staphisagria C9* gegeben werden.

Außerdem empfehlen sich während dieser Therapie folgende Homöopathiemittel:

- *Arsenicum album C5.* Geben Sie 3mal täglich 3 Tabletten, wenn der Betroffene unter Magen- und Darmstörungen leidet: Er muß sich übergeben, sobald er etwas gegessen oder getrunken hat.
- *Asarum europaeum C7.* Geben Sie 2mal täglich 3 Tabletten, wenn der Betroffene starke Alkoholika schon morgens im Übermaß trinkt, außerdem kälteempfindlich ist. Oft ist ihm auch übel, und dann spürt er ein angsterregendes Druckgefühl auf dem Magen. Darüber hinaus ist er überempfindlich und verträgt keinen Lärm.
- *Aurum metallicum C9.* Geben Sie 1mal die Woche 3 Tabletten, wenn der Betroffene, der nicht selten sehr aktiv ist, leicht friert, Blutandrang aufweist und zu Wut- und Depressionsanfällen neigt, in deren Verlauf er nicht selten Selbstmordgedanken äußert.
- *Capsicum-Urtinktur.* Geben Sie 2 bis 3 Tropfen in eine Flasche Wein – und der Betroffene ekelt sich vor dem nun gar nicht mehr so »edlen Tropfen«.
- *Hyoscyamus C5.* Geben Sie alle 3 Stunden 3 Tabletten, wenn der Betroffene unter Halluzinationen leidet, sich dabei von Mäusen oder Ratten umgeben sieht und versucht, sie mit heftigen Bewegungen zu vertreiben. Außerdem ist er aggressiv, unruhig und provoziert seine nähere Umgebung, indem er seine Genitalien zur Schau stellt.
- *Lachesis C7.* Geben Sie 2mal täglich 2 Tabletten, wenn der Betroffene sehr erregt ist, ständig spricht, dabei von Depression und Mutlosigkeit geplagt ist, sich manchmal auch aggressiv verhält. Morgens, beim Erwachen, ist der Zustand besonders schlimm – und während des Schlafs geschieht es manchmal, daß der Betroffene plötzlich mit dem Gefühl aufschreckt, jemand versuche, ihn zu strangulieren.
- *Nux vomica C5.* Geben Sie alle 2 Stunden 2 Tabletten, wenn der Betroffene nach einer schlaflosen Nacht über Schwindel, Übelkeit und Zittern klagt, wenn ferner seine Laune beim Erwachen schlecht ist. Außerdem hat der Betroffen häufig Verdauungsstörungen, Kopfschmerzen und Hä-

morrhoiden, leidet darüber hinaus unter Alpträumen, in denen phantastische Wesen auftreten.

Alpträume

Alpträume sind eigentlich nichts Ungewöhnliches – wohl jeder ist schon einmal morgens aufgewacht und erinnert sich nur ungern an die vergangene Nacht, in der er von Alpträumen geplagt worden ist. Sollten sich diese Träume jedoch wiederholen, gar jede Nacht ereignen, dann ist das – insbesondere bei Kindern – der Hinweis auf schwere psychische Spannungen, denen sich der einzelne ausgesetzt sieht und die er nicht verarbeiten kann.

Neben einem Kräutertee mit einigen Tropfen Orangenblütensirup, der abends getrunken werden sollte, sowie einem Lindenblütenbad vor dem Schlafengehen sind auch die folgenden Homöopathiemittel (geben Sie morgens nach dem Alptraum 2 Tabletten) wirksam:

- *Kalium bromatum C9,* wenn Ihr Kind ständig von Alpträumen heimgesucht wird, schwach und sehr empfindlich ist sowie beim geringsten Geräusch, aber auch bei Berührung zittert. Der Erwachsene hingegen fühlt sich oft unsicher, leidet manchmal unter Sprachstörungen sowie an einer starken geistigen Müdigkeit.
- *Stramonium C9,* wenn Ihr Kind zwar bei Dunkelheit ängstlich ist, ferner sehr unruhig wirkt, sich außerdem vor Wasser fürchtet, aber andererseits wilde, ja manchmal grausame Züge offenbart. Der Erwachsene hingegen, innerlich angespannt, ist äußerst redselig, leidet ferner unter Schuldgefühlen und in seltenen Fällen sogar unter Halluzinationen.

Angst

Der »Duden« definiert dieses Wort zum einen als »Gefühl der Beklemmung, Furcht«, zum anderen als »Sorge, Unruhe« – und da gibt es dann die beklemmende, große, grundlose, panische, schreckliche Angst, da befällt, ergreift, quält, schüttelt einen die Angst, und nicht selten sitzt dem ersten besagte Angst im Nacken, auch schon einmal in den Gliedern, während sich dem zweiten vor Angst die Haare sträuben und er fest daran glaubt, bald schwebe er in tausend Nöten.

Diese Reihe ließe sich beliebig fortsetzen, doch sie zeigt schon, wie vielfältig sich Ängste äußern können, wie sich die Angst des einen von der des anderen unterscheidet, wie jeder einzelne auf bestimmte bedrohliche Situationen von außen anders reagiert, wie innere Ängste sichtbar werden können.

Auch die Art und Weise des Auflehnens gegen die Angst sowie des Überwindens derselben ist so vielfältig, wie es die Angstzustände sind, mit denen sich der einzelne auseindersetzen muß. Der erste treibt Sport, wohl wissend, daß nach großer körperlicher Anstrengung bestimmte Stoffe in der Blutbahn freigesetzt werden, die dafür sorgen, daß Depressionen nicht mehr wahrgenommen werden; der zweite meditiert, ebenfalls wohl wissend, daß er durch die intensive Auseinandersetzung mit seinem Selbst zu einer inneren Entspannung gelangen kann, die ihn dazu befähigt, seine Ängste abzubauen; der dritte wiederum ignoriert seine Ängste einfach, während der vierte sein Heil in Beruhigungsmitteln sucht.

Doch weder Ignorieren noch der Griff nach einem Tranquilizer ist bei der Überwindung von Ängsten der Weisheit letzter Schluß. Vielmehr sollten Sie Ihre Ängste annehmen, sich mit ihnen auseinandersetzen, um sie schließlich überwinden zu können – und auf die Unterstützung bewährter homöopathischer Heilmittel vertrauen.

- *Aconitum C5.* Nehmen Sie alle 3 Stunden 2 Tabletten, wenn Sie ständig ängstlich sind, manchmal auch das Gefühl haben, bald sterben zu müssen. *Aconitum* ist ebenfalls angezeigt bei Herzrhythmusstörungen, die durch Ängste verursacht worden sind.
- *Argentum nitricum C7.* Nehmen Sie 2mal täglich 3 Tabletten, wenn die Erwartung auf ein bevorstehendes Ereignis Ihre Angst ausgelöst hat, wenn Sie aber auch zu voreiligem Handeln neigen, da Ihnen die Zeit zu langsam zu vergehen scheint.
- *Arsenicum album C5.* Nehmen Sie alle 8 Stunden 2 Tabletten, wenn Ihre Angst von Unruhe begleitet ist, sich bei Ihnen Hoffnungslosigkeit breitmacht, es Ihnen an Selbstvertrauen fehlt, Sie sich für unheilbar halten, aber auch dann, wenn Sie keine Minute ruhig bleiben können. *Arsenicum album* ist ebenfalls angezeigt, wenn gute und schlechte Phasen einander abwechseln, die Angst bei Anbruch der Nacht stärker wird sowie das Alleinsein nicht verkraftet werden kann.

- *Calcium carbonicum C9.* Nehmen Sie 1mal in der Woche 3 Tabletten, wenn Sie Angst vor der Zukunft haben.
- *Cocculus C9.* Nehmen Sie 1mal in der Woche 3 Tabletten, wenn Sie sehr empfindlich sind, dabei oft das Gefühl haben, Sie seien den alltäglichen Anforderungen nicht gewachsen, da Ihnen die Zeit zu schnell zu vergehen scheint.
- *Gelsemium C9.* Nehmen Sie 1mal täglich 3 Tabletten, wenn die Angst bei Ihnen ein Zittern auslöst.
- *Ignatia C5.* Nehmen Sie 1mal täglich 3 Tabletten, wenn Sie nervös und leicht traurig sind und Ihnen das Atmen schwerfällt (Sie jedoch keinen »Kloß im Hals« haben), wenn ferner bei Ihnen die Laune innerhalb weniger Sekunden umschlagen kann. Bei *Ignatia* sind wie bei *Arsenicum album* die heftigen Gefühlsschwankungen charakteristisch.
- *Kalium carbonicum C9.* Nehmen Sie alle 3 Stunden 3 Tabletten, wenn Ihnen die Angst »auf den Magen schlägt«.
- *Phosphorus C4.* Nehmen Sie 1mal täglich 2 Tabletten, wenn Ihre Angst metaphysischer Natur ist, Sie die Angst zwar in regelmäßigen Abständen, doch undeutlich wahrnehmen, besonders dann, wenn Sie allein sind, Sie darüber hinaus heftig auf Temperaturschwankungen und Wetterumschwünge reagieren.
- *Stramonium C9.* Nehmen Sie 3mal täglich 3 Tabletten, wenn Ihre Angst Stottern, aber auch kalte Schweißausbrüche auslöst. *Stramonium* ist auch angezeigt bei Angst vor der Dunkelheit.

Atemnot (siehe auch Asthma)

Das Gefühl, nicht richtig atmen zu können, ist nicht selten nervlich bedingt. Dann scheint die Brust in einem Schraubstock zu stecken, macht sich darüber hinaus seelisches Unbehagen breit. Ist das der Fall, helfen bestimmte Homöopathiemittel:

- *Ignatia C9.* Nehmen Sie von diesem generellsten Heilmittel 3mal täglich 3 Tabletten.
- *Opium C7.* Nehmen Sie 3mal täglich 3 Tabletten, wenn Sie eine Enge in der Brust spüren und beim Einschlafen unter Atemnot leiden, ferner dazu neigen, den ganzen Tag schläfrig zu sein.

Depressionen (siehe auch Angst und Teilnahmslosigkeit)

Wie bei den Ängsten ist auch die Zahl der einzelnen Depressionsformen nicht zu bestimmen – zu zahlreich und zu individuell sind die Formen, als daß sie hier beschrieben werden könnten. Ohnehin erfordert jede Depression eine differenzierte Behandlung durch einen erfahrenen Homöopathen.

Erregung, nervöse

Nicht selten gestaltet es sich äußerst schwierig, gegen eine nervöse Erregung entsprechend anzugehen, denn oft nehmen wir von ihr gar keine Notiz. Erst wenn die häufig auftretende plötzliche Erregbarkeit in eine chronische Nervosität übergeht – erst dann geht uns auf, was wir zuvor außer acht gelassen haben.

Lassen Sie es daher nicht so weit kommen, sondern nehmen Sie den Rat Ihrer engsten Mitmenschen ernst. Denn sie sind es, die bestimmte Verhaltensweisen, die Sie an den Tag legen, sehr wohl registrieren.

Wie bei den verschiedensten Ängsten sollten Sie auch in diesem Fall nicht auf irgendwelche Beruhigungsmittel zurückgreifen, die nur die Symptome bekämpfen, dagegen die langfristige Wiederherstellung Ihrer seelischen Ausgeglichenheit erschweren. Versuchen Sie vielmehr, Ihre inneren Spannungen gezielt abzubauen, beispielsweise durch autogenes Training. Darüber hinaus sollten Sie auf geeignete homöopathische Mittel (1mal in der Woche 3 Tabletten) zurückgreifen.

- *Arsenicum album C9* eignet sich für die Person, die zum einen gepflegt und sorgfältig wirkt, zum anderen schnell beleidigt ist, sich ständig bewegt, auch stets etwas bewegen will, ferner ungeduldig und geizig ist.
- *Jodum C9* eignet sich für (magere) Menschen, die unruhig und ängstlich sind, deren Zustand morgens (bei nüchternem Magen) schlechter als tagsüber ist, die Wärme nicht gut vertragen, impulsiv, lärmempfindlich und oft schlecht gelaunt sind und die sich sowohl an der frischen Luft als auch bei körperlicher Anstrengung beruhigen.
- *Kalium bromatum C9* eignet sich für die Person, die sich ständig bewegen muß (wobei ihre Hände nicht zur Ruhe kommen), deren Gedächtnis

nachzulassen scheint, die noch unruhiger wird, wenn sie eine geistige Anstrengung vollbringt, dagegen durch körperliche Anstrengung mehr und mehr zur Ruhe kommt und nicht selten von Alpträumen geplagt wird.

- *Lilium tigrinum C9* eignet sich für Menschen, die ständig in Eile, immer schlecht gelaunt und kurz angebunden, deren Gedanken ungeordnet sind und die somit nicht selten zerstreut wirken, in einem warmen Zimmer schlecht Luft bekommen, ferner Schwierigkeiten haben, sich zu konzentrieren, dagegen mit Vorliebe falsche Gerüchte in Umlauf setzen. Bei Frauen erfolgen darüber hinaus die monatlichen Blutungen häufig früher, als das normalhin der Fall sein sollte (auch sind sie sexuell stark erregbar).
- *Mephitis putorius C7* eignet sich für die (nervöse) Person, die ihre Beine nicht stillhalten kann und oft an Schlaflosigkeit leidet.
- *Tarantula C9* eignet sich für Menschen, die oft erregt und unruhig sind sowie überempfindlich reagieren, leicht ins Schwärmen kommen, deren Erregung durch laute Geräusche und lebhafte Musik gesteigert wird und die in einem stillen Zimmer zusehends ruhiger werden.
- *Zincum metallicum C9* eignet sich für die Person, die sozusagen ständig »gezwungen« ist, die Beine zu bewegen.

Erschöpfung (siehe auch Müdigkeit, seelische)

Nicht so besorgniserregend wie die Depression ist die Erschöpfung. Dennoch ist sie ernst zu nehmen, sei sie nun nervöser oder vitaler Natur, denn der Betroffene hat zwar nicht den Bezug zum alltäglichen Leben verloren, reagiert aber trotzdem anders, als das normalhin der Fall sein sollte. Da ein länger andauernder Erschöpfungszustand häufig zur Entmutigung führt, ist es daher notwendig, den Betroffenen in jeder Hinsicht zu unterstützen, auch mit Hilfe einiger homöopathischer Heilmittel.

- *Agaricus C15.* Geben Sie 1mal in der Woche 10 Tabletten, wenn der Betroffene sowohl körperlich als auch geistig schwach ist, leicht friert, viel zittert und Schwierigkeiten hat, seine Bewegungen zu koordinieren. Traurig und entmutigt, oft schwindlig, weist er Gedächtnislücken auf. Die Symptome treten verstärkt morgens auf, ferner nach dem Geschlechtsverkehr sowie nach geistiger Anstrengung.

- *Carbo vegetabilis C9.* Geben Sie 1mal in der Woche 10 Tabletten, wenn der Betroffene seine Energie verloren hat, friert und blaß ist, an Blutarmut zu leiden scheint (falls sich eine bläuliche Nasenspitze zeigt, sollten Sie sofort Ihren Arzt benachrichtigen, denn dann könnte es sich um Blausucht oder Zyanose handeln). Die Symptome treten verstärkt morgens und spätabends auf, aber auch dann, wenn sich der Betroffene entweder in einem extrem warmen oder extrem kalten Zimmer aufhält.
- *Acidum phosphoricum C9.* Geben Sie täglich 3 Tabletten, wenn die geistigen Fähigkeiten des Betroffenen (meist handelt es sich um Menschen, die in der Ausbildung stehen) stark nachlassen und er Gedächtnislücken aufweist, eine Abneigung gegen Studium und Diskussionen zu erkennen ist und der Betroffene traurig und entmutigt zu sein scheint. Nach geistiger oder körperlicher Anstrengung treten diese Symptone verstärkt auf, während Ruhe und Abgeschiedenheit für eine Linderung der Symptome sorgen.

Gedächtnis

Unser Gedächtnis besitzt die erstaunliche Fähigkeit, Wichtiges von weniger Wichtigem zu trennen und letztendlich nur das endgültig aufzunehmen, was für den einzelnen wirklich von Bedeutung ist. Würde es nämlich all das, was es jemals aufgenommen hat, auch für immer speichern – wir wüßten vor lauter Fakten gar nicht mehr aus noch ein.

Gedanken, Gefühle, Sinneseindrücke und Vorstellungen bilden sozusagen das »Fundament« der Gedächtnisinhalte – Fundament deshalb, weil diese Inhalte über Jahre entstanden sind und sich entwickelt haben. Ferner nimmt das Gedächtnis tagtäglich Tausende von Informationen auf, und je nachdem, wie lange einige dieser Informationen (eventuell für immer) gespeichert werden, spricht man zum einen von dem Kurzzeit-, zum anderen von dem Langzeitgedächtnis. Wenn jemand beispielsweise »ein Gedächtnis wie ein Sieb« hat, so handelt es sich in der Regel um eine Störung des Kurzzeitgedächtnisses, da der Betreffende sehr schnell das vergißt, was man ihm noch vor Minuten mitgeteilt hat – wobei er durchaus über ein hervorragendes Langzeitgedächtnis, also ein breites Fundament von bestimmten Gedächtnisinhalten, verfügen kann.

Ein gutes Gedächtnis ist also für jeden von uns hinsichtlich der gesamten zwischenmenschlichen Beziehungen (sei es Beruf, Familie oder Schule) enorm wichtig. Sollten Sie daher bei einem Ihrer nächsten Mitmenschen eine vorübergehende Gedächtnisschwäche beobachten (eine latente erfordert die Behandlung durch einen erfahrenen Arzt), sollten Sie auf folgende Homöopathiemittel zurückgreifen:

- *Anacardium C9.* Geben Sie 3mal täglich 3 Tabletten, wenn der Betroffene nach intensivem Studium nichts mehr aufnehmen kann und es ihm sogar Schwierigkeiten bereitet, sich an das zu erinnern, was er kürzlich gelernt hat. *Anacardium* ist auch angezeigt, wenn sich jemand nicht mehr an Begebenheiten erinnert, die sich vor kurzem ereignet haben, oder wenn jemand ein schlechtes Namensgedächtnis hat. Wird er empfindlich und unschlüssig, besteht beim Betroffenen die Gefahr, an Selbstvertrauen einzubüßen.
- *Kalium bromatum C9.* Geben Sie 3mal täglich 3 Tabletten, wenn der Betroffene bestimmte Ausdrücke und Wörter verwechselt. Gleichgültig und traurig, neigt er zu Alpträumen.
- *Kalium phosphoricum C9.* Geben Sie 3mal täglich 3 Tabletten, wenn der Betroffene, der oft depressiv und gestreßt erscheint, sich nicht auf eine bestimmte Sache konzentrieren kann.
- *Silicea C9.* Geben Sie 3mal täglich 3 Tabletten, wenn der Betroffene, dem es meist an Selbstbewußtsein fehlt, seine Aufmerksamkeit nicht gut auf irgend etwas Bestimmtes lenken kann.
- *Sulfur C9.* Geben Sie 3mal täglich 3 Tabletten, wenn der Betroffene ein schlechtes Namengedächtnis hat und Geschehnisse, die sich vor kurzem ereignet haben, sehr schnell vergißt.

Halluzinationen

Bei Halluzinationen handelt es sich um Sinnestäuschungen, also um Fehlwahrnehmungen unserer Sinne. Der Erkrankte »hört« dann irgendwelche Geräusche oder Stimmen, »sieht« weiße Mäuse oder irgendwelches Ungeziefer, aber auch Geruchs-, Geschmacks- und Tast-Halluzinationen, ja sogar Täuschungen der Körperempfindungen sind oft zu beobachten.

Eine Behandlung durch einen erfahrenen Arzt ist bei solchen Symptomen unumgänglich. Sie können dem Betroffenen bis zum Eintreffen des

Arztes lediglich etwas Linderung verschaffen, indem Sie beispielsweise Lindenblütentee mit etwas Honig reichen, um ihn zu beruhigen. Auch verschiedene homöopathische Heilmittel (sprechen Sie die Dosierung mit Ihrem Arzt ab) dienen der Beruhigung.

- *Absinthium C5* eignet sich für die Personen, die Alkoholprobleme haben, erregt und reizbar sind, über Krämpfe klagen und denen schwindlig ist.
- *Hyoscyamus C7* eignet sich für die Personen, die Seh-Halluzinationen haben.
- *Stramonium C9* eignet sich für die Personen, deren Gesicht während der Krise gerötet ist, die körperlich unruhig und geistig erregt sind, ferner Angst haben, wenn sie allein sind, aber auch dann, wenn sie sich in dunklen Räumen befinden. Insgesamt flößen ihnen ihre Halluzinationen starke Ängste ein.

Heißhunger (siehe auch Appetitstörungen)

Die Behauptung, man solle dann aufhören zu essen, wenn das Essen am besten schmeckt, hat durchaus ihre Berechtigung. Immerhin dauert es rund zwanzig Minuten, bis unser Gehirn die Botschaft von unserem Magen erhält, jetzt sei es endlich genug – und das sind dann die zwanzig Minuten, in denen wir allzuoft weiteressen, um unseren Heißhunger zu befriedigen.

Falls Sie bisweilen ein regelrechter Heißhunger überfällt – Heißhunger ist in nicht wenigen Fällen die Ursache für bestimmte Krankheiten, etwa die Zuckerkrankheit –, sollten Sie versuchen, wieder die Kontrolle über Ihr Eßverhalten zu gewinnen. Bestimmte Homöopathiemittel können Sie dabei unterstützen:

- *Jodum C9.* Nehmen Sie 1mal in der Woche 5 Tabletten, wenn Sie ständig in Bewegung und nie satt, dabei oft reizbar und grob sind.
- *Natrium chloratum C7.* Nehmen Sie alle 2 Tage 3 Tabletten, wenn Sie einen schier grenzenlosen Appetit auf Obst entwickelt haben.
- *Sulfur C9.* Nehmen Sie 1mal in der Woche 5 Tabletten, wenn Sie des öfteren von Heißhunger überfallen werden. In der Regel sind Sie fröhlich und optimistisch, bisweilen auch etwas narzißtisch – und nicht selten verbirgt sich hinter Ihrer Fröhlichkeit eine gewisse Traurigkeit.

Sorgen Sie sich dagegen nicht über Heißhunger während der Schwangerschaft – das ist nichts Ungewöhnliches.

Hypochondrie

Der Hypochonder – das ist jemand, der seinen Körper und dessen Reaktionen ständig beobachtet, dabei immer etwas zu finden scheint, das auf eine Krankheit schließen läßt oder das wenigstens jedoch eine bevorstehende Krankheit signalisiert. Besonders labile Menschen leiden unter dieser Krankheit, die sie glauben läßt, »ständig krank zu sein«.

Wenn die Hypochondrie schon fortgeschritten, gar mit Wahnideen verbunden ist, ist die Behandlung durch einen Psychotherapeuten dringend geraten. Bei gewissen Anzeichen (und nach Absprache mit Ihrem Homöopathen) helfen dagegen verschiedene Homöopathiemittel.

- *Aurum metallicum C9.* Geben Sie alle 2 Tage 5 Tabletten, wenn der Betroffene melancholisch ist und sich den Tod herbeiwünscht.
- *Natrium chloratum C9.* Geben Sie alle 2 Tage 5 Tabletten, wenn der Betroffene introvertiert ist, wenig von seinen (meist die Verdauung betreffenden) Problemen mitteilt und ständig grübelt.
- *Phosphorus C7.* Geben Sie alle 3 Tage 3 Tabletten, wenn der Betroffene, der im Grunde genommen sympathisch ist und die Geselligkeit liebt, ängstlich ist und dem geringsten »Krankheitszeichen« eine übertriebene Aufmerksamkeit schenkt.

Kälteempfindlichkeit

Wie die Überempfindlichkeit gegen Lärm ist die Kälteempfindlichkeit zumeist der Hinweis unseres Körpers auf eine Erkrankung.

Nachfolgende Homöopathiemittel sind bei den jeweiligen Symptomen angezeigt.

- *Asarum europapaeum C9.* Geben Sie alle 2 Tage 3 Tabletten, wenn der Kranke schwach und sowohl gegen Kälte als auch Lärm überempfindlich ist.

- *Petroleum C12.* Geben Sie 1mal in der Woche 5 Tabletten, wenn sich der (magere) Kranke primär vor kalter Luft und generell vor dem Winter fürchtet. In der Regel ist seine Haut, die leicht zu Rissen neigt, dick, stumpf und trocken. Häufig ist er unschlüssig und neigt zu Depressionen.

Klaustrophobie

Mit »Klaustrophobie« wird die Angst vor geschlossenen Räumen bezeichnet. Das ist beispielsweise dann der Fall, wenn jemand den Aufenthalt in einem Aufzug nicht vertragen kann. Sollten Sie von dieser Krankheit befallen sein, so ist es ratsam, sich Ihrem Homöopathen anzuvertrauen.

Konzentration

Ein altes Sprichwort sagt: »Wo ein Wille ist, da ist auch ein Weg.« So ist denn auch die Behebung einer Konzentrationsschwäche nicht selten einzig und allein von dem Willen des einzelnen abhängig, von seiner Motivation, in diese Richtung aktiv zu werden, sich sozusagen zu zwingen, sein Wollen auf die »Konzentrationsschwäche« zu »konzentrieren«.

Manchmal ist jedoch mangelnde Konzentration erblich bedingt, manchmal gar auf äußere Einflüsse zurückzuführen. In diesen und ähnlichen Fällen, aber auch, um den Willen zu unterstützen, hilft die Homöopathie.

- *Aethusa C9.* 1mal in der Woche 5 Tabletten helfen dann, wenn der Betroffene Schwierigkeiten hat, seine Aufmerksamkeit auf ein Ziel zu richten. Morgens sowie bei warmem Wetter treten die Konzentrationsschwächen stärker hervor. Ferner leidet er häufig unter Kopfschmerzen und ist schlecht gelaunt.
- *Anacardium C9.* 1mal in der Woche 5 Tabletten helfen dann, wenn der Betroffene durch geistige Arbeit schnell erschöpft, ferner unschlüssig ist und Gedächtnislücken aufweist.
- *Natrium chloratum C9.* 1mal in der Woche 5 Tabletten helfen dann, wenn der Betroffene viel Flüssigkeit verloren hat, abgemagert ist, extrem viel trinkt und großen Appetit zeigt.

– *Silicea C9*. 1mal in der Woche 5 Tabletten helfen dann, wenn der Betroffene schüchtern, nervös und ängstlich ist.

Lärmempfindlichkeit (siehe auch Nervosität)

Eine Überempfindlichkeit gegen Lärm ist sehr oft von Kopfschmerzen begleitet. Dann sind wir »genervt«, ist uns schwindlig, lassen uns die geringsten Geräusche »hochfahren«. All das hängt mit dem schon in der Einleitung angesprochenen »Steinzeitmenschen« in uns zusammen – unsere Spezies hat sich eben noch nicht an die verschiedenen »neuen« Umwelteinflüsse vollständig anpassen können.

Um gegen unsere Lärmempfindlichkeit – sie ist meist nur ein Symptom von mehreren in bezug auf unseren strapazierten nervlichen Zustand – anzugehen, empfehlen sich verschiedene Entspannungstechniken, empfehlen sich aber auch verschiedene homöopathische Heilmittel (1mal in der Woche 5 Tabletten, falls nicht anders angegeben):

– *Asarum europaeum C9* wirkt dann, wenn jemand nervös ist, leicht friert, überempfindlich ist, allergisch selbst auf leichteste (wie knarrende) Geräusche reagiert, häufig unter Kopfschmerzen leidet und Kleider auf der Haut kaum erträgt.
– *Cantharis C9* wirkt dann, wenn jemand ängstlich, unruhig, leicht reizbar ist, was sich durch plätschernde Geräusche noch verstärkt.
– *Jodum C9* wirkt bei (mageren) Menschen, die unruhig und ängstlich sind, deren Zustand morgens (bei nüchternem Magen) meist schlechter ist, die oftmals keine Hitze und absolut keinen Lärm vertragen, nicht selten schlecht gelaunt und gelegentlich impulsiv sind. Diese Menschen werden ruhiger, wenn sie sich an der frischen Luft aufhalten.
– *Kalium phosphoricum C9* wirkt dann, wenn jemand schüchtern, gefühlsbetont, ängstlich und leicht entmutigt ist sowie kein Selbstvertrauen hat, ferner unschlüssig ist und es ihm an Willensstärke fehlt, bei Berührungen, Geräuschen und Schmerzen sehr empfindlich reagiert, darüber hinaus bei jeder Anstrengung schnell ermüdet, jedoch während der Mahlzeiten wieder Mut faßt.
– *Nux vomica C9* wirkt bei sehr aktiven Menschen, die unter Blutandrang leiden, sehr nervös, ungeduldig und ständig überspannt sind, die ferner in

nicht wenigen Fällen extrem viel Alkohol und Kaffee trinken. Schlaf verbessert ihren Zustand.

- *Theridion curassavicum C7* wirkt dann, wenn jemand unruhig, ständig beschäftigt und aktiv ist, empfindlich bei Berührungen reagiert und oft das Gefühl hat, daß der Lärm ihn »bis zu den Zähnen durchdringt« (alle 15 Tage 10 Tabletten).

Müdigkeit, seelische (siehe auch Erschöpfung)

Da eine derartige Ermüdung mit Gedächtnisschwäche und Verlust an Selbstvertrauen verbunden ist sowie nicht selten unbegründete Ängste auslöst, sollten Sie etwas dagegen tun.

Von den folgenden homöopathischen Heilmitteln sind alle 2 Tage 5 Tabletten zu nehmen.

- *Arnica C9,* wenn der Betroffene erschöpft und reglos ist, so, als ob er unter Schock stünde. Unterredungen lassen ihn noch depressiver werden.
- *Ignatia C9,* wenn der Betroffene nervös ist, ferner gähnt, stöhnt und weint sowie einen »Kloß« im Hals oder im Magen spürt.
- *Lachesis C9,* wenn der Betroffene nach tiefem (Liebes)kummer abwechselnd aufgeregt und depressiv ist, ferner viel redet, sein Schlaf unruhig ist und er von Alpträumen geplagt wird.

Nervosität (siehe auch Angst und Erregung, nervöse sowie Magenschleimhautentzündung)

In gewisser Weise sind wir alle nervös. Das heißt aber noch lange nicht, daß wir alle krank sind. Das heißt vielmehr, daß die »normale« Nervosität nichts anderes als eine erhöhte Aufmerksamkeit, als eine Bereitschaft ist, in bestimmten Situationen intuitiv zu reagieren.

Manchmal jedoch handelt es sich um eine »anormale« Nervosität: Wir zittern, wir sagen, was wir eigentlich gar nicht sagen wollten, Gegenstände gleiten uns aus den Fingern, machen also genau das, was wir nicht machen wollen – und das Leben wird unerträglich.

Das alles kann die verschiedensten Ursachen haben (beispielsweise eine unruhige Umgebung), kann vor allem auch an den Ernährungsgewohnheiten liegen.

So sind Alkohol und Kaffee nicht gerade förderlich für das Nervenkostüm, Bierhefe (Vitamin B) sowie Vitamin C hingegen zu empfehlen. Insgesamt sollte die Kost so ausgerichtet sein, wie sie bei einer Magenschleimhautentzündung angezeigt ist.

Ferner gibt es noch einige sehr wirksame Homöopathiemittel.

- *Agaricus C9,* wenn die Hände des Betroffenen unentwegt zittern und er ungeschickte Bewegungen macht. Oft traurig, hat er Schwierigkeiten, sich zu äußern und die geeigneten Worte zu finden (1mal in der Woche 10 Tabletten).
- *Asa foetida C9,* wenn der Betroffene reizbar ist. Von wechselhafter Stimmung, erträgt er sehr schlecht Schmerzen und leidet manchmal unter Krämpfen. Die Symptome sind nicht so ausgeprägt, wenn er sich an der frischen Luft aufhält (3mal täglich 3 Tabletten).
- *Chamomilla C9,* wenn sich der Betroffene nur bei Erschütterungen bzw. Geräuschen beruhigt. Das kann während einer Zugfahrt sein, das kann auch ein Kinobesuch sein, selbst das Radiohören während der Arbeit (alle 15 Tage 10 Tabletten).
- *China C9,* wenn die Nervosität des Betroffenen von einer Überempfindlichkeit bei Gerüchen und Berührungen begleitet ist (3mal täglich 3 Tabletten).
- *Chloralum hydratum C4,* wenn der Betroffene häufig unter Kopfschmerzen leidet, die sich nach dem Genuß von Alkohol verstärken (3mal täglich 3 Tabletten).
- *Kalium bromatum C8,* wenn der Betroffene ziemlich depressiv und unruhig ist, wobei seine Hände ständig in Bewegung sind. Eine geistige Anstrengung verstärkt die Nervosität (3mal täglich 3 Tabletten).
- *Kalium phosphoricum C9,* wenn der Betroffene dauernd die Beine bewegt (3mal täglich 3 Tabletten).
- *Valeriana C9,* wenn der Betroffene leicht erregbar ist. Von wechselhafter Laune, ist er fröhlich, gesprächig oder reizbar, was sich bei nüchternem Magen noch verschlimmert (3mal täglich 3 Tabletten).
- *Zincum metallicum C9,* wenn der Betroffene dauernd seine Beine bewegt, auch im Schlaf (3mal täglich 3 Tabletten).

Pubertätsmagersucht (Anorexia nervosa; siehe auch Appetitstörungen und Magersucht)

Im Gegensatz zur Appetitlosigkeit, der Anorexie, ist die Anorexia nervosa, die Pubertätsmagersucht bei Mädchen, fast ausschließlich psychisch bedingt. Das Mädchen verweigert nicht nur die Nahrungsaufnahme, sondern unterstützt das Abmagern auch noch durch heimliches Erbrechen, ja sogar durch Abführmittel. Selbst wenn – wie nach neuesten wissenschaftlichen Untersuchungen vermutet wird – eine Funktionsstörung des Gehirns in nicht seltenen Fällen als mögliche Ursache in Betracht zu ziehen ist, so handelt es sich bei der Pubertätsmagersucht dennoch um einen schweren seelischen Schaden, der der Behandlung eines Psychoanalytikers bedarf.

Auch die Homöopathie kann bei dieser Krankheit eine wertvolle Hilfe sein. Doch auch hier gilt: Ausschließlich der Arzt entscheidet über die Therapie!

Schizophrenie

Auch die Behandlung dieser schweren Erkrankung gehört unbedingt in die Hände eines Arztes, denn in vielen Fällen verspricht, wenn überhaupt, nur eine stationäre Behandlung Aussicht auf Erfolg. Selbst wenn sich Verwandte oder Freunde bereiterklärten, den Erkrankten zu pflegen, wären sie angesichts der ständigen Aufmerksamkeit, die hier erforderlich ist, ziemlich schnell überfordert.

In der Regel kennzeichnet die Spaltung der Persönlichkeit dieses Erkrankungsbild. In eine andere Wirklichkeit versunken, verliert der Betroffene mehr und mehr den Bezug zu seiner Umwelt, phantasiert und ist dann meist nicht mehr in der Lage, sich selber zu versorgen.

Auch wenn, beispielsweise im Anfangsstadium, eine homöopathische Behandlung sinnvoll erscheint, so ist es einzig und allein der erfahrene Homöopath, der die Therapie bestimmt.

Schlaflosigkeit (siehe auch Schlaf)

Wer an chronischer Schlaflosigkeit leidet, sollte sein Leben einmal etwas näher betrachten. Sind es die Sorgen, die uns regelrecht »um den Schlaf bringen«, ist es unsere Ernährungsweise, die sich ungünstig auf den Schlaf auswirkt, vielleicht auch der Mangel an Bewegung? Die Gründe sind manchmal unterschiedlichster Art.

Zunächst sollten Sie versuchen, auch unter schwierigen Umständen Ihre Ruhe zu bewahren, Probleme, wenn sie auftreten, genau zu analysieren – und nicht gleich in Panik auszubrechen, wenn bestimmte Einflüsse Ihren gewohnten Rhythmus bedrohen.

Schwarzer Tee sowie Kaffee, spätabends genossen, sind einem gesunden Schlaf ebenfalls wenig förderlich – der Genuß des einen bringt Sie dann bestimmt um den Genuß des anderen, also um den des regenerierenden Schlafs. Förderlich ist vielleicht ein Schlafmittel – doch Vorsicht: Der Körper wird sich daran gewöhnen und dann nicht mehr darauf verzichten wollen – und gegebenenfalls werden Sie die Dosis erhöhen müssen, falls noch eine Wirkung erzielt werden soll. Außerdem erzwingen solche Medikamente den Schlaf regelrecht, sind also unnatürlich, und beeinträchtigen nicht selten anderntags Ihre Leistungsfähigkeit.

Wirksamer ist da schon körperliche Betätigung. Selbst ein ausgiebiger Spaziergang an der frischen Luft, kurz vor dem Schlafengehen, wirkt manchmal Wunder. Zu empfehlen ist auch ein schlaffördernder Tee, und Kuhnesche Bäder begünstigen ebenfalls den Schlaf.

Unterstützung finden Sie selbstverständlich auch durch die Homöopathie. Von den angeführten Heilmitteln sind jeweils drei Tabletten, eine Stunde vor dem Schlafengehen eingenommen, ratsam (das ist zu wiederholen, wenn es notwendig ist). Nehmen Sie (falls nicht anders angegeben) das geeignete Mittel in der Potenzierung C5, wenn es sich um eine vorübergehende Schlaflosigkeit handelt, und in der Potenzierung C9, wenn Sie schon seit längerer Zeit unter Schlaflosigkeit leiden.

- *Argentum nitricum,* wenn Ihre Schlaflosigkeit das Ergebnis von Ängsten ist, die aufgrund der Erwartung eines Ereignisses auftreten.
- *Arnica,* wenn Sie unruhig sind und Ihnen das Bett zu hart zu sein scheint. Sorgen oder geistige Überforderung sind hier manchmal die Ursache.
- *Avena sativa C1* wirkt generell bei Schlaflosigkeit.

- *Belladonna,* wenn Sie zwar sehr müde sind, aber nicht einschlafen können.
- *Chamomilla,* wenn Sie nervös sind, oft von Alpträumen geplagt werden und beim Einschlafen schwitzen.
- *Coffea,* wenn zahlreiche Gedanken und Gefühle Sie aufwühlen und so Ihren Schlaf verhindern.
- *Gelsemium,* wenn Ihre Schlaflosigkeit auf geistiger Übermüdung beruht, Sie ferner zwar einschlafen, aber kurz darauf wieder aufwachen. *Gelsemium* ist auch angezeigt, wenn Ihre Schlaflosigkeit durch eine schlechte Nachricht bedingt ist.
- *Ignatia,* wenn Sie von Kummer gequält werden, depressiv sind, gähnen und ständig stöhnen, ohne Schlaf zu finden. Manchmal wachen Sie auch auf, wenn Sie Juckreiz plagt.
- *Kalium phosphoricum,* wenn Ihre Schlaflosigkeit in Verbindung mit einer geistigen Überforderung zu stehen scheint.
- *Nux vomica,* wenn Arbeit, Streß, zuviel Kaffee und zu lange Diskussionen vor dem Schlafengehen Ihren Schlaf verhindern.
- *Sulfur,* wenn Ihr Schlaf sehr leicht ist, Sie bei den geringsten Geräuschen aufwachen und störende Träume haben.
- *Valeriana,* wenn eine anstrengende geistige Tätigkeit, dazu wechselhafte Launen die Gründe für Ihre Schlaflosigkeit sind und Ihr Schlaf durch Kribbeln in den Beinen gestört wird.

Außerdem: *Passiflora incarnata C1.* Geben Sie 5 Tropfen in etwas Wasser, wovon Sie immer dann einen Schluck nehmen sollten, wenn Sie nachts aufwachen.

Schlafwandeln

Wenn Sie es noch nicht wissen sollten, so sei es jetzt gesagt: Einen Schlafwandler dürfen Sie nie jäh wecken, da er sonst Gefahr läuft, unkontrolliert zu stürzen und unglücklich hinzufallen. Was Sie aber dürfen: Ihm bestimmte homöopathische Heilmittel verabreichen.

- *Artemisia vulgaris C9.* Geben Sie 1mal in der Woche 5 Tabletten, wenn der Betroffene sehr nervös ist.

- *Kalium bromatum C9.* Geben Sie 3mal täglich 3 Tabletten, wenn der Betroffene unruhig schläft, jammert, wimmert und Alpträume hat.
- *Kalium phosphoricum C9.* Geben Sie bis zu 5mal täglich 3 Tabletten, wenn der Betroffene ständig unruhig schläft. Die Dosierung richtet sich danach, wie stark sich die mürrische Laune des Betroffenen offenbart.

Stottern

Da selbst CHARLIE CHAPLIN und WINSTON CHURCHILL in ihrer Jugend gestottert haben, sollten Sie nicht unnötig besorgt sein, falls Ihr Kind stottert. Dennoch sollten Sie etwas unternehmen: Geben Sie 1mal täglich 3 Tabletten *Stramonium C9.* Bleibt das erfolglos, ist dann entweder eine grundlegende Behandlung durch Ihren Homöopathen oder eine Psychotherapie (manchmal auch beides) erforderlich.

Teilnahmslosigkeit (siehe auch Konzentration)

Gleichgültigkeit, Mangel an Interesse, an Empfindungen, an Spontaneität – sind das nicht alltägliche Erscheinungen in einer hochtechnisierten Welt, in der die Freiräume für zwischenmenschliche Beziehungen immer enger werden? Das stimmt. Doch das heißt nicht, daß auch nur eine dieser Erscheinungen zur Alltäglichkeit werden sollte – denn kein Interesse mehr zu zeigen, das heißt, eine gewisse Lustlosigkeit zu offenbaren, das bedeutet, einen Teil des Lebens zu verlieren.

Teilnahmslosigkeit kann die Lebenslust auf Dauer regelrecht angreifen, denn der Betroffene ist dann bald nicht in mehr der Lage, sich über irgend etwas zu freuen, sich gar an etwas zu erfreuen – und sei es nur an einem Baum, der in voller Blüte steht. Solch eine Entwicklung sollte daher gestoppt werden. Vertrauen Sie auch hier auf die Homöopathie.

Die folgenden Heilmittel beziehen sich auf Fälle von akuter Teilnahmslosigkeit. Daher sind die verschiedenen Symptome auch ausgeprägter, als das bei einer kurzfristigen (oder nur geringen) Teilnahmslosigkeit der Fall sein würde.

- *Ambra C5.* Geben Sie täglich 2 Tabletten, wenn der Betroffene zerstreut ist, nur desinteressiert reagiert und tagelang an nichts anderes als an die Vergangenheit denkt.
- *Anacardium C9.* Geben Sie 2mal täglich 2 Tabletten, wenn der Betroffene in einem träumerischen Zustand zu schweben scheint, dabei reizbar und unschlüssig ist. Seine Sinnesorgane scheinen beeinträchtigt zu sein (Tast- und Hörsinn), und in akuten Fällen leidet er an Halluzinationen, besonders an Hör-Halluzinationen.
- *Helleborus C7.* Geben Sie täglich 3 Tabletten, wenn der Betroffene nach und nach in eine Art Depression gleitet: Er scheint die Außenwelt nicht mehr wahrzunehmen und stumpft ab. Körperlich geschwächt, scheint er sich noch mehr in seine Welt zurückzuziehen, wenn jemand versucht, ihn zu trösten.
- *Acidum hydrochloricum C5.* Geben Sie täglich 2 Tabletten, wenn der Betroffene traurig, schweigsam und reizbar ist. Manchmal von Kopfschmerzen geplagt, ist ihm oft schwindlig. Bei feuchtem Wetter treten die Symptome stärker auf.

Trauer

Tiefe Trauer, wohl stets verständlich, dauert manchmal sehr lange an. Wenn jedoch die Trauer gar nicht weichen will, sozusagen zum Dauerzustand geworden ist, dann liegt die Ursache in einer seelischen Störung.

Damit dieser Zustand nicht endgültig zum Dauerzustand wird und sich der Trauernde allmählich wieder den positiven Seiten des Lebens zuwenden kann, sollten Sie auf homöopathische Heilmittel (alle 2 Tage 3 Tabletten) zurückgreifen, wenn bestimmte Symptome zu erkennen sind.

- *Ignatia C9,* wenn der Betroffene sehr empfindlich ist und bei den geringsten Anlässen weint. Nach innen gekehrt, neigt er zum Grübeln.
- *Gelsemium C9,* wenn der Betroffene ängstlich ist und versucht, die Nähe anderer zu meiden. Ferner hat er eine grundsätzlich übertriebene Angst vor Prüfungen und scheint manchmal wie betäubt zu sein.
- *Kalium phosphoricum C9,* wenn der Betroffene schüchtern, empfindlich, ängstlich ist und stets entmutigt wirkt. Ohne Selbstvertrauen, unschlüssig und willensschwach, reagiert er sehr stark auf Lärm und Schmerzen. Bei

geistigen Anstrengungen wird seine ohnehin nicht starke Konstitution noch mehr geschwächt, während er beim Essen wieder Mut faßt.

- *Lachesis C9,* wenn es dem Betroffenen ganz und gar an Fröhlichkeit fehlt und er unentwegt immer ein und denselben Gedanken grübelnd nachhängt. Er leidet an Schlaflosigkeit, offenbart starkes Selbstmitleid, und unglückliche Ereignisse scheinen einen unauslöschbaren Eindruck in ihm zu hinterlassen.
- *Lycopodium C12,* wenn der Betroffene depressiv ist, es ihm an Selbstvertrauen mangelt und er sich mehr oder weniger aufgegeben hat. In eine Art schweigsame Depression hineinsinkend, nehmen seine Gedächtnislücken zu. Falls er sich dennoch hin und wieder äußert, verspricht er sich häufig.

Überempfindlichkeit (siehe auch Kälte- und Lärmempfindlichkeit)

Wie die Kälte- und Lärmempfindlichkeit ist auch die Überempfindlichkeit vielfach ein Hinweis unseres Körpers auf eine Erkrankung.

Folgende Homöopathiemittel sind bei den jeweiligen Symptomen angezeigt:

- *Colchicum C9.* Geben Sie in Intervallen von 3 Tagen und 3 Tagen Pause täglich 3 Tabletten, wenn der Geruchssinn des Betroffenen überempfindlich ist. So hegt er unter anderem eine Abneigung für Kochgerüche: Ihm wird übel, sobald er sie wahrnimmt, und dann ekelt er sich vor der Nahrung. In manchen Fällen wird ihm sogar schon übel, sobald er auch nur an Lebensmittel denkt.
- *Hydrophobinum C9.* Geben Sie alle 2 Tage 3 Tabletten von diesem generellen Heilmittel, das bei Überempfindlichkeit gegen Berührungen, Gerüche, Lärm und Licht angezeigt ist. Selbst der Gedanke an, die Geräusche oder das optische Wahrnehmen von Wasser genügen, um bei dem Betroffenen verschiedene Störungen auszulösen – unter anderem Reizbarkeit, Kopfschmerzen und das dringende Bedürfnis, Wasser zu lassen.
- *Coffea C12.* Geben Sie 1mal in der Woche 10 Tabletten, wenn der Betroffene bei Schmerzen und Sinneseindrücken überempfindlich reagiert. Dies verschlimmert sich noch durch Gerüche, Lärm und Kälte sowie nachts.

Verhaltensstörungen

In diesem umfangreichen Abschnitt werden etliche krankhafte Eigenschaften und Verhaltensweisen vorgestellt, die durch die Homöopathie gezielt und erfolgreich behandelt werden können.

Sie werden feststellen, daß die jeweiligen Störungen in ihrer pathologischen Form dargestellt sind. Das heißt, daß die Beschreibung der Störungen ernsthafter (also pathologischer) Natur sind. Das heißt aber nicht, daß Sie so lange warten sollten, bis ein Fall auch wirklich zum ernsthaften Fall geworden ist. Selbst erste Anzeichen, die auf eine krankhafte Entwicklung schließen lassen, sollten Sie zum Anlaß nehmen, helfend einzugreifen.

Neben der homöopathischen Behandlung sollte der Betroffene auch anderweitig Unterstützung erfahren. Gemeint sind das persönliche Gespräch, die gezielte Therapie, gemeint sind auch die vielen Selbsterfahrungsgruppen, in denen der jeweils Betroffene lernt, mit seinen Problemen umzugehen.

Bei all Ihren »Maßnahmen« sollten Sie jedoch Ihre Vorgehensweise mit Ihrem Homöopathen absprechen.

Aggressivität (siehe auch Zorn)

- *Mercurius solubilis Hahnemanni C9.* Geben Sie 1mal in der Woche 5 Tabletten, wenn der Betroffene die Wichtigkeit seiner Person maßlos überschätzt, fast keinem Streit aus dem Wege geht und manchmal zur Gewalt (auch gegenüber Tieren) neigt.
- *Nux vomica C9.* Geben Sie 1mal in der Woche 10 Tabletten, wenn der Betroffene ungeduldig und reizbar ist, ferner nie um etwas bittet, sondern stets fordert.
- *Staphisagria C9.* Geben Sie 1mal in der Woche 10 Tabletten, wenn der Betroffene oft schlecht gelaunt ist, schnell wütend wird und dazu neigt, mit Gegenständen zu werfen.

Ängste

Ein Wort zur Dosierung: Leidet der Betroffene unter einer akuten Angst, so verabreichen Sie jede Stunde 3 Tabletten des geeigneten Heilmittels in der Potenzierung C5; handelt es sich um eine chronische Angst – was in vielen Fällen schon mehr eine Phobie ist, also eine übersteigerte Angst –, so verabreichen Sie 1mal in der Woche 10 Tabletten des geeigneten Heilmittels in einer höheren Potenzierung (C9 oder C12); und nach einer erlittenen Angst sollten Sie zur Beruhigung 3 Tabletten *Aconitum C9* geben.

- *Aconitum* wirkt gegen die Angst, bald sterben zu müssen.
- *Cimicifuga* wirkt gegen die Angst vor der Entbindung, aber auch gegen die Angst, verrückt zu werden.
- *Argentum nitricum* wirkt gegen die Angst, die jemand entwickelt, wenn er allein ist, aber auch gegen die Angst vor Menschenmengen, großen Flächen und Höhen.
- *Belladonna* wirkt gegen die Angst vor Tieren.
- *Calcium carbonicum* wirkt gegen die Angst vor der Zukunft.
- *Causticum Hahnemanni* wirkt gegen die Angst vor der Dunkelheit.
- *Hyoscyamus* wirkt gegen die Angst vor dem Wasser, aber auch gegen die vor Ansteckung.
- *Lycopodium* wirkt gegen die Angst vor der Verantwortung.
- *Phosphorus* wirkt gegen die Angst vor Gespenstern, aber auch gegen die vor Krankheiten.
- *Pulsatilla* wirkt gegen die Angst vor dem anderen Geschlecht.
- *Rhododendron* wirkt gegen die Angst vor Gewittern.
- *Stramonium* wirkt gegen die Angst vor Tunneln, aber auch gegen die vor der Dunkelheit.

Arroganz (siehe auch Stolz)

Zur Dosierung: Geben Sie von dem jeweiligen Heilmittel 1mal in der Woche 5 Tabletten.

- *Lycopodium C9,* wenn der Betroffene ständig andere kritisiert. Oft will er zwar alleine sein, hat aber Schwierigkeiten, seine Einsamkeit zu ertragen. Ferner weint er schnell, erträgt keinen Widerspruch, leidet auch sehr stark unter bedrückenden Gedanken, von denen er sich nicht befreien kann.
- *Platinum metallicum C9,* wenn der Betroffene einen ausgeprägten Geschmack für alles Schöne besitzt, dabei jedoch meint, er werde nicht verstanden, ja, seine ganze Persönlichkeit werde verkannt. Oft schwärmerisch, steht er als Narzißt ständig im Konflikt mit seiner Umwelt und neigt darüber hinaus zu ängstlichem Verhalten. Bei Berührungen, Fru-

stration, Gefühlsaufwallungen und nervöser Müdigkeit treten bei ihm diese Symptome verstärkt auf.
- *Veratrum album C9,* wenn der Betroffene ängstlich ist, ständig andere kritisiert und leicht wütend wird.

Boshaftigkeit (siehe auch Aggressivität)
- *Chamomilla C9.* Geben Sie 1mal in der Woche 10 Tabletten, wenn der Betroffene, der keine Kontrolle über sich hat, sehr oft andere beleidigt und sich ihnen gegenüber aggressiv verhält, obwohl ihm dieses Fehlverhalten durchaus bewußt ist. Außerdem ist er nervös und reizbar.

Eifersucht
Zur Dosierung: Geben Sie von dem jeweiligen Heilmittel 1mal in der Woche 5 Tabletten.

- *Apis C12* ist bei Eifersucht angezeigt, die von Wutausbrüchen begleitet wird.
- *Hyoscyamus C15* ist dann angezeigt, wenn der Eifersüchtige ängstlich, mißtrauisch und reizbar ist.
- *Lachesis C12* ist bei Eifersucht angezeigt, die ohne jeden Grund geschieht und deren Ursache in einem mangelnden Selbstwertgefühl zu suchen ist.

Eigensinn
Zur Dosierung: Geben Sie von dem jeweiligen Heilmittel 1mal in der Woche 5 Tabletten.

- *Chamomilla C9,* wenn der Betroffene nie zufrieden, oft grob und nachtragend ist, es ablehnt, daß man ihm näher kommt oder ihn berührt. – Beim Kind tritt dieses Verhalten besonders abends auf.
- *Cina C9,* wenn der Betroffene stur und mürrisch ist, es nicht mag, daß man ihn anschaut oder ihm näher kommt, wenn er plötzlich nicht mehr das will, was er sich vor wenigen Augenblicken gewünscht hat. – Das Kind, schüchtern und ängstlich, reagiert nicht auf zärtliche Berührungen, außerdem gähnt es häufig.
- *Staphisagria C9,* wenn der Betroffene überempfindlich, schnell beleidigt, oft schlecht gelaunt ist und über zurückliegende traurige Ereignisse grübelt. – Beim Kind treffen die ersten drei Symptome zu.

Faulheit

Zur Dosierung: Geben Sie von dem jeweiligen Heilmittel 1mal in der Woche 10 Tabletten.

- *Carbo vegetabilis C9,* wenn der Betroffene schläfrig ist und nicht in der Lage zu sein scheint, seine Gedanken zu sammeln. Aufenthalte an der frischen Luft verbessern seinen Zustand.
- *Gelsemium C9,* wenn der Betroffene den Eindruck erweckt, stumpfsinnig zu sein, jedenfalls abgestumpft wirkt. Erregungen verschlimmern seinen Zustand.

Frömmelei

Geben Sie 2mal täglich 3 Tabletten *Stramonium C7.* Es ist das generellste Heilmittel.

Gewalt

Zur Dosierung: Geben Sie von dem jeweiligen Heilmittel 1mal in der Woche 5 Tabletten.

- *Hepar sulfuris C12,* wenn der Betroffene sehr oft Gedanken nachhängt, die sich um Gewalt drehen, schnell und aggressiv spricht, abends jedoch traurig und depressiv ist.
- *Hyoscyamus C9,* wenn der Betroffene – dem als Kind jegliche Aggressivität zuwider war – ständig mißtrauisch und eifersüchtig ist. Sehr oft legt er sich mit seiner Umwelt an und schafft sich dabei viele Feinde.
- *Veratrum album C9,* wenn der Betroffene, der im Grunde genommen sehr ängstlich ist, seinen Mitmenschen gerne Fehler vorwirft, schnell wütend, dann zornig wird, wobei dieser Zorn manchmal in Raserei ausartet.

Herrschsüchtigkeit

Zur Dosierung: Geben Sie von dem jeweiligen Heilmittel 1mal in der Woche 5 Tabletten.

- *Aurum metallicum C9,* wenn der Betroffene zu schweren Wutausbrüchen neigt. Da er wenig Freude am Leben hat, meint er, er müsse auch anderen das Leben schwermachen.
- *Nux vomica C9,* wenn der Betroffene, eher empfindlich, selbst bei nichti-

gen Anlässen jähzornig reagiert. Neuem so gut wie nie zugänglich, ist er oft traurig und verschlossen.

Intoleranz

- *Nux vomica C7.* Geben Sie alle 2 Tage 5 Tabletten, wenn der Betroffene Schwierigkeiten hat, neue Ideen zu akzeptieren, und keinen Widerspruch erträgt.
- *Staphisagria C9.* Geben Sie 1mal in der Woche 5 Tabletten, wenn der Betroffene sehr empfindlich und schnell beleidigt ist.

Launen

- *Ambra C5.* Geben Sie 3mal täglich 3 Tabletten, wenn jemand sich ständig sorgt und dabei überempfindlich reagiert.
- *Cimicifuga C9.* Geben Sie 1mal in der Woche 5 Tabletten, wenn die betreffende Person überempfindlich, jedoch sehr gesprächig ist. Nicht selten ist sie – so während der Schwangerschaft, der Wechseljahre, auch bei feuchter Witterung – starken Gefühlsschwankungen unterworfen. Sie ist traurig und weinerlich, ihr ist dann »alles egal«.
- *Ignatia C9.* Geben Sie 1mal in der Woche 5 Tabletten, wenn jemand launisch ist und eine nervöse Müdigkeit zeigt, die mit einer gewissen Traurigkeit verbunden ist, ferner den Anforderungen des Lebens nicht gewachsen zu sein scheint.
- *Lachesis C9.* Geben Sie alle 2 Tage 5 Tabletten, wenn die betreffende Person unter (Liebes)kummer leidet, dabei entweder gesprächig (besonders morgens) oder erschöpft und depressiv (besonders abends) ist. Oft ist ihr Schlaf unruhig, wobei sie unter Alpträumen leidet.
- *Nux moschata C5.* Geben Sie 1mal täglich 5 Tabletten, wenn jemand am Rande eines Nervenzusammenbruchs zu stehen scheint, abwechselnd äußerst überempfindlich, sehr fröhlich, gleichgültig und traurig ist.
- *Pulsatilla C9.* Geben Sie 1mal in der Woche 5 Tabletten, wenn die betreffende Person starken Stimmungsschwankungen unterworfen ist. So kann sie herzlich lachen, um dann im nächsten Augenblick herzergreifend zu weinen. Schnell beleidigt, ist sie manchmal zerstreut und unschlüssig.
- *Veratrum album C12.* Geben Sie 1mal in der Woche 5 Tabletten, wenn jemand traurig, jammerhaft, ängstlich und leicht erschöpft ist, aber schon kurz darauf aufgeregt, unruhig und gewalttätig ist.

Mißtrauen

- *Anacardium C9.* Geben Sie 1mal in der Woche 5 Tabletten, wenn der Betroffene übermäßig mißtrauisch ist.

Reizbarkeit

- *Chamomilla C9.* Geben Sie alle 3 Tage 5 Tabletten, wenn der Betroffene reizbar, nervös, eigensinnig ist und sich gegen jede Berührung sträubt.
- *Cina C9.* Geben Sie alle 2 Tage 5 Tabletten, wenn der Betroffene nervös, reizbar und schnell beleidigt ist.
- *Hyoscyamus C7.* Geben Sie 1mal in der Woche 5 Tabletten, wenn der Betroffene sowohl überempfindlich, schnell beleidigt, mißtrauisch und aggressiv als auch gesprächig ist.
- *Lycopodium C5.* Geben Sie täglich 3 Tabletten, wenn der Betroffene an Leber- und Verdauungsstörungen leidet, dabei reizbar und schnell genervt ist sowie zu Wutausbrüchen neigt.

Schmollen

- *Sepia C7.* Geben Sie alle 2 Tage 5 Tabletten, wenn der Betroffene ständig schweigt, um so seine nächsten Mitmenschen »zu bestrafen«.

Schuldgefühle

Zur Dosierung: Geben Sie von dem jeweiligen Heilmittel 1mal in der Woche 5 Tabletten.

- *Lachesis C9,* wenn sich der Betroffene zum einen selbst bemitleidet, zum anderen zu Wutausbrüchen neigt (was ihm dann leid tut). Außerdem ist er grundlos eifersüchtig.
- *Lilium tigrinum C9,* wenn der Betroffene ohne jede Hoffnung ist, melancholisch und zu Depressionen neigt.
- *Pulsatilla C9,* wenn der Betroffene, von sanftem Gemüt, freundlich und zärtlich ist. Zur Resignation neigend, will er geliebt werden und ist oft traurig und schweigsam.

Selbstmordgefährdung

Zur Dosierung: Geben Sie von dem jeweiligen Heilmittel 1mal in der Woche 10 Tabletten.

- *Alumina C15,* wenn der Betroffene den Zwang verspürt, sich umzubringen, sobald er Blut, aber auch ein Messer sieht. In der Regel kann er seine Gedanken schlecht sortieren, ist unschlüssig und unzufrieden.
- *Aurum metallicum C12,* wenn der Betroffene ängstlich und nie mit sich selbst zufrieden ist, aggressiv ist und leidenschaftlich reagiert. Er ist labil, von Natur aus eher fröhlich.
- *Natrium sulfuricum C15,* wenn der Betroffene vom Leben regelrecht »angeekelt« ist. Oftmals nervlich »total am Ende«, hat er dann das Bedürfnis, seinem Leben ein Ende zu setzen. In der Regel meidet er andere Menschen.

Selbstvertrauensmangel

- *Lycopodium C12,* wenn jemand zu Depressionen neigt und zu nichts mehr Lust hat. Oftmals ohne jeden Willen, zeigt er sich reizbar, erträgt nur sehr schlecht Widerspruch und hat sexuelle Probleme.

Stolz

Zur Dosierung: Geben Sie von dem jeweiligen Heilmittel 1mal in der Woche 5 Tabletten.

- *Lycopodium C9,* wenn der Betroffene keine Niederlagen ertragen kann.
- *Platinum metallicum C9.* Stolz und zur Aggressivität neigend, lebt der Betroffene (eigentlich von Natur aus schüchtern) mit dem Gefühl, mehr wert zu sein als andere.
- *Veratrum album C9,* wenn der Betroffene ständig andere kritisiert und ihnen ihre Fehler vorwirft.

Stumpfheit

- *Acidum hydrocyanicum C9.* Geben Sie 2mal täglich 3 Tabletten, wenn jemand erschöpft ist und gedankenverloren zu sein scheint. In vielen Fällen reagieren die Pupillen solcher Menschen kaum auf Licht.

Trägheit

- *Barium carbonicum C12.* Geben Sie alle 3 Tage 5 Tabletten, wenn der Betroffene schwer von Verstand zu sein scheint.
- *Onosmodium virginicum.* Geben Sie alle 2 Tage 3 Tabletten, wenn der Betroffene nur sehr langsam etwas begreift und sich schlecht konzentrie-

ren kann. Er leidet dann meist unter einer Art geistiger Depression, die durch warme und feuchte Luft verschlimmert wird, während ihm Ruhe und Schlaf Erleichterung verschaffen.

Ungeduld

Zur Dosierung: Geben Sie von dem jeweiligen Heilmittel 1mal in der Woche 5 Tabletten.

- *Argentum nitricum C9,* wenn jemand immer alles »sofort« machen will und vorschnell handelt.
- *Nux vomica C9,* wenn jemand, nervös und angespannt, ständig aktiv sein muß, sich leicht sorgt sowie gestreßt und reizbar ist, falls er keine raschen Ergebnisse sieht.

Ungeschicklichkeit

- *Natrium chloratum C9.* Geben Sie täglich 3 Tabletten, wenn der Betroffene desto ungeschickter ist, je nervöser er wird. Seine Bewegungen sind dann sehr zaghaft.

Weinerlichkeit

Zur Dosierung: Geben Sie von dem jeweiligen Heilmittel 1mal in der Woche 10 Tabletten.

- *Ignatia C9,* wenn der Betroffene oft weint, wobei sein Tränenfluß von heftigem Stöhnen unterbrochen wird.
- *Natrium chloratum C9,* wenn der Betroffene oft traurig ist und sich dann in Tränen aufzulösen scheint.
- *Pulsatilla C9,* wenn der Betroffene sehr empfindlich ist und sich selbst bei nichtigen Anlässen in Tränen auflöst, dabei die Gegenwart anderer sucht.
- *Sepia C9,* wenn der Betroffene – wie bei *Pulsatilla* – selbst bei nichtigen Anlässen weint, jedoch die Einsamkeit sucht (und um so stärker weint, falls jemand bemüht ist, ihn zu trösten).

Zorn (siehe auch Aggressivität)

- *Cimex lectularius C12.* Geben Sie 1mal in der Woche 5 Tabletten, wenn der Betroffene bei seinen Zornesausbrüchen versucht ist, alles zu zerstören und kaputtzuschlagen.

- *Colocynthis C5.* Geben Sie jede halbe Stunde 2 Tabletten, wenn jemand sehr empfindlich ist und nach einem Wutausbruch oftmals erkrankt.
- *Ignatia C5.* Geben Sie jede halbe Stunde 2 Tabletten, wenn der Betroffene (in der Regel eine Frau) launig und oft genervt ist, wobei die auftretenden Wutausbrüche verschiedene andere Störungen auslösen.
- *Nux vomica C9.* Geben Sie 1mal in der Woche 5 Tabletten, wenn jemand (in der Regel ein Geschäftsmann) unnachgiebig und intolerant ist.
- *Stramonium C12.* Geben Sie 1mal in der Woche 10 Tabletten, wenn der Betroffene gewalttätig und bösartig ist – sein Gesicht wird rot, und seine Augen glänzen, sobald er in der Form reagiert.
- *Veratrum album C9.* Geben Sie 1mal in der Woche 5 Tabletten, wenn jemand, der im Grunde genommen sehr ängstlich ist, ständig andere kritisiert – dann schreit er in seinem Zorn, will alles zerreißen und versucht gar zu beißen.

Verwirrung, geistige

Falls Sie einen derartigen Zustand bei einem Ihrer nächsten Angehörigen beobachten, sollten Sie auf der Stelle Ihren Arzt verständigen – nur er wird dann nach eingehender Untersuchung wissen, wie die Therapie auszusehen hat.

Willensschwäche, depressive

Auch hier sollten Sie nicht versuchen, auf eigene Faust tätig zu werden. Ihr Arzt wird schon feststellen, welche (homöopathische oder psychotherapeutische) Behandlung für den Betroffenen angebracht erscheint.

Zittern (siehe auch Nervosität)

Falls das Zittern durch einen Schock, einen Temperaturanstieg oder durch übermäßigen Alkohol-, Kaffee- oder Zigarettenkonsum verursacht worden ist, sollten Sie dem Betroffenen sofort 2 Tabletten des homöopathischen Heilmittels *Gelsemium C5* geben.

KAPITEL IV

Herz und Kreislauf

Arterienentzündungen

Jede Arterienentzündung, in der Medizin »Arteriitis« genannt – tritt in der Regel plötzlich auf.

Diese Entzündungen haben natürlich ihre Ursachen. Sie sollten sich daher fragen, ob es vielleicht an dem übermäßigen Zigarettenkonsum, vielleicht an der mangelnden Bewegung (oder an beidem) liegen könnte, warum sich bei Ihnen auf einmal durch die Verdickung der inneren Gefäßwände und der Bildung von Blutgerinnseln schwere Durchblutungsstörungen bemerkbar machen. Sollte Sie also Ihr Arzt vor nicht allzu langer Zeit auf die Gefahr einer Arterienentzündung hingewiesen haben, ist es ratsam, auf der Stelle damit zu beginnen, zum einen Ihre Lebensgewohnheiten zu ändern, zum anderen den organischen Boden zu behandeln – die Homöopathiemittel *Lachesis, Lycopodium* und *Thuja* sind dafür bestens geeignet (welches dieser Heilmittel für Sie angezeigt ist, das sagt Ihnen Ihr Homöopath).

Entzündet sich plötzlich eine der Schlagadern im Kopfbereich – es handelt sich dann um die sogenannte »Arteriitis temporalis« –, ist sofort der Arzt zu benachrichtigen, da hier nur noch eine schnell durchgeführte Operation helfen kann.

Doch auch bei nicht so gefährlichen Arterienentzündungen ist sofort der Arzt zu benachrichtigen, da diese Erkrankung – die häufig an den unteren Gliedmaßen auftritt – nur durch eine schnell einsetzende, tiefgreifende Behandlung geheilt werden kann.

Folgende Homöopathiemittel (1mal täglich 3 Tabletten) sind bei den jeweiligen Symptomen angezeigt:

- *Aurum metallicum C5,* wenn der Betroffene, dessen Puls unregelmäßig ist, sich kalt und wie vergiftet fühlt, ferner meint, es seien Gewichte an seinen Füßen angebracht worden. Nachts erwacht er, richtet sich im Bett auf und neigt sich nach vorn, weil er an Atemnot leidet. Ein weiteres Symptom ist die unregelmäßige Herztätigkeit.
- *Nux vomica C5,* wenn der Betroffene schlecht gelaunt ist, leicht wütend wird, ungeduldig und reizbar ist: Licht, Lärm – alles ist ihm unerträglich. Ferner sind seine Extremitäten wie eingeschlafen und seine Fersen empfindlich, schlürft er beim Laufen, da die betroffenen Glieder gefühllos sind, hat er einen zu niedrigen Blutdruck in den unteren Gliedmaßen – das alles häufig bedingt durch Nikotin- oder Arzneimittelmißbrauch.
- *Sulfur C5,* wenn der Betroffene unentwegt auf der Suche nach einer frischen Stelle im Bett ist, da er das Gefühl hat, seine Füße würden brennen. Nachts hat er Krämpfe, fühlt sich beim Aufwachen nicht ausgeruht, tagsüber ermüdet ihn das Stehen, und ständig hat er das Verlangen nach frischer Luft.

Arterienverkalkung

Bei dieser chronischen Erkrankung, von den Medizinern »Arteriosklerose« genannt, unterstützen zwar cholesterinsenkende und durchblutungsfördernde Arzneimittel das Fortschreiten der Verkalkung, doch noch eine Reihe von anderen Maßnahmen ist hier erforderlich. Da ist zunächst einmal das absolute Rauchverbot zu nennen, ferner die Behandlung aller Krankheiten, die zu den Risikofaktoren der Arterienverkalkung gehören, und nicht zuletzt ist es die richtige Ernährung, die zu dem umfangreichen »Maßnahmenkatalog« gehört.

Vitaminreich sollte diese Ernährung sein und reich an Ballaststoffen; ferner gehören Gemüse und Obst auf den alltäglichen Speiseplan; auch kaltgepreßte Öle, die reich an ungesättigten Fettsäuren sind, sind zu empfehlen (nicht jedoch tierische Fette). Insgesamt sollte die Ernährung so ausgerichtet sein, wie sie bei einer Magenschleimhautentzündung (siehe Seite 193) angebracht ist.

Wie bei vielen Zivilisationskrankheiten kommt auch bei der Arterienverkalkung der Vorbeugung besondere Bedeutung zu – und diese Vorbeugung besteht in erster Linie in einer gesunden Lebensführung. Meiden Sie daher Streß, sorgen Sie dagegen für ausreichenden Schlaf und regelmäßige Bewegung.

Ferner sollten Sie auf Ihr Gewicht und Ihren Blutdruck achten – Übergewicht und Bluthochdruck gehören nämlich zu den primären Risikofaktoren.

Noch ein Rat zum Schluß: Nehmen Sie eine Arterienverkalkung niemals auf die leichte Schulter. Da die Verhärtung und die Verdickung der Arterienwände die Blutzirkulation erschweren, ist das Herz zusätzlich gefordert, da es für diesen Blutkreislauf zu sorgen hat – und falls die Blutzirkulation eine empfindliche Störung erleidet, kann das sehr schnell zu einem Gehirnschlag führen.

Blausucht (Zyanose)

Die Blausucht, eher ein Symptom als eine Krankheit, tritt in der Regel bei einer Herzschwäche, bei Blutkrankheiten, aber auch bei Vergiftungen auf. Dann nehmen bestimmte Hautstellen (etwa Ellenbogen, Ohrläppchen und Zehen) sowie die Schleimhäute eine bläuliche Farbe an.

Geben Sie von den jeweiligen homöopathischen Heilmitteln täglich 3 Tabletten.

- *Carbo vegetabilis C5,* wenn der Betroffene ein Brennen spürt, obwohl er kalte Extremitäten hat, manchmal sogar der ganze Körper kalt ist. Meist ist dann die Zyanose chronisch. Milchprodukte, Fette, eine warme und feuchte Witterung sowie der Einbruch der Nacht verschlechtern seinen Zustand, während er sich im Winter, bei starker Kälte, verbessert.
- *Pulsatilla C5,* wenn der Betroffene selten Durst hat und die Haut mit kleinen geplatzten Äderchen bedeckt ist. Liegt der Betroffene und sind seine Beine höher gelagert, fühlt er sich besser. Die Zyanose tritt auch bei Mädchen auf, die unter unregelmäßigen monatlichen Blutungen leiden. Dann sind rote und geschwollene Beine sowie das Unwohlsein in warmen Räumen symptomatisch.
- *Tartarus stibiatus C5,* wenn der Betroffene kurzatmig ist und leicht einschläft, manchmal sehr schwach ist und stark zittert. Milch ekelt ihn an, während er Verlangen nach sauren Früchten und sauren Lebensmitteln hat, die eigentlich seinen Zustand verschlechtern.

Blutandrang (im Kopf)

Blutandrang – das ist die Folge der plötzlichen Zunahme der Blutmenge in den Gefäßen.

Blutandrang im Kopf geschieht unter anderem dann, wenn der Betroffene sehr verstimmt ist, unter einem Schock steht, aber auch, wenn er sich lange in einem überhitzten Raum aufgehalten, zu reichlich gegessen oder zuviel getrunken hat. Dann ist unter anderem sein Gesicht gerötet, werden die Adern auf den Schläfen sichtbar, spürt er Zuckungen am Herzen, schmerzt seine Kopfhaut, ist ihm schwindlig.

Benachrichtigen Sie bei diesen starken Symptomen auf jeden Fall Ihren Arzt – und lockern Sie zu enge Kleidungsstücke (Gürtel, Hemd, Krawatte). Außerdem sollten Sie kalte Kompressen auf die Stirn, 2 *China-C4-Tabletten* und (falls der Arzt noch nicht eingetroffen ist) nach einer Viertelstunde noch 2 *Opium-C5-Tabletten* unter seine Zunge legen.

Die hier angeführten Heilmittel sind bei den folgenden Symptomen angezeigt:

- *Aconitum C5,* wenn der Betroffene über einen heißen Kopf klagt und Kopfschmerzen hat. Richtet er sich auf, wird sein Gesicht blaß. Ferner ist er unruhig, ängstlich und fürchtet, sterben zu müssen. Sein linker Arm ist eingeschlafen, es kribbelt und schmerzt ihn in den Fingern, sein Puls ist voll und hart. Während Hitze die Symptome verschlimmert, verschafft frische Luft Erleichterung.
- *Belladonna C5.* Der Betroffene erleidet einen Blutandrang, der plötzlich nach einer Erkältung auftritt. Das Gesicht ist dann sehr rot – so, als ob das ganze Blut zum Kopf gestiegen sei. Ferner klagt er über starke Kopfschmerzen, sind seine Augen rot, die Pupillen erweitert. Gegen Lärm und Licht sehr empfindlich, möchte er allein sein. Versucht er, etwas zu trinken, treten im Halsbereich Krämpfe auf. In der Regel verschwinden die Symptome genauso plötzlich, wie sie gekommen sind. Der Kranke fühlt sich besser, wenn er ruhig bleibt, nicht spricht und den Kopf nach hinten legt.
- *Gelsemium C5,* wenn der Betroffene schwach und wie leicht gelähmt ist. Sowohl geistig als auch körperlich reagiert er sehr langsam und scheint wie benommen zu sein, spürt keinen Durst und zittert ein wenig. Wenn

das Herz zu versagen scheint, sollte er jedesmal bewegt werden. Hitze und Sonne, aber auch Zigaretten verschlechtern seinen Zustand.

- *Glonoinum C5*. Der Betroffene erleidet einen Blutandrang, der durch übermäßige Hitze ausgelöst worden ist. Das Gesicht ist dann rot und warm, die Augen sind blutunterlaufen. In der Regel kann sich der Kranke nicht mehr orientieren. Ferner leidet er unter ausgesprochen starken Kopfschmerzen, ist sein Puls schnell und hart, sind die Zähne zusammengebissen und die Pupillen erweitert. Während Alkohol und Sonne seinen Zustand verschlechtern, bessert dieser sich durch frische Luft.
- *Opium C5,* wenn der Betroffene benommen ist und keine Hitze erträgt. Sein Zustand bessert sich an der frischen Luft und wenn er kalte Speisen ißt oder kalte Getränke zu sich nimmt.
- *Veratrum viride C5*. Das Gesicht des Betroffenen ist rot, wird aber blaß, wenn er versucht, sich aufzurichten. Ferner sind seine Augen blutunterlaufen, hat er Schmerzen im hinteren Kopfbereich, ist sein Puls langsam. In der Regel ist mitten auf der Zunge ein roter Streifen sichtbar.

Blutdruck, hoher

Beim Blutdruckmessen werden stets zwei Werte ermittelt: Während sich der Herzmuskel zusammenzieht, wird der systolische Druck, während sich der Herzmuskel wieder ausdehnt, der diastolische Druck gemessen.

Der Blutdruck, der meist mit zunehmendem Alter steigt, sollte sich normalerweise zwischen 140 und 170 (beim oberen Wert) sowie zwischen 70 und 80 (beim unteren Wert) bewegen. Ist dies nicht der Fall, so spricht man von einem niedrigen oder hohen Blutdruck – und Bluthochdruck besteht dann, wenn die Werte ständig höher als 160 zu 95 liegen.

Sollte das bei Ihnen der Fall sein, ist das ein ernstes Warnsignal, dem sich meist weitere anschließen: Kopfschmerzen, Sehstörungen, Ohrensausen, Schlaflosigkeit, Gedächtnisschwäche, Schwindel. Nehmen Sie daher von den folgenden homöopathischen Heilmitteln 1mal täglich 3 Tabletten, wenn sich bei Ihnen die nachstehend erwähnten Symptome zeigen.

- *Aurum metallicum C5,* wenn Sie – Sie sind fettleibig und frieren leicht – einen Blutandrang haben. Sie werden mitten in der Nacht plötzlich wach, und die Schläge Ihres Herzens zwingen Sie, sich hinzusetzen und sich nach vorne zu beugen. Nicht selten ist Ihr Gesicht rot, spüren Sie einen Druck auf und eine Enge in der Brust und haben Hitzewallungen, die in Begleitung mit Ängsten auftreten. Kalte Luft oder kalte Bäder verbessern Ihren Zustand.

- *Aconitum C5,* wenn Sie urplötzlich heftiges Herzklopfen bekommen und sich gleichzeitig fürchten, ferner Kopfschmerzen haben, Ihr Gesicht rot ist und Ihnen schwindlig wird, wenn Sie versuchen, aufzustehen.
- *Barium carbonicum C5,* wenn Sie an Arterienverkalkung leiden und Schwindel, Ohrensausen und Gedächtnislücken diese Störung anzeigen. Ihr Herz schlägt, die geringste Anstrengung ermüdet Sie, und Ihr Herzklopfen wird stärker, sobald Sie sich auf die linke Seite legen. Ihr Puls arbeitet langsam und regelmäßig.

Bei den folgenden Symptomen sind alle 2 Tage 3 Tabletten des jeweiligen homöopathischen Heilmittels angezeigt.

- *Glonoinum C5,* wenn jemand plötzlich Blutandrang verspürt und starke Kopfschmerzen auftreten, er nicht mehr weiß, wo er sich befindet, und geistig verwirrt ist. Hitze verschlechtert den Zustand des Betroffenen.
- *Sulfur C4.* Gegen den chronischen Bluthochdruck. Der Kranke ist nervös, zeigt kaum Appetit, sein Kopf ist heiß, er spürt, wie das Blut sich dort sammelt und wie die Adern pulsieren. Die Symptome treten stärker nach dem Essen, bei Hitze, beim Stehen oder beim Ausruhen auf. Vorsichtige körperliche Übungen, trockene und frische Luft verbessern den Zustand.
- *Viscum album C5,* wenn jemand unter Herzschwäche leidet und gleichzeitig eine Schwäche der Nieren vorliegt. Im Harn des Betroffenen finden sich Albumine (das sind wasserlösliche Eiweißköper). Ferner ist sein Puls unregelmäßig, und die geringsten Anstrengungen lösen Herzklopfen und Atemnot aus. Liegt er auf der rechten Seite, verschlechtert sich sein Zustand.

Blutdruck, niedriger

Hält sich der niedrige Blutdruck in Grenzen, so ist er nicht gefährlich. Liegt der systolische Druck aber ständig unter 100, dann ist Vorsicht geboten:

Schwindel- und Ohnmachtsanfälle, aber auch mangelndes Konzentrationsvermögen sind dann die nicht gerade erfreulichen Begleitumstände.

Manchmal hilft ein Glas Rotwein, manchmal auch ein Glas Möhrensaft, um wieder schnell »auf Touren zu kommen«. Bestimmte homöopathische Heilmittel (alle 24 Stunden 2 Tabletten) helfen dagegen auf lange Sicht.

- *Crataegus C5.* Der Betroffene hat das Gefühl, sein Herz erweitere sich. Ferner ist sein Puls unregelmäßig, schwach und schnell, verspürt er oft Schmerzen im unteren Bereich des Herzens, ist schlecht gelaunt und leidet unter Schlaflosigkeit. Leichte körperliche Anstrengungen verbessern seinen Zustand, während ein zu warmes Zimmer diesen verschlechtert.
- *Rauwolfia C5.* Der Betroffene leidet oft unter Schwindel, der noch stärker wird, wenn er sich in Höhenlagen (Gebirge) aufhält. Eine Verminderung der Appetenz (das ist ein auf die Erreichung eines Zieles gerichtetes Verhalten) beim Mann, ein Verlust an Interesse und Energie sowie Kurzatmigkeit und Herzklopfen treten hier im wesentlichen hervor. Ferner ist nicht selten eine (manchmal sehr starke) Verminderung der sexuellen Lust beim Mann festzustellen. Eine Anstrengung verschlechtert den Zustand, während frische Luft Erleichterung bringt.

Blutungen (siehe auch Kapitel IX)

Eines sei vorweg gesagt: Wenn es sich um einen akuten, schwereren Fall handelt, ist sofort ein Arzt zu benachrichtigen. Sind jedoch die Symptome nicht so stark ausgeprägt und ist die Blutung in ihrem gesamten Erscheinungsbild nicht dramatisch, sollten Sie (allerdings nach Absprache mit Ihrem Arzt) alle 24 Stunden 2 Tabletten des jeweils angezeigten homöophatischen Heilmittels nehmen.

- *Cactus C5,* wenn das Blut dunkel ist, schnell gerinnt und große Klumpen bildet. Der Betroffene spürt deutlich entweder ein Pulsieren an der Stelle, an der das Blut austritt, oder ein zusammenziehendes Gefühl, wenn ein Organ betroffen ist: Leber (Bluterbrechen), Blase oder Nieren (Blutharnen), Brust (Bluthusten), Eierstöcke, Gebärmutter oder Scheide (Metrorrhagie). *Cactus* ist das vielseitigste Heilmittel.
- *China C5,* wenn es sich um sehr starke Blutungen nach einem Schlag oder

als Folge eines Unfalls handelt. Der Betroffene ist sehr blaß und schwach, sein Puls schnell, ihm ist schwindlig. Er sackt zusammen, wenn er aufzustehen versucht.

- *Crotalus C5,* wenn das fließende Blut schwarz und flüssig ist und keine Klumpen bildet (oft ist das bei schweren Vergiftungen oder bei Leberinfekten zu beobachten). Das Blut reizt die Haut und riecht übel. Falls der Betroffene einen kalten Körper, Herzklopfen hat und ohnmächtig wird, ist er erschöpfter, als es sein Zustand ahnen läßt. Hier ist unbedingt die Anwesenheit eines Arztes erforderlich.
- *Ipecacuanha C5,* wenn die Blutung sehr stark und das Blut knallrot ist. Der Zustand des Betroffenen verschlimmert sich eindeutig, wenn dieser sich bewegt. Falls er sich übergibt, sich jedoch nicht besser fühlt, ihm nach wie vor übel ist, er in Ohnmacht fällt, dabei die Zunge sauber ist, ist eine Darmblutung nicht auszuschließen. Ein Arzt ist erforderlich.
- *Lachesis C5,* wenn das Blut schwarz und geronnen ist, übel riecht, in kleinen Klumpen aus dem Körper tritt und die Lippen rot werden. Dort, wo das Organ beeinträchtigt ist, spürt der Betroffene einen leichten Schmerz, so, als ob sich etwas zusammenziehe (schmerzt es sehr stark, handelt es sich um die Leber). Diese Symptome gleichen sich auch bei Blutungen, die während der Wechseljahre oder bei akuten infektiösen Krankheiten auftreten.
- *Phosphorus C5,* wenn die Blutungen regelmäßig auftreten und das Blut rot ist. In vielen Fällen neigt dann der Betroffene während einer akuten Erkrankung zu Blutungen (etwa bei akutem Blutandrang, einer Herzschwäche oder einer Kreislaufstörung). Liegt der Kranke ständig auf der linken Seite, ist eine verstärkte Darmtätigkeit mit häufigem Stuhlgang zu beobachten.

Embolie

Eine Embolie ist dann gegeben, wenn durch die Verschleppung eines Blutgerinnsels, das durch Fruchtwasser, Fett oder Luft entstanden ist, eine Gefäßverstopfung erfolgt. Dann kann – wenn eine Ader des Koronarkranzes betroffen ist – ein Herzschlag eintreten, dann können Schlagadern unter anderem in den Nieren, der Leber, der Milz und dem Gehirn verstopfen, können Gliedmaßen betroffen sein. Der plötzliche Eintritt einer bestimmten Funktionsstörung ist dann allgemein zu erkennen.

Rufen Sie in jedem Fall augenblicklich den Notarzt – nur er kann entscheiden, welche Sofortmaßnahmen ergriffen werden müssen.

Hämorrhoiden

Diese oftmals auftretende Störung entsteht dann, wenn sich das unter der Schleimhaut des Mastdarms liegende Blutgefäßnetz ausweitet und wuchert. Nicht selten werden Hämorrhoiden nicht sofort entdeckt, da die Knoten – sie entstehen zwischen After und Mastdarm – zunächst weder sichtbar noch ertastbar sind und keine Schmerzen verursachen. Doch auch wenn Hämorrhoiden nicht direkt zu erkennen sind, so lassen aber häufiges Bluten und gelegentlicher Juckreiz sowie Stechen auf ihr Vorhandensein schließen.

Beachten Sie also diese ersten Symptome, denn bei fortschreitender Knotenbildung ist eine Operation oftmals unumgänglich.

Im Anfangsstadium sollten Sie zunächst einmal eine Kost bevorzugen, die gegen Verstopfung wirkt; dann sorgen Salben oder Zäpfchen verschiedener homöopathischer Heilmittel – wie *Aesculus* oder *Collinsonia-canadensis-Urtinktur* – für Erleichterung; ferner sind kalte oder lauwarme Bäder zu empfehlen. Schließlich sollten Sie – auch über das Anfangsstadium hinaus, jedoch nach Absprache mit Ihrem Homöopathen – auf bestimmte Heilmittel (1mal täglich 2 Tabletten) zurückgreifen.

- *Aesculus C5,* wenn brennende und stechende Schmerzen sowie Juckreiz im Mastdarm den Betroffenen quälen. Dann bluten die Hämorrhoiden entweder kaum oder überhaupt nicht und haben eine dunkelrote Farbe. Die Symptome können sich beispielsweise dann verschlimmern, wenn eine Frau ihre monatlichen Blutungen hat, sind jedoch stets stärker nach dem Stuhlgang (der sehr schwerfällt), einem längeren Spaziergang und nach längerem Stehen.
- *Aloe C5,* wenn der Bauch geschwollen ist, die (traubenförmigen) Hämorrhoiden ebenfalls, die außerdem brennen und bei Berührung schmerzen. Etwa eine Stunde nach dem Stuhlgang ist meist ein schmieriges, gelatineartiges Sekret am After zu erkennen. Der Betroffene neigt zu Durchfall und klagt oft über Kopfschmerzen.

- *Hamamelis C5,* wenn die Hämorrhoiden stark bluten und das Blut dunkel und geronnen ist. Der Betroffene, der zu Krampfadern neigt, hat dann das Gefühl, die geschwollenen Adern seien wund. Ferner schmerzt der Mastdarm, haben die Hämorrhoiden eine bläuliche Farbe und reagieren sehr empfindlich auf Berührungen, können Kopf- und Rückenschmerzen auftreten. Kalte Umschläge lindern die Schmerzen.
- *Nux vomica C5,* wenn die Hämorrhoiden keine oder nur geringe Schmerzen verursachen und kaum bluten. Ein Juckreiz, das ständige Bedürfnis, zum Stuhl zu gehen, ferner Verstopfung sowie eine empfindliche Leber sind in diesem Falle die wesentlichsten Merkmale. Alkoholische Getränke verschlechtern den Zustand.
- *Paeonia officinalis C5,* wenn die Hämorrhoiden entzündet, Risse und schmerzhafte Geschwüre am After enstanden sind sowie ständiges Träufeln und Juckreiz auftreten. Der Stuhlgang fällt dem Betroffenen äußerst schwer, und wenn er sich bewegt, verstärken sich die Schmerzen.

Herz

Dieses so wichtige Organ – das Schlüsselorgan des menschlichen Körpers schlechthin – hat eine Menge zu leisten: Als Zentralorgan des Kreislaufsystems hält es den Blutstrom ständig in Bewegung.

Achten Sie daher auf die verschiedenen Warnsignale des Herzens: Falls Sie unter anderem Herzflattern, Herzrhythmusstörungen sowie Krämpfe im Brustbereich bemerken, aber auch unter Bluthochdruck leiden, sollten Sie zum einen darüber nachdenken, ob diese Symptome eventuell auf Ihre Lebensweise zurückzuführen sind – Ernährungsgewohnheiten, Alkohol- und Nikotinmißbrauch, Streß und Übergewicht sind nur einige der Risikofaktoren, die zum Herzinfarkt führen –, zum anderen sollten Sie versuchen, Ihr Herz zu unterstützen, indem Sie auf homöopathische Heilmittel zurückgreifen.

- *Arnica, Cactus, Crataegus, Calcium carbonicum* – das sind bewährte Herztonika, die die Funktionsfähigkeit Ihres Herzens stärken. Von dem für Sie geeigneten Heilmittel sollten Sie täglich 3 Tabletten in der Potenzierung C5 nehmen.

Herzbeutelentzündung

Eine Herzbeutelentzündung äußert sich durch einen stechenden Schmerz, der in die ganze Brust ausstrahlt und der selbst durch geringste Bewegungen, so auch die des Atmens, verstärkt wird. Häufig tritt eine Herzbeutelentzündung nicht als selbständige Krankheit auf, sondern als Folge einer anderen Erkrankung – etwa bei Blutvergiftung und Wochenbettfieber. Auf jeden Fall ist bis zum vollständigen Abklingen aller Symptome strengste Bettruhe erforderlich.

Geben Sie – nach Absprache mit Ihrem Arzt – alle 24 Stunden 3 Tabletten des angezeigten Heilmittels.

- *Aconitum C5,* wenn sich die Herzbeutelentzündung plötzlich einstellt. Der Puls ist dann beschleunigt, hart und nicht selten unregelmäßig, wobei der Erkrankte gleichzeitig mit dem Schmerz eine Enge in der Brust fühlt und das Gefühl hat, bald ohnmächtig zu werden. Sorgen Sie auf jeden Fall dafür, daß er ruhig liegt und daß vor allem der Kopf erhöht ist.
- *Bryonia C5,* wenn der Erkrankte das Gefühl hat, bald ohnmächtig zu werden, außerdem großen Durst verspürt und ihm schwindlig wird, sobald er versucht, sich aufzurichten. Er fühlt sich besser, wenn er bewegungslos auf der linken Seite liegt.
- *Spigelia C5,* wenn die Schmerzen, die aus der Herzgegend kommen, in den linken Arm ausstrahlen, außerdem heftige Zuckungen sichtbar sind, selbst wenn der (sehr ängstliche) Erkrankte bekleidet ist.

Herzinfarkt

Wenn ein Blutgerinnsel zum vollständigen Verschluß einer Arterie des Koronarkranzes führt, dann führt das zum Herzinfarkt – der sich häufig nachts, aber auch in jeder anderen Ruhestellung ereignet.

Akute, sehr starke und stechende Schmerzen strahlen dann in den linken Arm bis in die Finger, manchmal sogar bis in Rücken und Hals aus; der arterielle Blutdruck sinkt, der Puls ist schnell, nicht selten unregelmäßig; der Kranke ist blaß, ihm ist übel, er fühlt sich wie erschlagen (und manchmal erbricht er auch).

Rufen Sie sofort den Notarzt, geben Sie in der Zwischenzeit 2 *Arnica-*

C5-Tabletten, eventuell eine halbe Stunde danach noch 2 *Naja-tripudians-C4-Tabletten,* – und sorgen Sie dafür, daß der Betroffene absolute ruhig liegt, daß vor allem der Oberkörper mit Hilfe eines Kissens etwas aufgerichtet wird.

Herzklopfen

Wenn jemand wiederholt von starken Anfällen betroffen ist, die zwar manchmal nach einigen Minuten vorbei sind, aber auch schon einmal einige Stunden andauern können, spricht man hier von dem »Bouveretschen Syndrom« – dann klopft das Herz sozusagen »bis zum Hals« und schlägt bis zu 220mal in der Minute.

Falls einer Ihrer Angehörigen unter diesen Störungen leidet, sollten Sie – nach Absprache mit Ihrem Arzt – auf Homöopathiemittel zurückgreifen. Geben Sie dann jede halbe Stunde 2 Tabletten des jeweils angezeigten Heilmittels.

- *Aconitum C5* ist bei starker Angst, der Ursache des Anfalls, angezeigt. Oftmals fürchtet der Betroffene, sterben zu müssen, er hat ferner Schmerzen in der Brust, außerdem ist sein linker Arm eingeschlafen, er fühlt in den Fingern ein Kribbeln. Der Puls ist hart und schnell, das Gesicht rot – und der Erkrankte wird blaß, sobald er versucht, sich aufzurichten. Er muß jedoch liegenbleiben, wobei der Kopf mit einigen Kissen gestützt wird.
- *Cactus C5,* wenn der Betroffene das Gefühl hat, sein Herz sei von einer eisernen Hand umklammert (das Gefühl verstärkt sich, sobald er sich auf die linke Seite legt). Hierbei klopft das Herz heftig und schlägt schneller, wobei der Puls jedoch schwach ist. Ferner fühlt der Erkrankte einen gewissen Druck auf der Brust, nimmt er außerdem das Herzklopfen mehr auf der rechten Herzseite wahr. Die Symptome verstärken sich, sobald er sich bewegt.
- *Crataegus C5* ist das Mittel für das müde Herz, ist aber auch bei Herzstörungen angezeigt. Der Betroffene hat oft das Gefühl, sein Herz erweitere sich, wobei er unter dem linken Schlüsselbein Schmerzen spürt. Reizbar und schlecht gelaunt, kennt er auch depressive Phasen. Während körper-

liche Anstrengung und ein zu heißer Raum seinen Zustand verschlechtern, bessert er sich durch Ruhe und frische Luft.

- *Digitalis C5,* wenn der Betroffene, dessen Puls schwach und langsam ist, versucht, sich absolut still zu verhalten, da er Angst hat, sein Herz würde bei der geringsten Bewegung aufhören zu schlagen. Absolute Ruhe verbessert seinen Zustand.
- *Gelsemium C5* ist das Gegenteil von *Digitalis.* Der Betroffene hat das Gefühl, sein Herz würde aufhören zu schlagen, wenn er sich nicht bewegt. Ferner meint er, er stehe kurz vor einer Ohnmacht. Der Puls ist langsam, und der Erkrankte scheint wie erschlagen zu sein.
- *Ignatia C5,* wenn der Betroffene nach einer Unannehmlichkeit oder einer Gefühlsaufwallung sehr nervös ist, sich sein Puls beschleunigt und er meint, einen »Kloß im Hals« zu haben. Manchmal treten diese Symptome verstärkt dann auf, wenn der Erkrankte vorher Zigarettenqualm oder auch Parfümgeruch ausgesetzt gewesen ist.
- *Lilium tigrinum C5* ist dann angezeigt, wenn der Betroffene das Gefühl hat, sein Herz sei in einen Schraubstock eingespannt. Ferner ist sein linker Arm schmerzhaft und taub. Er wird mitten in der Nacht von Hitzewallungen geweckt und hat ständig das Bedürfnis, Harn zu lassen. Das Herzklopfen strahlt von den Genitalien aus nach rechts bis in den Rücken und in die Arme. Der Erkrankte hat nur noch wenig Hoffnung und fühlt sich vollkommen mutlos.
- *Lycopus virginicus C5,* wenn das Herz schnell und heftig schlägt. Der Betroffene – er neigt zu Bluthochdruck – ist unruhig und nervös, seine Hände zittern, und das heftige Schlagen des Herzens ist eindeutig zu vernehmen. Das Herzklopfen ist sowohl stärker bei Hitze als auch dann, wenn sich der Betroffene bewegt, ferner, wenn er ständig an seine Erkrankung denkt.
- *Naja tripudians C5* ist dann angezeigt, wenn der Betroffene nicht mehr sprechen kann, hustet und seine Beine schwach sind (besonders abends). Manchmal ist dann auch der linke Arm taub. Das Herzklopfen wird sowohl morgens beim Aufwachen als auch beim Liegen auf der rechten Seite schlimmer.
- *Spigelia C5,* wenn das Herzklopfen äußerst stark ist. Der Betroffene hört es ganz deutlich, spürt dabei einen Schmerz im linken Arm und in der linken Brusthälfte. Das Herzklopfen tritt nicht stärker auf, wenn der Erkrankte Kaffee trinkt oder sich auf die linke Seite legt.

Krampfadern (siehe auch Venenentzündungen)

Krampfadern treten nicht von heute auf morgen auf. Meist ist es der Mangel an Bewegung, der sie allmählich entstehen läßt, manchmal treten sie während einer Schwangerschaft auf, aber auch erbbedingte Faktoren sind nicht selten dafür verantwortlich, wenn jemand zu Krampfadern neigt.

Wenn Sie zu Krampfadern neigen, sollten Sie unbedingt etwas dagegen tun, denn wenn Sie diese krankhaft erweiterten Blutadern nicht behandeln, kann das zu schweren Komplikationen führen: Embolie und Thrombose können die unangenehmen Folgen sein.

Ein Beruf, bei dem Sie ständig stehen müssen, ist natürlich Gift für Sie, wenn Sie zu Krampfadern neigen, ebenso das Tragen von Kniestrümpfen, so banal das auch klingen mag – durch ihren festen Gummizug behindern sie nämlich ganz erheblich die Blutzirkulation. Alles andere als Gift sind dagegen die nachfolgend aufgeführten homöopathischen Heilmittel, von denen Sie 1mal täglich 3 Tabletten nehmen sollten, wenn sie durch die jeweiligen Symptome angezeigt sind.

- *Aesculus C4,* wenn Sie außer zu Krampfadern auch zu Hämorrhoiden neigen und wenn die Krampfadern schmerzhaft sind, dabei ein Gefühl der Schwere vermitteln – das noch ausgeprägter ist bei Hitze, aber auch nach einem Spaziergang. Da Sie beim Treppensteigen oftmals Pausen einlegen, sollten Sie kalte Bäder nehmen – das verschafft Erleichterung.
- *Calcium fluoratum C5,* wenn die Krampfadern auf eine schlechte Ernährung zurückzuführen sind. In der Regel ist Ihre Haut mit kleinen geplatzten Äderchen bedeckt und haben Sie häufig unter Hexenschüssen und Verstauchungen zu leiden, die sich aufgrund der zu großen Geschmeidigkeit Ihrer Gelenke ereignen.
- *Hamamelis C4,* wenn die Haut empfindlich ist, schmerzt und selbst die leichtesten Stöße oder Schläge Prellungen hinterlassen. Darüber hinaus leiden Sie häufig unter Blutungen: Neben starken Monatsblutungen sowie Nasenbluten findet sich auch nicht selten Blut im Harn.
- *Pulsatilla C5,* wenn die Extremitäten rötlich-bläulich sind, die Haut mit kleinen geplatzten Äderchen bedeckt ist und die Schmerzen in den Beinen auftreten. Legen Sie deshalb Ihre Beine bei jeder Gelegenheit hoch, damit das Blut besser zirkulieren kann. – *Pulsatilla* ist auch bei Mädchen

angezeigt, die unregelmäßige Monatsblutungen, rote und geschwollene Beine haben und sich in zu heißen Räumen unwohl fühlen.

Nasenbluten

Falls Sie des öfteren starkes Nasenbluten haben, das womöglich auch noch lange andauert, sollten Sie umgehend einen Arzt konsultieren, denn nicht selten ist häufiges Nasenbluten die Folge eines zu hohen Blutdrucks, ist es eventuell auch auf Arterienverkalkung oder eine Nierenerkrankung zurückzuführen.

Falls Sie unter Nasenbluten leiden, sollten Sie von dem jeweils angezeigten homöopathischen Heilmittel 1mal täglich 3 Tabletten nehmen.

- *Aconitum C5,* wenn Sie zu Blutandrang und Ängsten neigen – Sie sollten Ihren Blutdruck überprüfen lassen!
- *Hamamelis C5,* wenn das Nasenbluten durch eine Anstrengung oder einen Schlag verursacht worden ist, das Blut dunkel ist und langsam, aber mitunter auch reichlich fließt, Sie ferner über starke Kopfschmerzen klagen, die ihren Sitz in der Schläfe haben, sowie über ein Gefühl der Enge an der Nasenwurzel.
- *Melilotus officinalis C5,* wenn das Blut sehr rot und auch das Gesicht gerötet ist, Sie ferner unter Kopfschmerzen leiden, die sich besonders an der Stirn bemerkbar machen, und viel Wasser lassen müssen. Ihr Zustand verschlechtert sich bei gewittrigem und veränderlichem Wetter, besonders dann, wenn es drückend und heiß ist. Hingegen verbessert sich Ihr Zustand, wenn Sie sich an die frische Luft legen.

Noch einige Hinweise zum Schluß, die für die jeweils Betroffenen sehr nützlich sind:

> Sie sollten das Nasenbluten nie unterbrechen, wenn es nur einige Minuten andauert. Besonders bei jemandem, der unter Bluthochdruck leidet, ist die Nase sozusagen das Ventil für das Blut, das der Organismus nicht mehr benötigt. In diesem Fall sind 2 *Melilotus-officinalis-C5-Tabletten* und eine Stunde später 2 *Crotalus-C5-Tabletten* angezeigt.

Versuchen Sie bei länger andauerndem Bluten, die Seite ausfindig zu machen, aus der es blutet, um dann von außen mit dem Zeigefinger auf diese Seite zu drücken. So wird die blutende Stelle an der Nasenscheidewand zusammengedrückt und die Blutung eventuell zum Stillstand gebracht.
Legen Sie ein nasses kaltes Tuch auf das Genick, wenn die Blutung zu lange andauert. Das hilft in den meisten Fällen, sie zum Stillstand zu bringen.

Ohnmacht

Ohnmacht, vorübergehender Schwindel – diese Störungen sind durch eine schlechte Durchblutung des Gehirns bedingt.

Sehr oft erfolgt eine Ohnmacht nach einem Schock oder nach einem längeren Aufenthalt in einem schlecht gelüfteten Zimmer, aber auch Arterienverkalkung, Bluthochdruck oder schwere Erkrankungen, die den Organismus erschöpfen, kommen durchaus als Auslöser in Frage.

Wenn jemand in Ohnmacht fällt und sein Puls schwach ist, Gesicht und Lippen blaß und die Extremitäten kalt sind, sollten Sie auf der Stelle den Notarzt rufen, denn dann deutet alles auf eine länger andauernde Ohnmacht hin. In diesem Fall sollten Sie alle engen Kleidungsstücke lockern, das Gesicht des Betroffenen mit kaltem Wasser abreiben und unter die Zunge 2 *Nux-moschata-C4-Tabletten* oder 2 *Veratrum-album-C4-Tabletten* legen.

Schlaganfall (Apoplexie)

Der Schlaganfall: Ein scheinbar gesunder Mensch sackt plötzlich in sich zusammen, verliert das Bewußtsein – und eine seiner Körperhälften ist auf einmal gelähmt.

Nicht immer verliert derjenige, der einen Schlaganfall erleidet, das Bewußtsein, aber fast immer ist diese plötzlich eintretende Ausschaltung von mehr oder minder großen Gehirnteilen auf das Bersten eines Hirngefäßes infolge erhöhten oder auch plötzlich sinkenden Blutdrucks zurückzuführen.

Wie alle Arterienkrankheiten hat auch der Schlaganfall seine »Geschichte« – und diese Geschichte weist nicht selten eine ungesunde Lebensweise aus, die letztendlich zu Arterienverkalkung und Übergewicht geführt hat. Gerade untersetzte, fettleibige Menschen, die jenseits der Fünfzig sind, sich wenig bewegen und unter Bluthochdruck und Durchblutungsstörungen leiden, sind nämlich besonders anfällig für einen Schlaganfall.

Wenn Sie also zu den Menschen gehören, die leicht einen Schlaganfall erleiden könnten, sollten Sie auf wichtige Alarmzeichen achten. Das kann eine verschwommene Sicht, gar eine Erblindung sein, das kann ein grundloser Sturz, das können aber auch häufig wiederkehrende starke Kopfschmerzen sein, die von Übelkeit und Schwindel begleitet sind. All das sind Signale, die Sie ernst nehmen sollten.

Verzichten Sie daher weitestgehend auf üppige Mahlzeiten, verzichten Sie auch auf die tägliche Packung Zigaretten, setzen Sie sich nicht unnötig Streßsituationen aus, meiden Sie ferner allzu große körperliche Anstrengungen – aber bewegen Sie sich täglich an der frischen Luft: Ausgedehnte Spaziergänge, regelmäßige Gartenarbeit gehören nämlich nicht zu den Streßfaktoren, sondern wirken sich beruhigend aus.

Sollte jemand einen Schlaganfall erleiden, so rufen Sie sofort den Notarzt, legen auch sofort 2 *China-C4-Tabletten* unter die Zunge des Betroffenen, zehn Minuten später 2 *Opium-C5-Tabletten* und – falls der Arzt noch nicht eingetroffen ist – nach weiteren fünf Minuten 2 *Glonoinum-C4-Tabletten* (ebenfalls jeweils unter die Zunge).

Jede Stunde 3 Tabletten des angezeigten Heilmittels sollten Sie dagegen bei den jeweils zutreffenden Symptomen geben:

- *Acidum phosphoricum C5,* wenn der Zustand durch eine vollständige Gleichgültigkeit und Teilnahmslosigkeit gekennzeichnet ist. Der Betroffene weiß nicht so recht, was man ihm zu verstehen geben will, hat Gedächtnislücken, ist manchmal wie von Sinnen, leidet unter geistiger Zerstreuung und findet nur selten die passenden Wörter.
- *Aconitum C5,* wenn Gesicht und Kopf rot und warm sind. Versucht der Betroffene, sich hinzusetzen, so wird er blaß. Ferner hat er Durst, ist ängstlich, unruhig und fürchtet, sterben zu müssen. Bei Hitze sowie in einem kleinen geschlossenen Raum treten die Symptome stärker auf, während der Aufenthalt an der frischen Luft für Besserung sorgt.
- *Arnica C5,* wenn der Eindruck eines gewissen Stumpfsinns vorherrscht. Der Betroffene hat das Gefühl, sein Körper sei »geschlagen« worden,

kann kaum Fragen beantworten, denn er bleibt wie abgestumpft. Nachts ist er unruhig und empfindet sein Bett als zu hart.

- *Glonoinum C5,* wenn die Augen gerötet sind und gleichzeitig Kopfschmerzen und Schwindelgefühle vorliegen. Der Betroffene beißt ständig die Zähne zusammen, kann schlecht atmen, den Kopf nicht heben, da er das Gefühl hat, der sei schwer wie Blei. Ferner hat er Herzklopfen und ist desorientiert, arbeitet sein Puls schnell und hart. Sein Zustand verschlimmert sich in der Sonne und bei Hitze (manchmal war das der Auslöser).
- *Helleborus C5,* wenn eine gewisse Abgestumpftheit sowie eine Überraschtheit vorzuliegen scheinen. Der Betroffene kann seinen Zustand nicht richtig einordnen und ist deshalb vollkommen überrascht. Ferner ist er ruhig und schweigsam, geht sein Puls langsam, ist das Gesicht kantig und blau, sind die Augenbrauen zusammengezogen, ist sein Harn dunkel. Darüber hinaus antwortet er nur langsam, so, als ob er nicht verstehen würde, was man ihm sagt. Er wimmert, murmelt undeutliche Worte und bewegt wiederholt den Kopf, die Arme oder die Hände – und faßt sich dann hin und wieder mit der rechten Hand an den Kopf.
- *Lachesis C5,* wenn das Gesicht während des Anfalls rot oder rötlichbläulich wird, der Kopf heiß, die Füße kalt sind. Der Betroffene gibt unentwegt Unverständliches von sich, spürt Schmerzen oberhalb der Augen oder im Nacken und erträgt keinen Druck am Hals oder an der Taille. Nicht selten bessert sich sein Zustand nach einer Nasenblutung.
- *Opium C5,* wenn das Gesicht dunkelrot ist, die Augen halbgeschlossen sind und sich nicht bewegen sowie erweiterte Pupillen zu beobachten sind. Der Betroffene wirkt leblos, reagiert nicht, und alles scheint ihm gleichgültig zu sein. Er atmet tief und langsam, Gesicht und Brust sind feucht, er schwitzt, der Puls ist ist voll und langsam, die Glieder sind kalt, und nach einer gewissen Zeit wird das Gesicht blaß.

Wenn der Kranke auf dem Weg zur Besserung ist, sollten Sie ihm 1mal in der Woche 5 Tabletten *Barium carbonicum C7* geben. *Barium carbonicum* ist hier das geeignete Heilmittel für eine langfristige Behandlung. Die Errötung beim Kranken ist nun einer gewissen Blässe gewichen. Der Betroffene ist jetzt empfindlich gegen Kälte und hat oft Herzklopfen, das heftiger werden kann, wenn er sich bewegt oder auf der linken Seite liegt. Die geringste Anstrengung ermüdet ihn, und dann spürt er das Bedürfnis, ausgiebig zu schlafen. – Wenn bei dem Kranken, der unter hohem Blutdruck leidet, eine gewisse geistige Verwirrung besteht, kann er sich in der Regel nicht mehr an vertraute Örtlichkeiten erinnern – und auch sein Namensgedächtnis läßt stark nach. Oft fährt er sich dann mit den Händen über sein Gesicht.

Venenentzündungen (siehe auch Krampfadern)

Eine Venenentzündung ist nicht nur sehr schmerzhaft, sondern es besteht auch – ähnlich wie bei Krampfadern – die Gefahr einer Embolie.

Alkoholumschläge, vermehrt Umschläge mit warmer Heilerde sowie Laken zum Umwickeln, die zuvor in Schafgarbentinktur getränkt worden sind, lindern den Schmerz – und die nachfolgenden homöopathischen Heilmittel (alle 24 Stunden 3 Tabletten) fördern den Heilungsprozeß.

- *Arnica C5,* wenn sich eine Venenentzündung nach einem Trauma ereignet. Das Fieber ist zwar leicht, aber der Betroffene kann schlecht schlafen. Der Körper ist kalt, nicht aber Kopf und Gesicht.
- *Lachesis C5* wirkt vorbeugend gegen eine Blutvergiftung.
- *Pulsatilla C5,* wenn ein weißes Ödem (Schwellung) vorliegt, obwohl die Entzündung stabilisiert ist. Dann kommen die Schmerzen und gehen. Das Fieber ist zwar leicht, aber der Betroffene fröstelt. Ein warmer Raum trägt zur Verschlechterung bei.

KAPITEL V

Der Verdauungsapparat

Afterschrunden

Die Afterschrunde ist ein Einriß der Afterschleimhaut, die nicht selten bei Hämorrhoiden auftritt. Ist der Stuhlgang besonders schmerzhaft, sollte diese Wunde mit *Paeonia-officinalis-Urtinktur* oder mit *Ratanhia-Urtinktur* behandelt werden. Außerdem ist die Wunde stets sauberzuhalten und sind 1mal täglich 3 Tabletten der jeweils angezeigten Heilmittel zu nehmen.

- *Acidum nitricum C5,* wenn der Betroffene ein Gefühl hat, als werde er mit Nadeln in den After gestochen, und die Schmerzen auch nach dem Stuhlgang noch lange andauern. Sehr empfindliche Hämorrhoiden, Afterkrämpfe sowie Absonderungen sind ebenso unangenehme Begleitumstände wie ein ständiges Brennen und ein schmerzhafter Stuhldrang.
- *Graphites C5,* wenn Hämorrhoiden, Verstopfung und auf der Afterschrunde selbst Ekzemkrusten auftreten. Der Kot ist, wenn er überhaupt kommt, mit Schleim durchsetzt.
- *Paeonia C4,* wenn die Schrunde von Hämorrhoiden begleitet ist und ständig Flüssigkeit absondert. Der After ist geschwollen und ständig feucht, und vor jedem Stuhlgang tritt einen heftiger Schmerz auf, der sich nach dem Stuhlgang noch verstärkt.
- *Ratanhia C4,* wenn der After sowohl gespannt als auch trocken ist und die Schmerzen nicht aufhören. Oft ist das Leiden von Würmern begleitet. Kalte Sitzbäder oder Umschläge verschaffen eine gewisse Erleichterung.
- *Silicea C5,* wenn der Betroffene unter krampfartigen Spannungen leidet,

die den Austritt des Kots erschweren. In fast allen Fällen kommt der Kot ein Stück heraus und geht dann wieder in den Mastdarm zurück.

Blähungen

Falls Sie ständig unter Blähungen zu leiden haben, sollten Sie zunächst einmal darauf achten, beim Essen nicht zu trinken sowie keinen Zucker zu sich zu nehmen, wenn schon andere Kohlenhydrate auf Ihrem Speiseplan stehen. Ferner sind gekochte Kohlsorten zu meiden und ist das andere Gemüse mit Bohnenkraut zu würzen.

Die jeweils angezeigten homöopathischen Heilmittel sind bei starken Schmerzen zunächst halbstündlich zu nehmen und dann – sobald die Schmerzen nachlassen – in immer größeren Abständen.

- *Abies canadensis C5,* wenn die Blähungen von Zuckungen begleitet sind.
- *Aloe soccotrina C5,* wenn die ausgestoßenen Winde heiß sind oder wenn sie beim Durchfall auftreten.
- *Arsenicum album C5,* wenn die Blähungen einen üblen Geruch verbreiten.
- *Carbo vegetabilis C5,* wenn es sich um normale Blähungen handelt.
- *Kalium carbonicum C5,* wenn der aufgeblähte Bauch schmerzt und die Schmerzen nachts gegen drei Uhr stärker werden.
- *Lycopodium C5,* wenn beim Windelassen die Aufblähung des Bauches nachzulassen scheint.
- *Oleum cajeputi C5,* wenn der Bauch aufgebläht ist und sich dies nachts verstärkt bemerkbar macht. Die Blähungen sind geruchlos.
- *Sulfur C5,* wenn die Bauchschmerzen von übelriechenden Winden begleitet werden, die sich abends und nachts stärker bemerkbar machen.

Blinddarmentzündung (siehe auch Eingriff, chirurgischer)

Hier die wesentlichen Symptome einer Blinddarmentzündung – wie landläufig die Entzündung des Wurmfortsatzes genannt wird: Der Betroffene leidet unter Verstopfung und spürt – etwa in der Höhe des Nabels – einen stechenden Schmerz im rechten Unterbauch. Bei Berührung schmerzt jedoch nicht nur die betreffende Stelle, sondern die gesamte Körperpartie.

Falls Sie nun Druck auf diese Stelle ausüben und ihn dann plötzlich weglassen, strahlen die Schmerzen nach rechts aus. Darüber hinaus ist die Zunge des Betroffenen belegt, schwankt sein Fieber zwischen 37 und 38 Grad, und nicht selten leidet er unter Appetitlosigkeit und Erbrechen.

Wenn Sie diese Symptome feststellen, sollten Sie sofort Ihren Arzt benachrichtigen, denn ein früh durchgeführter Eingriff mindert das Operationsrisiko und die Komplikationsmöglichkeiten erheblich – ein Durchbruch der Entzündung in die Bauchhöhle ist nämlich lebensgefährlich.

Darmkoliken

Falls bei einem Ihrer Angehörigen vermehrt Darmkoliken auftreten, sich also Reizungen des Darms durch Krämpfe äußern, die ferner von Übelkeit und Erbrechen begleitet sind, sich eventuell der Bauch aufbläht, ohne daß es zu Blähungen kommt, kann das auf eine ernsthafte Störung hinweisen. Eine Blinddarmentzündung, gar ein Darmverschluß liegen dann durchaus im Bereich des Möglichen. Daher sollten Sie bei diesen Symptomen sofort Ihren Arzt benachrichtigen.

Wenn jedoch die Darmkolik von Durchfall begleitet ist und die nachstehend angeführten Symptome zu beobachten sind, sollten Sie von dem jeweils angezeigten Homöopathiemittel jede halbe Stunde 3 Tabletten geben.

- *Belladonna C5* ist bei heftigen Schmerzen ratsam. Der Bauch ist äußerst empfindlich, wobei der Betroffene keine Berührungen erträgt – sogar der Kontakt mit dem Bettlaken ist für ihn unerträglich. Sein Gesicht ist gerötet, seine Haut warm – und oftmals verschwinden die Schmerzen so plötzlich, wie sie gekommen sind. Liegt der Kranke, der sehr niedergeschlagen ist, auf dem Bauch, geht es ihm besser.
- *Colocynthis C5,* wenn die Koliken – was sehr häufig geschieht – nach einer Erkältung auftreten. Der Betroffene hat dann schmerzhafte Krämpfe, die kommen und gehen, wobei er sich krümmt und es ihn fröstelt. Manchmal ist auch ein Wutanfall der Auslöser.
- *Cuprum metallicum C5* ist bei heftigen Krämpfen ratsam. Wenn der Be-

troffene von einem Anfall geschüttelt wird, hat er ein bläulich-rötliches Gesicht und blaue Lippen, wobei ihm der Atem stockt. Der Zustand des Erkrankten, bei dem nicht selten der Stuhlgang ausbleibt, bessert sich, wenn er ein kaltes Getränk zu sich nimmt. Zwar ist der Bauch überempfindlich wie bei *Belladonna,* aber die Schmerzen sitzen hier mehr auf der linken Seite.

- *Dulcamara C5,* wenn die Darmkolik bei einer Erkältung auftritt, die sich der Betroffene bei naßkaltem Wetter geholt hat.
- *Magnesium phosphoricum C5* ist oft bei Kindern ratsam. Wenn ein gewisser Druck auf den Bauch ausgeübt wird, verschafft das in der Regel Erleichterung (der Betroffene krümmt sich, wenn sein Bauch gerieben wird). Ebenso ist es angebracht, den Erkrankten von einengenden Kleidungsstücken zu befreien.
- *Nux vomica C5,* wenn das Essen zu reichlich und die Speisen zu stark gewürzt waren. Der Zungengrund sieht dann gelblich aus. Zwar geht der Betroffene zur Toilette, hat aber keinen Stuhlgang.
- *Veratrum album C5* ist – wie bei *Cuprum metallicum* – bei starken Schmerzen ratsam. Der Betroffene hat das Gefühl, vor Schmerzen bald ohnmächtig zu werden, leidet unter kalten Schweißausbrüchen und einer Herzschwäche, wobei die Bauchdecke schlaff und sehr empfindlich ist.

Treten bei den Darmkoliken Blähungen auf, so sind die folgenden Heilmittel (jede halbe Stunde 3 Tabletten) angezeigt:

- *Aloe C5,* wenn der Magen wie mit Luft gefüllt ist und die Schmerzen sowohl vor als auch nach dem Stuhlgang stärker sind.
- *Allium cepa C5,* wenn – was sehr häufig geschieht – entweder die Füße des Betroffenen naß geworden sind oder wenn er sehr wasserreiche Lebensmittel (Gurke, Salat) gegessen hat. Der Erkrankte hält sich dann gekrümmt, und die Winde sind feucht und übelriechend. Die Symptome verschlimmern sich, wenn er sitzt, während Bewegung Erleichterung verschafft.
- *Raphanus sativus C5,* wenn sich die Schmerzen erst legen, sobald der Betroffene Winde lassen kann. Berührungen des Bauches, Erschütterungen, Gehen – all das verstärkt die Schmerzen. Ferner ist der Bauch aufgebläht, kann der Erkrankte manchmal schlecht atmen und hat das Gefühl, ein Kloß stiege von seinem Magen aus in den Hals.

Darmträgheit (siehe auch Verdauung und Verstopfung)

Schier unübersehbar ist das Angebot derjenigen Mittel, die Ihren Stuhlgang auf positive Weise unterstützen sollen. Doch meist ist folgender Ablauf zu beobachten: Die erste Zeit hilft ein bestimmtes Abführmittel, um dann in seiner Wirkung nachzulassen. Vertrauen Sie daher auf die homöopathischen Heilmittel, die unter den erwähnten Abschnitten aufgeführt sind.

Darüber hinaus empfiehlt sich gegen Darmträgheit morgens eine Suppe mit frisch gemahlenen Weizenkörnern, der Sie eine kleine gehackte Zwiebel, eine zerdrückte Knoblauchzehe sowie – nach dem Kochvorgang – noch gehackte Petersilie und etwas kaltgepreßtes Olivenöl beigeben.

Durchfall

Durchfall kann die verschiedensten Ursachen haben. Da ist es ein bestimmtes Essen, das nicht vertragen worden ist, da ist es ein Orts- oder Temperaturwechsel, der dafür verantwortlich ist, da kann auch eine Erkältung der Auslöser sein.

Bei akutem Durchfall sollte auf jeden Fall das Bett gehütet und der Bauch warmgehalten werden. Darüber hinaus begünstigen homöopathische Heilmittel eine schnelle Genesung und helfen, Komplikationen auszuschließen. Es treten dennoch Komplikationen ein, wenn nicht auf bestimmte Lebensmittel verzichtet wird, die den Durchfall begünstigen: Süßigkeiten, Obst, rohes Gemüse, besonders Kohlsorten. Dagegen ist Magermilch durchaus erlaubt, ebenso Gemüsebrühe und Kräutertee sowie Käse, der mild und mager ist. Versuchen Sie stets, ausgiebig zu kauen, um so den Speichelfluß anzuregen.

Folgende Homöopathiemittel (1mal täglich 3 Tabletten) sind bei den beschriebenen Symptomen angezeigt:

- *Aloe C5,* wenn der Durchfall (ohne Erbrechen) vor und nach dem Stuhlgang mit Bauchschmerzen auftritt. Der Betroffene sollte sofort die Toilette aufsuchen, falls er das Bedürfnis verspürt, auch wenn er dann nur Flüssigkeit ausscheidet. *Aloe* ist das generellste Heilmittel.
- *Antimonium crudum C5,* wenn der Durchfall, halb flüssig und halb fest,

sich nach einer üppigen Mahlzeit (mit süßem Kuchen und trockenem Wein) ereignet, der Betroffene Verlangen nach frischem Wasser hat, schläfrig und erschöpft ist, ferner seine Zunge einen dicken weißlichen Belag aufweist.

- *Argentum nitricum C5,* wenn der Durchfall nach dem Essen oder Trinken stärker wird sowie der Stuhl grünlich und mit Teilchen der Darmschleimhaut vermischt ist. Oft sind bei Kindern, die extrem viel Süßigkeiten gegessen haben, diese Symptome zu beobachten.
- *Arsenicum album C5,* wenn der Durchfall nach einer Lebensmittelvergiftung auftritt, etwa bedingt durch verdorbenes Fleisch oder Wild, der Stuhl einen üblen Geruch hat sowie After und Mastdarm brennen. Manchmal ist der Stuhl auch von geringen Blutungen begleitet.

Sollte der Durchfall von Fieber und Unruhe begleitet sein, sind die nachfolgenden Heilmittel (1mal täglich 3 Tabletten) angezeigt.

- *China C5,* wenn der Stuhl gelblich oder grünlich ist, unverdaute Lebensmittel enthält und zu Blähungen führt, jedoch keine Schmerzen bereitet (Bier, Milch oder Obst sind hier oft der Auslöser), wenn ferner der Bauch aufgebläht, der Kranke erschöpft ist und sich die Symptome nachts oder nach einer Mahlzeit verschlimmern.
- *Dulcamara C5,* wenn der Durchfall durch Kälte ausgelöst worden ist und Schmerzen um den Nabel herum sowie Blähungen vorausgegangen sind, ferner der Stuhl von einer schleimigen Flüssigkeit umhüllt ist. In akuten Fällen hat der Erkrankte nicht selten großes Verlangen nach frischem Wasser und fröstelt stark (besonders am Rücken).
- *Colocynthis C5,* wenn der Durchfall – was nicht selten geschieht – nach einem Wutanfall auftritt, sich der Betroffene häufig krümmt, um stechende Bauchschmerzen zu lindern (wonach es ihm meist etwas besser geht), und unruhig ist. Druck auf dem Bauch sowie Wärme bringen Erleichterung.
- *Gelsemium C5,* wenn der extrem starke Durchfall gelblich ist. Oft ereignet sich der Durchfall nach Kummer oder Sorgen oder auch dann, wenn sich der Betroffene mit bevorstehenden Aufgaben konfrontiert sieht, die er nicht zu bewältigen glaubt.
- *Mercurius solubilis Hahnemanni C5,* wenn der Durchfall das Ergebnis von Störungen der Galle, des Dünn- oder Dickdarms ist. Dann ist meist

die Zunge gelblich belegt und behält die Druckspuren der Zähne bei. Der Stuhl hat eine schleimige Konsistenz, ist grünlich und manchmal mit Blutspuren versehen, wobei der Kranke Schmerzen beim Stuhlgang hat.

- *Podophyllum C5,* wenn der Durchfall verstärkt gegen fünf Uhr morgens auftritt. Der Stuhl ist wäßrig, gelblich und umfangreich, ist entweder geruchlos oder übelriechend. Der Betroffene hat nach dem Stuhlgang oft ein Gefühl der Leere und Schwäche in After und Bauch, wobei sich der After etwas senkt. Es geht dem Erkrankten geringfügig besser, wenn er auf dem Bauch liegt.
- *Veratrum album C5,* wenn der Durchfall von Erbrechen begleitet, der Betroffene geschwächt ist und sogar leicht ohnmächtig werden kann. Er hat heftige Koliken und ist erschöpft, sein Gesicht ist blaß, kalt und schweißbedeckt, die Körpertemperatur sehr niedrig. Außerdem quälen ihn heftige Zuckungen und Krämpfe, die ihn weiter schwächen.

Erbrechen (siehe auch Gallenbeschwerden, Verdauung und Verstopfung)

Erbrechen kann viele Ursachen haben, so unter anderem Magengeschwüre, Seekrankheit oder Verstopfung. Bei älteren Menschen kann es sogar das einzige sichtbare Zeichen eines Herzinfarktes sein.

Falls nicht anders angegeben, sind jede halbe Stunde 2 Tabletten des angezeigten Homöopathiemittels ratsam.

- *China C4,* wenn der Betroffene, dessen Zunge gelb ist, einen bitteren Geschmack im Mund hat und sich schwach fühlt, nachdem er sich übergeben hat. Häufig riefen unreife Früchte seinen Zustand hervor.
- *Ipecacuanha C4,* wenn das Erbrechen von unverträglichen Lebensmitteln verursacht worden ist. Der Betroffene hat trotz des Erbrechens eine saubere Zunge und neigt zu Schläfrigkeit. Das Erbrechen verschafft ihm jedoch keine Erleichterung, und ein reichlicher Speichelfluß zwingt ihn zu häufigem Schlucken.
- *Iris C4,* wenn das Erbrochene mit Gallenflüssigkeit durchsetzt ist. Der Betroffene hat Sodbrennen, auch Brennen im Hals und im ganzen Verdauungstrakt bis hin zum After, zudem häufige Kopfschmerzen (2 Tabletten nach jedem Erbrechen).

- *Nux vomica C4,* wenn die Zunge gelblich belegt ist. Der Betroffene spürt eine Schwere im Magen, und sein Zustand bessert sich, wenn er schläft. Nicht selten führen zuviel Alkohol oder zuviel Kaffee zu dieser Störung.
- *Pulsatilla C5,* wenn das Gesicht blaß, der Mund klebrig und die Zunge gelblich ist. Der Betroffene ist nicht besonders durstig. Oft ist sehr viel süßer Kuchen, sind aber auch sehr fettreiche Lebensmittel die Ursache dieser Störung.

Handelt es sich um Bluterbrechen, sind alle 2 Stunden 2 Tabletten des jeweils angezeigten Heilmittels geraten.

- *Ipecacuanha C4,* wenn das Blut rot ist. Dem Kranken ist übel, und er schläft leicht ein.
- *Kreosotum C4.* Der Kranke hat das Gefühl, eisiges Wasser im Magen zu haben. Trinkt er einen Schluck Wasser, dann hinterläßt es einen bitteren Geschmack im Mund.
- *Millefolium C4,* wenn das Blut schwarz ist und schnell gerinnt. Der Kranke ist erschöpft.

Gallenbeschwerden

Die Gallenblase kann sich nach einem Schock, einer zu üppigen Mahlzeit, aber auch nach einer ungewöhnlich starken körperlichen Anstrengung entzünden – und nicht selten deutet das dann auf Gallensteine hin.

Falls dieser Verdacht berechtigt ist, sollten Sie sofort einen Arzt benachrichtigen, sollten aber auch etwas für die Schmerzlinderung tun. Legen Sie deshalb auf die Leber des Betroffenen eine Kompresse aus kalter Milch, und wechseln Sie die Kompresse, sobald sie sich erwärmt hat.

Gallensteine kann die Homöopathie zwar nicht beseitigen, aber sie kann bei einem Rückfall die Schmerzen lindern. Sollte also solch eine Gallenkolik auftreten, dann sind jede halbe Stunde 3 Tabletten des angezeigten Heilmittels zu geben.

- *Belladonna C5,* wenn die Schmerzen genauso plötzlich aufhören, wie sie gekommen sind. Der Bauch des Betroffenen ist gewölbt und warm. Lärm und Erschütterung sowie das Liegen auf der rechten Seite verursachen stärkere Schmerzen.

- *Bryonia C5,* wenn die Schmerzen auf der rechten Seite der unteren Bauchpartie sitzen. Der Betroffene versucht, sich sowenig wie möglich zu bewegen, um nicht unnötig zu leiden. Er hat einen bitteren Geschmack im Mund, ihm ist schwindlig und übel, und er muß manchmal sogar erbrechen. Die Leber wirkt geschwollen, und die Zunge ist dick und gelblich belegt. Bewegungen verschlechtern den Zustand, während ein kräftiger Druck auf den Bauch eine gewisse Erleichterung verschafft.
- *Chelidonium C5,* wenn die Schmerzen, die bis unter das rechte Schulterblatt ziehen, wellenartig auftreten. Der Betroffene meint, sein Oberkörper stecke in einer Schlinge, denn er fühlt sich sehr beengt. Seine Haut ist gelblich, die Verdauung schlecht, und auch sein Stuhl ist gelblich.
- *China C5,* wenn der Betroffene auf alles überempfindlich reagiert. Er erträgt weder Lärm noch Erschütterungen oder Berührungen, und ein fester Druck ist ihm lieber als eine leichte Berührung. Sein Bauch ist aufgebläht, doch wenn er Winde läßt, spürt er keine Besserung. Ferner hat er Durchfall (der sich nachts schlimmer bemerkbar macht, aber auch dann, wenn er etwas gegessen hat), ist sehr durstig, erschöpft und müde, und außerdem schwitzt er nachts.
- *Colocynthis C5,* wenn die Schmerzen krampfartig auftreten, wobei der Krampf nicht selten nach einem Wutanfall zu beobachten ist. Der Betroffene krümmt sich dann entweder vor Schmerzen, oder er zieht die Knie an, wenn er auf dem Rücken liegt. Der Schmerz macht ihn sehr reizbar. Ein Wutanfall löst den Krampf oft aus.
- *Magnesium phosphoricum C5,* wenn die Krämpfe heftig und gewaltig sind und wellenartig auftreten. Der Betroffene ist überempfindlich, nervös und sehr unruhig. Kälte und kaltes Wasser verstärken die Schmerzen, während ein Druck auf den Bauch und Wärme Erleichterung verschaffen.

Wie gesagt, kein homöopathisches Heilmittel vermag Gallensteine zu beseitigen, aber es kann dazu beitragen, einen schmerzhaften Rückfall zu verhindern, vorausgesetzt, die Behandlung wird auch dann fortgesetzt, wenn die Gallenkolik vorüber ist. Sollten jedoch dennoch immer wieder Gallenkoliken auftreten, dann bleibt ein chirurgischer Eingriff die einzige Alternative.

Gelbsucht (siehe auch Hepatitits)

Dieses Symptom (Gelbsucht ist keine Krankheit) kann die verschiedensten Ursachen haben. Eine Vergiftung durch chemische Erzeugnisse, eine Knollenblätterpilzvergiftung, eine akute Hepatitis – all das sind mögliche Ursachen, aber auch bestimmte Pharmaka (wie Cortison und Antibiotika) sowie verschiedene organische Erkrankungen können eine Gelbsucht auslösen.

Tritt die Gelbsucht auf, leidet der Betroffene unter Kopfschmerzen und Müdigkeit, verliert er seinen Appetit und sind Verdauungsstörungen zu beobachten: Der Harn ist dann bräunlich-gelblich, der Stuhl tonfarben. Ferner ist die Zunge belegt, und während sich Schleimhäute und Haut gelblich verfärben (die Haut bisweilen sogar bronzeähnlich), steigt die Körpertemperatur und setzt nicht selten Juckreiz ein. Rufen Sie in jedem Fall Ihren Arzt, denn nur er kann feststellen, welche Erkrankung die Gelbsucht ausgelöst und wie die Behandlung – sie dauert in der Regel vier bis sechs Wochen – auszusehen hat.

Zunächst ist vollkommene Bettruhe nötig. Dann sollte der Erkrankte täglich wenigstens ein großes Glas frisch gepreßten Möhrensaft trinken, ferner harntreibenden Tee, wie Schachtelhalm-, Hagebutten- und Birkenrindentee (auch dann, wenn die Gelbsucht abgeklungen ist), er sollte Rettich, Endiviensalat und Artischocken essen (da sich diese Lebensmittel wohltuend auf die Leber auswirken), dagegen fette Fleischsorten, Innereien, Wurst (außer magerem gekochten Schinken), Meeresfrüchte (außer Austern), Sardellen, Sardinen, Fleisch- und Fischkonserven sowie fette Fleischbrühen, Kakao, Milchkaffee, starke Gewürze, Süßigkeiten und Zucker meiden.

Auch sollte er Champagner und Rotwein sowie Starkbier meiden – wenn es denn schon Alkohol sein muß, dann ist hin und wieder ein Glas Weißwein erlaubt. Darüber hinaus sollte er auf schwarzen Tee, starken Kaffee, kräftige Käsesorten, Eier sowie auf Sauerampfer, Linsen, Erbsen und Bohnen verzichten.

Erleichterung bringt dagegen ein warmer Wasserstrahl, den Sie des öfteren auf die Leber richten sollten, sowie Kompressen aus Weißkohlblättern und Heilerde, die Sie abwechselnd auf das entzündete Organ legen sollten. Ferner sind bestimmte Homöopathiemittel (3mal täglich 3 Tabletten) angezeigt.

- *Berberis C5,* wenn die Schmerzen stechend und schneidend sind, so, als ob jemand mit einem Messer in die Leber und die Nierengegend stechen würde. Der Harn des Erkrankten ist trüb und rötlich. Ferner hat er starken Juckreiz und leidet unter Verstopfung, obwohl er oft das Bedürfnis hat, die Toilette aufzusuchen.
- *Chelidonium C4,* wenn ein andauernder Schmerz an der unteren Seite des rechten Schulterblattes auftritt und gleichzeitig die Leber schmerzt. Die Zunge des Erkrankten ist gelb belegt und behält die Druckspuren der Zähne bei. Ferner hat er neben einem bitteren auch einen salzigen Geschmack im Mund, schwillt die Leber an, leidet er unter Verstopfung und ist sein Stuhl weißlich. Warme Speisen und Getränke werden kalten bevorzugt.
- *Colocynthis C5,* wenn die Schmerzen so heftig sind, daß sich der Erkrankte krümmt. Sein Harn ist trüb, und er hat einen bitteren Geschmack im Mund. Während Kälte den Schmerz verstärkt, verschafft Wärme eine gewisse Erleichterung.
- *Digitalis C4,* wenn der Puls sehr langsam, schwach und unregelmäßig ist, die Leber geschwollen und schmerzhaft, dazu auch noch die Extremitäten ebenfalls geschwollen (Ödeme) sind. Der Erkrankte läßt kaum Wasser, und sein Harn ist trüb. Ferner fällt er leicht in Ohnmacht und nimmt seine Übelkeit zu, sobald er Lebensmittel sieht.
- *Nux vomica C5,* wenn eine örtliche Empfindlichkeit der Leber von Verstopfung begleitet ist (der Erkrankte geht vergebens zur Toilette). Druck verschafft ihm keinerlei Erleichterung, und nach den Mahlzeiten fühlt er sich schlechter und ist schläfrig. Ferner ist die hintere Hälfte der Zunge stark gelblich belegt.
- *Myrica cerifera C4,* wenn der Puls zwar langsam, jedoch nicht so langsam wie bei *Digitalis* ist, die Haut gebräunt zu sein scheint, der Harn spärlich, gelb und schaumig ist, der Stuhl farblos und weich. Ferner hat der Erkrankte starke Schmerzen im Brustkorb (vor dem Herzen).
- *Phosphorus C5,* wenn bei schwerer Gelbsucht die Leber geschwollen ist. Der Erkrankte kann nur auf der rechten Seite liegen, leidet entweder unter einem schmerzlosen, aber ermüdenden Durchfall, der Fetteilchen aufweist, oder unter Verstopfung. Der Stuhl ist dann spärlich und weißlich.
- *Podophyllum C5,* wenn ernsthafte Verdauungsstörungen auftreten. Alles, was der Erkrankte ißt, erbricht er wieder. Er hat einen hellgelben

Durchfall, besonders morgens, verbunden mit einer Senkung des Afters (Prolapsus), einen goldgelben Harn, und er reibt sich oft den Bauch. Ferner geht sein Puls langsam und ist er schläfrig. Sein Zustand verschlechtert sich, wenn er sich bewegt oder wenn er berührt wird, und er verbessert sich, wenn er warm ißt und trinkt und wenn er leicht nach hinten geneigt sitzt.

- *Juglans cinerea C5,* wenn der Schmerz von der Leber bis zur rechten Schulter (oder bis zum linken Schulterblatt) ausstrahlt. Der Erkrankte hat außerdem Nackenschmerzen, ihm ist morgens übel, es juckt ihn, sein Durchfall brennt, und ab drei Uhr morgens wird er von Schlaflosigkeit geplagt.
- *Lachesis C5,* wenn einen Alkoholiker Schmerzen plagen.
- *Nux vomica C5,* wenn ein chronischer Blutandrang in der Leber vorliegt und dieses Organ gegen jegliche Berührung, selbst die, die durch die Reibung von Kleidern entsteht, empfindlich reagiert. Der Kranke leidet unter Verstopfung und neigt zu Hämorrhoiden. Ferner ist der hintere Teil der Zunge mit einem weißlich-gelblichen Belag überzogen. Es handelt sich meistens um einen sehr nervösen Menschen, der schnell reizbar ist. Nach reichlicher Nahrung, Kaffee und Alkohol treten die Symptome stärker hervor.

Geschwüre

Magen- und Zwölffingerdarmgeschwüre treten an den Teilen des Magen-Darm-Traktes auf, die der Aktivität des Magensaftes während der Verdauung ausgesetzt sind – und sie treten häufig dann auf, wenn jemand ständig »unter Druck steht«, also Streßsituationen ausgesetzt ist, seine Mahlzeiten in Eile einnimmt und stets nervös ist.

Behandeln Sie deshalb ein auftretendes Geschwür intensiv – und ändern Sie vor allem Ihre hektische Lebensweise, wenn Sie einen chirurgischen Eingriff verhindern wollen. Er ist zwar bei einer Magenblutung unumgänglich, ist aber sonst erst die wirklich letzte Alternative – und die ist dann gegeben, wenn sich das Geschwür trotz intensiver Behandlung nicht zurückbildet.

Zunächst einmal sollten Sie sich Zeit zum Essen nehmen, dabei weder die Zeitung lesen noch die Nachrichten im Fernsehen verfolgen. Meiden

Sie Gewürze, Getränke mit Kohlensäure, Suppen und heiße Speisen, schränken Sie auch Ihren Salzkonsum ein, und nehmen Sie weder Aspirin noch Kortisonpräparate ein.

Trinken Sie ferner regelmäßig vor den Mahlzeiten frischen Kartoffel- und Weißkohlsaft. Sollte er Ihnen zu sauer sein, dann mischen Sie ihn mit ihren Speisen (aber erst beim Servieren, nicht beim Kochen). Eine Kohletablette, aufgelöst in einem Glas lauwarmen Wassers und nach der Mahlzeit eingenommen, wirkt sich ebenfalls gut aus – wie auch Haferflocken, die Sie langsam kauen sollten, wenn Sie des öfteren unter Sodbrennen leiden.

Und denken Sie daran: Setzen Sie sich nicht unnötig Streßsituationen aus – und vertrauen Sie auf die Homöopathie, die gerade bei Geschwüren ihre starke Heilkraft entfaltet.

2mal täglich 3 Tabletten des angezeigten Heilmittels sind – nach Absprache mit Ihrem Homöopathen – bei den jeweils beschriebenen Symptomen ratsam.

- *Argentum nitricum C5,* wenn der Schmerz unterhalb der zehnten Rippen auftritt, in den Rücken ausstrahlt, Essen und Druck auf den Magen ihn verstärken und er von lautem Aufstoßen, ständigen Blähungen und starker Übelkeit begleitet ist. Der Betroffene hat einen grünlichen Durchfall und ein geradezu krankhaftes Verlangen nach Süßigkeiten – doch gerade die verstärken den Schmerz erheblich.
- *Arsenicum album C5,* wenn sich der Betroffene in einem fiebrigen Zustand befindet. Die Schmerzen brennen und treten nach dem Essen auf. Warme Umschläge verschaffen Erleichterung.
- *Bismutum metallicum C4,* wenn der Schmerz direkt nach dem Essen auftritt, und zwar entweder im Magen oder tief im Hals. Der Betroffene neigt sich dann nach hinten, um den Schmerz zu lindern, verträgt kein Wasser, sondern zieht Wein vor, und übergibt sich nach dem Essen (was aber erst nach einiger Zeit geschieht). Ferner wechseln sich Kopfschmerzen mit Bauchschmerzen in Nabelhöhe ab (die sich bei Bewegung verschlimmern).
- *Kalium bichromicum C5,* wenn die (starken) Schmerzen ein Gefühl von Schwere und Druck auslösen und bis in die Schulter ausstrahlen. Der Betroffene hat dann zuviel Säure im Magen. Ihm ist plötzlich sehr übel, er verspürt einen sauren Geschmack im Mund, und meist leidet er unter

Verstopfung, denn sowohl Mastdarm als auch After brennen. Die Zunge ist rot und trocken.

- *Lycopodium C5,* wenn der Betroffene sehr hungrig ist, sich jedoch nach wenigen Bissen schon satt fühlt. Er hat heftiges Aufstoßen, das nicht selten durch stundenlanges Brennen im Hals begleitet wird. Zwar läßt er Winde, die ihn erleichtern, aber sein Stuhl ist hart und schwer auszuscheiden. Ferner ist die Leber schmerzhaft und druckempfindlich.
- *Nux vomica C5,* wenn der Betroffene unter krampfartigen Schmerzen leidet, die eine halbe Stunde nach dem Essen auftreten und die durch eine zu reichhaltige fette Mahlzeit und durch starken Alkoholkonsum ausgelöst worden sind. Ferner will er an der Taille seine Kleidung lockern und ist oft gereizt. Außerdem ist der hintere Teil seiner Zunge belegt.

Wenn Sie auf diese Heilmittel zurückgreifen und darüber hinaus Ihre Lebensweise so ändern, daß Ihr Organismus wieder »durchatmen« kann, dann werden Sie feststellen, daß diese neue Lebensweise viel mehr ausrichten kann, als »nur« Ihre Krankheit zu heilen. Sie werden sich generell besser fühlen, denn die wahre Gesundheit ist etwas ganz anderes als die Abwesenheit der Krankheit.

Noch ein wichtiger Hinweis zum Schluß: Wenn Sie einen verspannten Magen spüren und eine Bauchdecke, die sich hart wie ein Holzbrett anfühlt, ferner einen Schmerz, der wie von einem plötzlichen Faustschlag herrührt, des weiteren schwarzgefärbten Stuhl beobachten, außerdem manchmal erbrechen müssen, sollten Sie sofort den Notarzt verständigen, denn dann handelt es sich in der Regel um eine lebensgefährliche Magenblutung, die eine Operation dringend erforderlich macht.

Hepatitis (siehe auch Gelbsucht und Lebererkrankungen)

Bei der Hepatitis handelt es sich um eine Entzündung der Leber, die nicht selten auf eine Virusinfektion zurückzuführen ist, die aber unter anderem auch durch Alkoholmißbrauch sowie durch bestimmte Arzneimittel ausgelöst werden kann. Sehr oft ist die Hepatitis mit Gelbsucht verbunden.

Tritt bei der Hepatitis keine Gelbsucht auf, ist die Diagnose nicht leicht, und dann geschieht es nicht selten, daß diese Krankheit als »Magenverstimmung« oder als »Magen-Darm-Grippe« verkannt wird. Wenn Sie meinen, Sie hätten eine Grippe, ferner müde sind, den Appetit verlieren, über Kopfschmerzen klagen, unter Verdauungsstörungen leiden, immer weniger Wasser lassen, der Harn dunkel ist, eventuell auch die Milz dicker wird, sollten Sie sofort Ihren Arzt verständigen und auf eine Blutuntersuchung drängen, denn nur sie verschafft endgültige Gewißheit.

Handelt es sich dann tatsächlich um eine Hepatitis, wird Ihr Arzt Behandlung und Diät nach der jeweiligen Erkrankungsform ausrichten.

Lebensmittelunverträglichkeit

Es hat nicht zwangsläufig etwas mit dem Ekel vor etwas Bestimmtem zu tun: Es gibt einfach bestimmte Lebensmittel, die jemand nicht verträgt – und das um so weniger, wenn er krank ist.

In der folgenden Liste finden Sie daher die Heilmittel, die bei bestimmten Lebensmitteln, die Sie nicht vertragen können, angezeigt sind. Falls nicht anders angegeben, sollten Sie 2 Tabletten des geeigneten Heilmittels entweder vor oder nach einer Mahlzeit nehmen.

- *Acidum nitricum C5* hilft bei Unverträglichkeit von Milch.
- *Argentum nitricum C5* hilft bei Honig, Marmelade und Zucker.
- *Bryonia C4, China C4* und *Ipecacuanha C4* helfen bei Obst (2 Tabletten eine Stunde vorher).
- *Ferrum metallicum C5* hilft bei Eiern und Fleisch.
- *Lycopodium C4* hilft bei Austern, Möhren und Zwiebeln.
- *Nux vomica C5* hilft bei Alkohol.
- *Peptonum C4* hilft bei Fisch.
- *Ptelea trifoliata C5* hilft bei Käse.
- *Pulsatilla C5* hilft bei Butter, Eis, Fett, Kuchen und Schweinefleisch.

Noch ein Hinweis zum Schluß: Vor einer üppigen Mahlzeit sollten Sie generell 2 *Nux-vomica-C5-Tabletten* nehmen.

Lebensmittelvergiftung

Oft reagiert der Körper auf eine Lebensmittelvergiftung – es handelt sich hier um eine Infektionskrankheit – mit Durchfall, dem kurz darauf Fieber und ausgeprägte Bauchschmerzen folgen. Verständigen Sie bei diesen Symptomen augenblicklich Ihren Arzt, der dann entscheidet, ob eventuell eine Magenspülung notwendig ist.

Ist dagegen eine Magenspülung nicht erforderlich und ist der Darm geleert, sollten Sie zunächst einmal fasten – lediglich pürierte Gemüsesuppen und frischer Möhrensaft sind erlaubt – und auf die Heilmittel zurückgreifen, die Ihnen Ihr Homöopath empfiehlt.

Wenn Sie jedoch zu den schon beschriebenen Symptomen noch unter Sodbrennen und Schweißausbrüchen leiden sowie einen starken Durst verspüren, darüber hinaus vor kurzem Pilze gegessen haben, sollten Sie auf der Stelle einen Notarzt verständigen, sollten aber auch bis zu seinem Eintreffen kleine Schlucke Salzwasser trinken (1 Teelöffel Meersalz pro Glas Wasser).

Lebererkrankungen (siehe auch Gallenbeschwerden, Gelbsucht, Hepatitis, Leberzirrhose)

Die Leber, eines der größten Organe unseres Körpers, hat einen wesentlichen Einfluß sowohl auf unseren körperlichen als auch unseren seelischen Zustand. Außerdem erfüllt sie vielfältige Stoffwechselaufgaben. So speichert sie bei großem Zuckerangebot den Zucker, reichert ihn mit Glykogen an, vermag sie bei starkem Zuckerverbrauch das gespeicherte Glykogen in Traubenzucker zu spalten und in das Blut abzugeben, reguliert also den Blutzuckerspiegel, so bildet sie Kohlenhydrate, nimmt sie auf und verwertet sie, so ist sie bei der Aufnahme und Verdauung der Fette beteiligt, sondert Galle ab und spielt auch bei der Behandlung der Eiweißstoffe eine wichtige Rolle, indem sie beispielsweise Eiweißstoffe lagert und diese bei Hunger wieder abgibt.

So vielfältig die Aufgaben der Leber sind, so vielfältig sind auch die Krankheiten: Gallensteine, Gelbsucht, Hepatitis, Leberzirrhose – das sind nur einige der Erkrankungen, die die Leber befallen oder von ihr ausgehen können.

Die Behandlungsmethoden und die jeweiligen Diätformen richten sich daher bei einer Lebererkrankung nach der Art der Krankheit.

Deshalb soll an dieser Stelle nur auf die akute Stauungsleber eingegangen werden sowie darauf, wie Sie bei einer Schädigung der Leber den organischen Boden behandeln sollten. Außerdem: Einige grundsätzliche Hinweise auf die richtige Ernährung dürfen hier auch nicht fehlen.

Wenn Sie viel Fett, viel Fleisch und viele Speisen mit Saucen essen, auf Desserts und Süßigkeiten nicht gerne verzichten, ferner dem Alkohol über das normale Maß hinaus zusprechen – dann sollten Sie sich nicht wundern, wenn Ihre Leber nicht so arbeitet, wie sie das eigentlich sollte.

Liegt eine Leberstörung bei Ihnen vor, dann sollten Sie auf *Raphanus sativus* zurückgreifen – das ist der Saft des Schwarzen Rettichs, den Sie unter anderem in Trinkampullen erhalten. Ferner sollten Sie – frisch oder getrocknet – folgende Obstsorten bevorzugen: Trauben, Pflaumen und Feigen. Grüne Gemüse und Salate, Austern (wenn die Zeit da ist und sie frisch sind, sollten Sie regelrecht über sie herfallen), Fisch (bevorzugen Sie magere Sorten), Sellerie, Sauerkraut, Reis, Möhren, Kartoffeln, Joghurt und Artischocken sind ebenfalls zu empfehlen. Ferner sollten Sie täglich Möhrensaft trinken (bittere Kräuter und Salate wie Löwenzahn oder Chicorée unterstützen seine wohltuende Wirkung). Dann sind noch die naturbelassenen pflanzlichen Öle wie Sonnenblumen- und Sesamöl zu erwähnen, die Sie in ihrer kaltgepreßten Form bevorzugen sollten.

Noch etwas darf nicht unerwähnt bleiben: Sorgen Sie während der Mahlzeiten für eine angenehme und entspannte Atmosphäre – sie entspannt nicht nur die Psyche, sondern wirkt sich auch positiv auf die Leber aus.

Die akute Stauungsleber

Wenn durch vermehrte Blutfülle eine Lebervergrößerung erfolgt, dann spricht man von der akuten Stauungsleber. Das ist die Erklärung des physiologischen Vorgangs – die Ursache jedoch ist in neun von zehn Fällen seelisch bedingt: Beleidigung, Kummer und Streit sind nur einige der Ursachen, die für die Erkrankung verantwortlich sind.

Der Betroffene hat dann Kopfschmerzen, leidet nicht selten unter Sehstörungen und sucht die Dunkelheit und Abgeschiedenheit. Ihm ist ständig übel, manchmal muß er erbrechen, wobei er in der Lebergegend keinen eigentlichen Schmerz verspürt, sondern eher eine Schwere und das allgemeine Gefühl einer Störung wahrnimmt.

Zunächst sollten Sie dem Erkrankten nur Wasser und Molke geben, um dann langsam zu Gemüsebrühe und Fruchtsäften überzugehen. Allerdings sollten Sie augenblicklich auf bestimmte homöopathische Heilmittel zurückgreifen, die ihm sofort Erleichterung verschaffen. Geben Sie ihm 5 *Ignatia-C7-* oder 5 *Phosphorus-C5-Tabletten* sowie ein über den anderen Tag 1mal 2 *Nux-vomica-C5-* und 1mal 2 *Chloroformium-C5-Tabletten,* ferner 1mal täglich 2 *Podophyllum-C4-* und 2 *Berberis-C4-Tabletten.*

Darüber hinaus sind bestimmte Heilmittel angebracht, damit der organische Boden behandelt wird. Geben Sie – nach Absprache mit Ihrem Homöopathen – 1mal in der Woche 3 Tabletten des angezeigten Heilmittels.

- *Chelidonium C7,* wenn der Kranke einen Schmerz verspürt, der, von der Leber ausgehend, in die Richtung des rechten Schulterblattes ausstrahlt. Die Gesichtsfarbe des Betroffenen ist dann gelblich, seine Verdauung schlecht (warme Getränke begünstigen sie jedoch) und sein Stuhlgang goldgelb. *Chelidonium* ist das generellste Heilmittel.
- *Lachesis C7* ist bei ansteckenden Leberstörungen wirksam. Der Kranke fühlt sich schlecht, erbricht Galle, ist von Durchfall betroffen, während Haut und Schleimhäute stellenweise leicht gelblich sind. Ferner leidet er unter unangenehmen Hitzewallungen, wobei Kleider und die Bettlaken störend für ihn sind. Er fühlt sich schlechter, nachdem er geschlafen hat.
- *Lycopodium C7,* wenn der Kranke ein störendes Gefühl der Schwere auf der rechten Seite spürt und sich auch nicht auf diese Seite legen kann, gelbliche Flecken an den Schläfen hat, zwar Appetit zeigt, aber schon nach einigen Bissen satt ist. Dabei hat er ein Völlegefühl, das von lange im Hals brennendem Aufstoßen begleitet ist, und leidet unter schmerzhaften Hämorrhoiden. *Lycopodium* ist auch bei organisch bedingter Leberinsuffizienz angezeigt – der Kranke wird mager und sondert einen sehr sauren Harn aus. Allerdings muß *Lycopodium* dann immer mit einem anderen Mittel genommen werden, beispielsweise mit *Phosphorus.* Unter Umständen muß auch eine andere ergänzende Behandlung des organischen Bodens erfolgen, denn mit *Lycopodium* werden bei einer Leberinsuffizienz alle Toxine auf einmal ausgeschieden – und das wäre für den Heilungsverlauf (und somit für den Kranken) gar nicht gut.
- *Phosphorus C7* ist bei einer geschwollenen und schmerzhaften Leberpartie wirksam. Der Stuhl des Kranken ist farblos und schwer auszuscheiden

oder ist manchmal umfangreich und fett, wobei er einen üblen Geruch aufweist und strahlenartig ausgeschieden wird.

- *Podophyllum C7,* wenn die Bildung der Gallenflüssigkeit gestört ist. Der Kranke hat frühmorgens oder nach den Mahlzeiten einen bräunlichen oder gelblich-grünlichen Durchfall oder leidet abwechselnd unter Durchfall (mit farblosem Stuhl) und Verstopfung, die von Kopfschmerzen begleitet sind. Massage lindert die Schmerzen, die darüber hinaus dann abklingen und schließlich nicht mehr auftreten, nachdem der Kranke Durchfall gehabt hat. *Podophyllum* ist auch bei einer chronischen Leberinsuffizienz angezeigt.
- *Sulfur C5* ist oft für Genesende wirksam. Der Kranke entwickelt dann kurz vor der Mittagszeit einen regelrechten Heißhunger, ist aber schon nach wenigen Bissen satt, ist oft durstig und verlangt stets nach Süßigkeiten. Ferner läßt er Winde, die nach faulen Eiern riechen, leidet entweder unter Verstopfung oder unter morgendlichem Durchfall, ist ständig müde und wird von Hitzewallungen geplagt, wobei dann Blutandrang aufkommt und Lippen und Ohren rot werden. Es geht ihm jedoch besser, wenn er von einem Ausschlag befallen ist.

Leberzirrhose

Die Leberzirrhose, auch »Schrumpfleber« genannt, ist eine chronische Erkrankung der Leber, die im fortgeschrittenen Stadium nicht mehr rückbildungsfähig ist. Allerdings kann jemand, der unter dieser Erkrankung leidet, noch jahrelang damit leben – vorausgesetzt, er verzichtet ganz auf Alkohol und unterzieht sich einer ständigen ärztlichen Überwachung.

Solch eine ärztliche Überwachung kann selbstverständlich auch ein Homöopath vornehmen, der die Therapie bestimmt und vorschreibt, welche Heilmittel für den Erkrankten geeignet und zu verabreichen sind.

Luftschlucken (Aerophagie)

Mit »Aerophagie« ist das Verschlucken von Luft während der Nahrungsaufnahme gemeint, aber auch beim Sprechen und bei fehlerhafter Atmung, was dann zu Herzbeschwerden, Schmerzen im Brustkorb und zu Kurzatmigkeit führen kann.

Ein regelmäßiges Training der Bauchmuskulatur sowie eine entspannte Atmosphäre während der Mahlzeiten dienen der Vorbeugung, wohingegen bestimmte Homöopathiemittel (1mal täglich 3 Tabletten) beim Auftreten der verschiedenen Symptome angezeigt sind:

- *Argentum nitricum C5.* Der Betroffene stößt nach dem Essen sehr laut, sehr oft und schubweise auf. Obwohl das für eine momentane Erleichterung sorgt, ist das Aufstoßen von Herzklopfen und Schmerzen links in der Brust sowie von Nervosität begleitet. Danach ist der Magen des Betroffenen, der immer sehr hastig ißt, wie aufgebläht.
- *Asa foetida C5.* Der Betroffene ist zwar wie bei *Argentum nitricum* nervös, jedoch nicht in dem Maße, und außerdem ißt er nicht so hastig, ist jedoch leicht reizbar. Sein Luftaufstoßen riecht unangenehm, und er leidet unter Blähungen.
- *Carbo vegetabilis C5.* Der Betroffene leidet unter einer schlechten Verdauung. Sein übelriechendes Aufstoßen, das an die gegessenen Lebensmittel erinnert, tritt nicht nur nach dem Essen auf, sondern zu ganz unterschiedlichen Zeiten. Ferner leidet er an Magenkrämpfen, die manchmal auch die Brust befallen, ist kurzatmig und erfährt eine gewisse Erleichterung beim Windelassen.
- *Ignatia C5.* Der Betroffene spürt einen Schmerz im Magen und zugleich einen ungewöhnlichen Heißhunger kurz vor der Mittagszeit. Ferner atmet er tief ein, gähnt ständig und spürt oft einen Kloß im Magen, der in den Hals steigt. *Ignatia* ist bei empfindlichen Menschen angezeigt, die eher ängstlich sind.
- *Kalium carbonicum C5.* Der Betroffene leidet unter einer schlechten Verdauung, wobei alle Speisen, ob flüssig oder fest, bei ihm Aufstoßen auslösen. Sobald er sich hinlegt, ist ihm übel. Ferner wird er oft mitten in der Nacht wach, leidet dann unter Herzklopfen und Ängsten, wobei er starke Schmerzen in der Brust und im Rücken hat. Außerdem ist er depressiv und kann sich nicht auf seine Arbeit konzentrieren.
- *Lycopodium C5.* Der Betroffene hat Probleme mit seiner Leber und leidet unter Verdauungsstörungen, die gegen Ende des Nachmittags stärker auftreten, sowie unter brennenden Schmerzen im Hals, sobald er aufstößt. Noch während des Essens fühlt er sich wie aufgebläht, spürt keinen Hunger mehr, und sein Atem ist kurz. *Lycopodium* ist oft bei Menschen

angezeigt, die ein eher häusliches Leben führen und sich zu selten körperlich betätigen.

Magenbeschwerden

Bei den verschiedenen Störungen des Magens sind die angegebenen Heilmittel wie folgt zu nehmen: Bei heftigen Schmerzen jede halbe Stunde 2 Tabletten, wobei sich die Zeitspanne in dem Maße vergrößert, wie sich der Zustand bessert.

- *Abies nigra C5,* wenn Sie meinen, einen Fremdkörper im Magen zu haben. Das Gefühl kommt nach dem Essen. Oft haben Sie zum Frühstück wenig Appetit, der jedoch zunimmt, sobald die Mahlzeiten lange andauern, während Sie mitten in der Nacht einen geradezu schmerzlichen Heißhunger entwickeln.
- *Oleum cajeputi C5,* wenn Sie meinen, einen aufgeblähten Bauch zu haben. Das Gefühl ist von Blähungen und von sich fast spontan ereignenden Krämpfen begleitet. Während der Verdauung treten Herzklopfen und Herzschmerzen auf. Ferner leiden Sie oft unter Verstopfung. Nehmen Sie dagegen *Bovista C5,* wenn beim Erwachen das Gefühl stärker auftritt.

Magenschleimhautentzündung (Gastritis)

Eine Magenschleimhautentzündung ist leicht erkennbar: Übelkeit, Aufstoßen, eine schlechte Verdauung und Erbrechen, das manchmal sogar von Blutungen begleitet sein kann.

Falls Sie des öfteren unter dieser Erkrankung leiden, ist eine bestimmte Diät ratsam. Nehmen Sie zunächst Ihre Mahlzeiten immer um die gleiche Zeit ein, wobei Sie langsam und bedächtig kauen. Hören Sie ferner mit dem Rauchen auf, und meiden Sie folgende Lebensmittel: fette Fleischsorten, Innereien, Wurstwaren (außer magerem Schinken), Meeresfrüchte (außer Austern), Sardellen, Sardinen, Fleisch-, Fisch- und Krebskonserven, fette Fleischbrühe, Schokolade, schwarzen Tee, Kakao, Kaffee, Alkohol, kräftige Käsesorten sowie Spinat, Sauerampfer, Bohnen, Linsen und Erbsen.

Lassen Sie auch Süßigkeiten und Milchkaffee beiseite und würzen Sie Ihre Speisen nicht so stark. Gehen Sie außerdem vor dem Essen spazieren – und sorgen Sie vor allem für eine weitgehend entspannte Atmosphäre.

Sehr oft ist bei chronischer Magenschleimhautentzündung der übertriebene Verbrauch von Natron oder die ständige Einnahme bestimmter Abführmittel die Ursache der Störung. Setzen Sie daher diese Mittel ab, und achten Sie auf den Natrongehalt des Mineralwassers, das Sie kaufen.

Geben Sie 1mal täglich 3 Tabletten des angezeigten Heilmittels.

- *Argentum nitricum C5,* wenn der Betroffene immer in Eile und eher ängstlich ist, nach dem Essen laut aufstößt und die Speisen wieder von sich gibt. Der Schmerz strahlt unter die beweglichen Rippen aus. Während Wärme Erleichterung verschafft, verschlimmern Süßigkeiten den Zustand.
- *Arsenicum album C5,* wenn eine Lebensmittelvergiftung der Magenschleimhautentzündung zugrunde liegt. Der Betroffene erträgt es nicht, Lebensmittel zu sehen, und er spürt das Verlangen, etwas Wasser zu trinken. Wärme lindert den brennenden Schmerz.
- *Phosphorus C4,* wenn der Schmerz im Magen von einem Gefühl der Leere und dem Empfinden, bald ohnmächtig zu werden, begleitet ist. Sobald der Betroffene ißt und Kaltes trinkt, fühlt er sich besser, doch werden die Getränke wieder erbrochen, wenn sie sich im Magen erwärmt haben. Ferner ist dem Betroffenen oft übel, er muß sich erbrechen und hat noch nach den Mahlzeiten Hunger.

Bei einer Superazidität – das ist eine sehr starke Übersäuerung des Magensaftes – sind dagegen folgende Heilmittel angezeigt:

- *Acidum sulfuricum C5.* Der Betroffene leidet unter Sodbrennen und Magenschmerzen und ist sehr schwach, ist ängstlich, unruhig und hat immer Durst. Sein Zustand bessert sich, sobald er warme Getränke zu sich nimmt.
- *Arsenicum album C5.* Der Betroffene hat Durst und spürt ein Verlangen nach kleinen Wassermengen.
- *Carbo vegetabilis C5.* Aufstoßen lindert das Sodbrennen.
- *Iris C5.* Das Sodbrennen steigt bis zum Mund, reizt die Zunge und Zähne, und es geht dem Betroffenen nur besser, wenn er Kaltes trinkt. (Die-

ser Zustand kann beliebig oft zu jeder Tageszeit auftreten). Der Speichelfluß ist ergiebiger als sonst, und der Betroffene neigt dazu, einen gelatineartigen, dickflüssigen Schleim von sich zu geben. Manchmal ist auch die Leber empfindlich, leidet der Kranke unter Durchfall (wobei der After brennt) mit Erbrechen, Migräne und Kopfschmerzen. Nachts fühlt er sich schlechter.

Mastdarmfistel

Es ist nicht immer ratsam, eine Mastdarmfistel zu operieren. Denn werden diese unangenehmen und sickernden Geschwüre, die oft bei Tuberkulose-erkrankten auftreten, entfernt, so kann sich leicht eine andere Störung entwickeln. Die Entscheidung jedoch, ob operiert werden muß oder nicht, sollten Sie Ihrem Homöopathen überlassen. Ist er der Meinung, es sei keine Operation notwendig, so wird er Ihnen sagen, wie die Therapie zu erfolgen hat.

Nierenstörungen

Die Nieren gehören zu den wichtigsten Organen des menschlichen Körpers; sie sind für die Regulation des Wasser- und Elektrolythaushaltes sowie für die Harnbildung zuständig. Eine Zahl mag diese Wichtigkeit unterstreichen: Jede Minute fließt allein ein Fünftel der Gesamtblutmenge durch die Nieren! Wie notwendig die Funktion der Nieren ist, veranschaulicht auch folgende Tatsache: Arbeiten die Nieren nicht richtig, so kann das zu einer Harnstoffvergiftung führen, die schließlich eine lebensbedrohende Bewußtlosigkeit zur Folge haben kann.

Eine andere Folge einer Funktionsstörung der Nieren sind die Nierensteine, die von Harnsalzen gebildet werden und zu Nierenkoliken führen können, und zwar dann, wenn sie sich im Harnleiter einklemmen. Bei Nierensteinen helfen neben bestimmten homöopathischen Heilmitteln vor allem warme Bäder, gezielte Massagen und eine erhöhte Flüssigkeitszufuhr. Darüber hinaus regen direkte Wärme, Kräutertees (wie Schachtelhalmtee), verschiedene frische Kräuter (wie Petersilie) sowie Zwiebelkompressen die Nierentätigkeit an. Meiden Sie dagegen Salz, starke Gewürze, gebleichten Zucker, zuckerhaltige Lebensmittel, und essen Sie auch weniger Fleisch, falls Sie Probleme mit den Nieren haben. Ferner sind bei Nierenstörungen folgende Heilmittel angezeigt:

- *Berberis C4,* wenn die Schmerzen von der Hüfte, dem Oberschenkel oder der Leistengegend ausgehen und sich ein brennendes Gefühl in der Blase oder in der Harnröhre bemerkbar macht. Die Nieren sind gegenüber Berührungen sehr empfindlich und brennen ebenfalls. Der Betroffene läßt wenig Wasser, wobei der Harn dunkel ist und Sedimente von gräulicher und ziegelroter Farbe enthält (2mal täglich 2 Tabletten).
- *Cantharis C5.* Die Symptome ähneln denen bei *Berberis,* aber der Betroffene ist eindeutig unruhiger und hat in den Nieren schneidende Schmerzen (3mal täglich 2 Tabletten).
- *Hydrangea arborescens C5,* wenn der Schmerz in der linken Nierengegend und in der Blase gespürt wird und der Harn Blutspuren und weißliche Sedimente enthält (3mal täglich 2 Tabletten).
- *Pareira brava C4.* Der Schmerz strahlt, von den Nieren ausgehend, bis in die Schenkel aus. Der Betroffene hat ständig das Bedürfnis, Wasser lassen zu müssen, wobei das jedoch sehr anstrengend ist und er in die Hocke gehen muß.

Bei einer Nierenkolik, bei der die Schmerzen in die Schenkel und in die Genitalien ausstrahlen und die manchmal von Blutungen begleitet wird, sind (falls nicht anders angegeben) jede halbe Stunde 3 Tabletten des angezeigten Heilmittels zu nehmen.

- *Belladonna C5.* Die krampfartigen Schmerzen kommen und gehen sehr schnell. Der Kranke erträgt weder Berührungen noch Erschütterungen, der Bauch ist dick und warm. Wenn er es schafft, Wasser zu lassen (was selten vorkommt), spürt er brennende Schmerzen in den Harnwegen.
- *Berberis C5,* wenn brennende Schmerzen beim Wasserlassen auftreten und der Harn manchmal dunkelrot gefärbt ist. Der Kranke hat ferner das Gefühl, als würde es in seinem Innern kochen. Bei Erschütterungen und heftigen Bewegungen verstärken sich die Schmerzen.
- *Hydrangea arborescens C5.* Nierengegend und Blase schmerzen. Der Harn weist ein weißliches Sediment auf.

- *Lycopodium C9,* wenn sich nach einer Mahlzeit die Bauchdecke spannt und die Schmerzen in den Nieren häufig gegen Ende des Nachmittags auftreten. Ferner fröstelt es den Kranken, wenn er mit dem Wasserlassen fertig ist; der Harn ist hell, weist aber ein rötliches Sediment auf. *Lycopodium* wird zusammen mit *Berberis, Nux vomica* und *Solidago virgaurea* genommen – und außerdem sollte zwischen jeder Einnahme von *Lycopodium* eine längere Zeit vergehen.
- *Ocimum canum C5,* wenn die Nierenkolik von Erbrechen begleitet ist und mehr in der rechten Nierengegend gespürt wird. Nach der Kolik weist der Harn rötliche Ablagerungen auf.
- *Pareira brava C5.* Der Kranke spürt Schmerzen in den Nieren, im unteren Rücken, in der Harnröhre, in den Leisten und Schenkeln, hat das Bedürfnis, ständig Wasser lassen zu müssen, schafft das jedoch nur unter großen Anstrengungen und in der Hocke.

Parasiten

Parasiten sind »Gäste«, die auf Kosten des »Wirtes« leben. In diesem Falle ist der Wirt der menschliche Körper, der diese ungebetenen Gäste oft jahrelang am Leben hält, ohne daß der jeweils Betroffene das merkt.

Sollten Sie jedoch kränkeln, unter Blutarmut leiden, unregelmäßige weiße Flecken im Gesicht haben, leicht reizbar sein, unruhig schlafen, heftige Bauchschmerzen haben, unter Juckreiz am After und in der Nase leiden, einen säuerlich-fahlen Mundgeruch haben, Ihre Augenlider zucken, einen reichlichen Speichelfluß haben oder sich Ringe unter den Augen bemerkbar machen, ohne daß Sie ahnen, worauf diese Symptome zurückzuführen sind – dann sollten Sie Ihren Homöopathen aufsuchen, denn dann kann es sein, daß Sie von bestimmten Parasiten (wie Saug-, Faden- und Bandwürmern) befallen sind.

Nach eingehender Untersuchung wird Ihr Arzt Ihnen schließlich sagen, was Sie essen sollten (wie beispielsweise Knoblauch und Papaya) und was Sie nicht essen sollten (beispielsweise Schweinefleisch), und Ihnen die Heilmittel nennen, die speziell für Ihren Fall die geeignetsten sind.

Schluckauf

Schluckauf kann sehr unangenehm werden. Wenn diese rhythmische Verspannung des Zwerchfells solch einen Druck erzeugt, daß die Luft die Stimmbänder vibrieren läßt (daher das typische Geräusch), und Sie es nicht schaffen, sich davon zu befreien (indem Sie etwa die Luft anhalten), dann sollten Sie auf das jeweils geeignete Heilmittel zurückgreifen.

- *Cuprum metallicum C5.* Lutschen Sie langsam 2 Tabletten und nehmen Sie eine Viertelstunde darauf 5 Tabletten, falls der Schluckauf nicht aufhört; *Cuprum metallicum* ist das generellste Heilmittel.
- *Hyoscyamus C5,* wenn Bauchschmerzen den Schluckauf begleiten (jede Viertelstunde 2 Tabletten).
- *Ignatia C5,* wenn der Schluckauf in Verbindung mit nervösen Störungen steht (die durch Tabak und Kaffee verschlimmert werden) oder dann auftritt, wenn Sie viel gähnen oder wenn Ihnen übel ist (und es Ihnen besser geht, wenn Sie etwas essen). *Ignatia* ist auch beim Schluckauf des Kindes angezeigt (jede Viertelstunde 2 Tabletten).
- *Moschus C5,* wenn Sie überempfindlich sind, sexuell schnell erregt werden und Ihr Schluckauf auf Anreger wie Alkohol bzw. Kaffee zurückzuführen ist (jede Viertelstunde 2 Tabletten).
- *Nux vomica C5,* wenn der Schluckauf nach einem zu üppigen Essen oder nach starkem Trinken auftritt (jede Viertelstunde 2 Tabletten).
- *Marum verum C4,* wenn der Schluckauf beim Säugling nach dem Stillen auftritt (jede Viertelstunde 1 Tablette).
- *Veratrum viride C5.* Der Schluckauf ist zu Beginn des Nachmittags von intensiven Kopfschmerzen begleitet, Zunge und Lippen sind trocken, das Gesicht ist rot (jede Viertelstunde 2 Tabletten).

Verdauungsstörungen (siehe auch Fettleibigkeit und Langlebigkeit)

Eine gute Verdauung hängt von vielen Faktoren ab – sei es unsere gute Laune, unsere körperliche Tätigkeit, unsere Ernährung, seien es unsere Lebensgewohnheiten.

Sollten Sie unter schlechter Verdauung leiden, so sind es meist Ihre Lebensgewohnheiten, die Sie ändern sollten. Vielleicht bewegen Sie sich zuwenig, schlingen womöglich ständig Ihr Essen herunter, vielleicht essen Sie auch zu völlig unterschiedlichen Zeiten, setzen sich womöglich sehr oft Streßsituationen aus, oder vielleicht sind Sie auch »nur« nervös und leicht erregbar?

All das sind Faktoren, die zu einer schlechten Verdauung führen könnten. Versuchen Sie also in erster Linie Ihre (abträglichen) Lebensgewohnheiten zu ändern – und nehmen Sie so lange täglich 2 Tabletten des angezeigten homöopathischen Heilmittels, bis sich Ihre schlechte Verdauung gelegt hat.

- *Abies canadensis C5* ist beim trägen Magen angezeigt. Der Betroffene friert, nimmt ab und fühlt eine Schwäche im Magen. Obwohl er einen kräftigen Appetit zeigt, verträgt er weder reichliches Essen noch bestimmte Speisen und leidet oft unter Herzklopfen und Blähungen.
- *Abrotanum C5,* wenn der Betroffene – zunächst an den unteren Extremitäten – abmagert, obwohl er stets großen Appetit zeigt. Ferner schmerzt ihm der Magen während der Verdauung (er kann üppige Mahlzeiten schlecht vertragen).
- *Bryonia C5,* ist bei schwerer und langsamer Verdauung angezeigt. Der Magen des Betroffenen ist sehr empfindlich.
- *Carbo vegetabilis C5,* wenn die Lebensmittel in Magen und Darm regelrecht gären. Der Bauch wird dann aufgebläht, man leidet unter Herzklopfen, während (ranzig riechendes) Aufstoßen nur kurze Erleichterung verschafft.
- *Lycopodium C5* ist das generellste Mittel bei träger Verdauung, aber auch bei schwerer Verdauung, das von Sodbrennen begleitet wird. Der Betroffene verliert den Appetit und hat nach dem Essen Durchfall.
- *Natrium muriaticum C5,* wenn morgens zwischen zehn und zwölf Uhr ein Gefühl der Leere im Magen auftritt. Der Betroffene fühlt sich dann gezwungen, oft, aber wenig zu essen, hat Durst und fühlt sich schwer (es fehlt ihm an Flüssigkeit). Üppige Mahlzeiten machen ihn schläfrig.
- *Nux vomica C5.* Schmerzen oder Schwere werden eine halbe Stunde nach dem Essen wahrgenommen. Der Druck auf den Magen ist dann schmerzhaft (der Betroffene muß deshalb seine Kleidung lockern), und der hintere Teil der Zunge ist weißlich belegt.

- *Oleander C5,* wenn der Betroffene meint, er fühle ständig ein »Loch im Magen« (er spürt es vor und nach dem Essen). Seine Blähungen riechen übel, und sein Geist scheint wie abgestumpft. Trinkt er dagegen Alkohol, geht es ihm besser.
- *Pulsatilla C5,* ist bei schwerer und langsamer Verdauung nach einer üppigen Mahlzeit oder aufgrund einer Fettunverträglichkeit angezeigt. Der Mund ist dann trocken und bitter, der Mundgeruch unangenehm, und die Zunge mit einem dicken, schmutzigen, weißgelben Belag versehen. *Pulsatilla* ist auch angezeigt, wenn der Betroffene ranzig aufstößt oder wenn ihm der Geschmack der gegessenen Lebensmittel wieder hochkommt, wobei er eine Schwere im Magen fühlt. Hitze, warme Speisen und Getränke verschlechtern seinen Zustand. *Pulsatilla* ist ebenfalls angezeigt, wenn dem Betroffenen oft übel ist, er nicht selten unter Durchfall und einem aufgeblähten Bauch leidet, der gegenüber Berührungen empfindlich ist, manchmal auch leichtes Fieber hat und fröstelt.

Darmschmerzen

- *Cuprum metallicum C5.* Die Schmerzen äußern sich durch Krämpfe, die plötzlich kommen und gehen, und die Bauchdecke ist gespannt und sehr empfindlich gegenüber Berührungen. Der Betroffene hat auch oft das Gefühl, es würde ihm ein »Degen in den Bauch gestoßen«. Hinzu kommen Durchfall, die Schwierigkeit, Wasser zu lassen, Übelkeit und heftiges Erbrechen. Während Kälte den Zustand verschlimmert, bessert er sich durch äußerliche Hitze (zusammen mit kalten Getränken).
- *Dioscorea villosa C5.* Der Darm ist oft entzündet, und der Betroffene leidet unter zahlreichen Blähungen. Sind die Schmerzen auf ihrem Höhepunkt, sucht er die Toilette auf – und kann manchmal auch tatsächlich Wasser lassen. Ferner leidet er unter einem erschöpfenden Durchfall (morgens), unter schmerzhaften Hämorrhoiden, außerdem ist sein Stuhl gelblich. Nach dem Stuhlgang überfällt ihn eine große Müdigkeit.
- *Ipecacuanha C5.* Die Schmerzen liegen um den Nabel herum und treten zuerst in der linken, dann auf der rechten Seite auf und sind von Durchfall, Übelkeit und Erbrechen (das keinerlei Erleichterung verschafft) begleitet. Meist sind diese Symptome im Herbst (nach einer Erkältung) zu beobachten.
- *Plumbum metallicum C5.* Die Bauchdeckenmuskeln sind hart und geschwollen, und bei Berührung schmerzt der Bauch sehr stark. Wenn sich

der Betroffene krümmt oder wenn sehr breitflächig ein tiefer, andauernder und allmählich zunehmender Druck ausgeübt wird, geht es ihm besser.

- *Veratrum album C5.* Heftige Schmerzen sind von Erbrechen und starken Durchfällen begleitet, die sich vorwiegend nachts, begleitet von kalten Schweißausbrüchen (auf der Stirn) ereignen. Danach ist der Betroffene schwach und hat ein Gefühl der Kälte im Bauch. Seine Zunge ist farblos und trocken.

Magenschmerzen

- *Belladonna C5,* wenn die Bauchschmerzen sehr stark sind und mit Fieber auftreten, wobei die Symptome plötzlich auftauchen und ebenso schnell wieder abklingen. Der Betroffene, der versucht, still liegenzubleiben, erträgt weder Berührungen noch kann er sich bewegen. Ferner ist der Bauch aufgebläht, warm und empfindlich, die Oberlippe ist oft rot und geschwollen.
- *Bryonia C5,* wenn selbst geringste Bewegungen sowie Husten bei dem Betroffenen Schmerzen auslösen. Wird jedoch auf den Magen Druck ausgeübt, sind die Schmerzen weniger stark. Ferner hat der Kranke eine weiße Zunge und spürt einen unlöschbaren Durst, ist ihm übel und leidet unter Verstopfung. Kalte Kompressen verbessern seinen Zustand.
- *Chamomilla C5,* wenn der Schmerz, wie bei *Belladonna,* von Fieber begleitet und der Bauch aufgebläht ist. Der Betroffene zeigt jedoch keine Temperatur und versucht nicht, unbedingt still liegenzubleiben. Ferner hat er Blähungen, die heftige Koliken verursachen, ist sein Gesicht rot und warm, der Stuhlgang wäßrig, brennend, mit einem Geruch nach faulen Eiern.
- *Dioscorea villosa C5,* wenn der Betroffene heftige Krämpfe hat und eine schmerzhafte Schwere oder eine Schwäche im Magen spürt. Der Schmerz, zuweilen sehr stark, wird noch schlimmer, wenn der Kranke liegenbleibt und wenn er sich nach vorne beugt. Es geht ihm jedoch besser, sobald er sich bewegt, ein Hohlkreuz macht oder sich nach hinten neigt. Aufstoßen verschafft ebenfalls Erleichterung.
- *Magnesium phosphoricum C5,* wenn plötzlich einsetzende Schmerzen regelmäßig auftreten und manchmal so stark sind, daß sich der Betroffene nach vorne beugen, stillbleiben und seinen Bauch gegen einen harten

Gegenstand lehnen muß. Auch wenn er Winde läßt, geht es ihm nicht besser, während Reibungen und Wärme ihm Erleichterung verschaffen.

- *Nux vomica C5,* wenn der Bauch gespannt ist. Der Betroffene spürt die Schmerzen morgens beim Erwachen sowie nach den Mahlzeiten, wobei sich sein Bauch innerhalb einer Stunde nach dem Essen aufbläht und er Schwierigkeiten hat, Winde zu lassen. *Nux vomica* ist gerade bei Menschen angezeigt, die zuviel essen und sich später regelrecht zum Erbrechen zwingen, da sie unter Verstopfung leiden und der Gang zur Toilette oft vergeblich ist.

Verstopfung (siehe auch Verdauungsstörungen)

Eine Verstopfung kann nervösen Ursprungs, aber auch das Ergebnis einer falschen Ernährungsweise sowie eines Magen- oder Zwölffingerdarmgeschwürs sein, ferner durch seelische Störungen, ja sogar durch eine Herzerkrankung verursacht worden sein, und nicht selten sind es die (abträglichen) Lebensgewohnheiten, die sich ungünstig auf den Verdauungstrakt auswirken.

Oft genügt es, trockene Pflaumen in Wasser aufquellen zu lassen und sie morgens auf nüchternen Magen sowie abends langsam zu kauen – das hilft oft mehr als jedes Abführmittel. Sorgen Sie ferner für ausreichenden Schlaf und hinreichende Entspannung.

Falls Sie unter Verstopfung leiden, dabei (ohne Erfolg) die Toilette aufsuchen, sollten Sie 3mal täglich 3 Tabletten des angezeigten Heilmittels nehmen.

- *Anarcadium C5,* wenn der After verspannt ist.
- *Lycopodium C5,* wenn die Verstopfung auf eine Störung der Leber zurückzuführen ist und schmerzhafte Krämpfe auftreten, sobald der Gang zur Toilette angetreten wird, und ferner oft Blähungen auftreten.
- *Nux vomica C5,* wenn die Verstopfung von Afterkrämpfen und Hämorrhoiden begleitet ist. Darunter haben oft diejenigen zu leiden, die viel sitzen und manchmal reizbar sind, aber auch Kleinkinder, die vergeblichen Stuhlgang haben und nur Winde lassen können, dabei husten und weinen.

Wenn Sie unter Verstopfung leiden und nicht das Bedürfnis haben, die Toilette aufzusuchen, sollten Sie 3mal täglich 3 Tabletten des angezeigten Heilmittels nehmen.

- *Alumina C5,* wenn Stuhlgang und Wasserlassen große Schwierigkeiten bereiten und der Genuß von Kartoffeln Blähungen und eine träge Verdauung hervorruft.
- *Bryonia C5,* wenn der Stuhl hart, schwarz, trocken und dick ist, selbst kleinste Mahlzeiten das Gefühl verursachen, einen »Stein im Magen liegen zu haben«, jede Bewegung Schmerzen auslöst (wodurch auch der Mangel an Bewegung zu erklären ist) und das morgendliche Erwachen von Übelkeit und Schwindelgefühlen begleitet ist.
- *Graphites C5,* wenn der Kot schleimig ist und der After häufig schmerzt. Oft ist das bei fettleibigen Menschen der Fall, die eher schläfrig sind, aber auch bei Menschen, die sich nach einer schweren Erkrankung in der Genesungsphase befinden.
- *Hydrastis C5,* wenn der Stuhl schleimig und einem ständig übel ist.
- *Opium C5,* wenn bei Darmträgheit der Stuhl trocken, hart und schwarz ist und in Kügelchenform ausgeschieden wird, die Verstopfung zwar schmerzlos ist, aber nach den Mahlzeiten Schläfrigkeit aufkommt und eine gewisse geistige Benommenheit vorliegt.

Wenn der Stuhlgang große Schwierigkeiten bereitet, sollten Sie 3mal täglich 3 Tabletten des angezeigten Heilmittels nehmen.

- *Alumina C5,* wenn der Stuhl hart, mit Schleim bedeckt oder weich und klebrig wie Ton ist.
- *Causticum Hahnemanni C5,* wenn der Stuhl blättrig und dünn wie ein Bleistift ist sowie besser im Stehen ausgeschieden werden kann.
- *Silicea C5,* wenn der Stuhl herauskommt und wieder zurückgeht, weil sich der Schließmuskel plötzlich verkrampft. Hier sind oft Frauen betroffen, die ihre monatlichen Blutungen haben, und Kinder, die gerade zahnen.
- *Sulfur C5,* wenn das Gefühl da ist, der Darm sei nie leer, der After rot ist und brennt. Oft sind hier fettleibige Menschen betroffen, die fast stets gut gelaunt sind. *Sulfur* ist abwechselnd mit *Nux vomica* zu nehmen.

Bei Verstopfung vor oder nach der Monatsblutung sind folgende Heilmittel angezeigt:

- *Kalium carbonicum C5.* Nehmen Sie täglich 3 Tabletten während der monatlichen Blutungen.
- *Silicea C5.* Nehmen Sie täglich 3 Tabletten während der monatlichen Blutungen.

Zuckerkrankheit (Diabetes mellitus)

Jeder, der an *Diabetes mellitus* erkrankt ist, weiß um die Gefahren dieser Krankheit, weiß, was er tun darf, aber auch lassen muß, weiß beispielsweise, daß sich *Diabetes mellitus* und Schwangerschaft nicht selten gegenseitig negativ beeinflussen, weiß nicht zuletzt, daß eine ständige Beobachtung dieser Krankheit durch ihn selbst und durch seinen Arzt unerläßlich ist, will er nicht von einem Koma ereilt werden.

Diabetes mellitus ist eine gefährliche Krankheit, und selbst das Wissen, daß rund die Hälfte aller Betroffenen erbbedingt daran erkranken, ist da nur ein schwacher Trost. Dem Diabetiker bleibt nichts anderes übrig, als seine Krankheit zu akzeptieren, mit ihr zu leben, und er muß sich damit abfinden, daß er ständig auf die Hilfe der Medizin angewiesen ist. Doch dies wiederum gibt ihm auch die Möglichkeit, sein Leben lebenswert zu machen. Dazu tragen auch (zur zusätzlichen Behandlung) bestimmte Homöopathiemittel (1mal täglich 2 Tabletten) bei, die bei bestimmten Symptomen angezeigt sind.

- *Acidum aceticum C5,* wenn der Betroffene zu oft und zu viel Wasser lassen muß. Er ist sehr durstig, blaß und schwach und hat nachts kalte Schweißausbrüche. Oft verdaut er schlecht, ist der Speichelfluß sehr stark und neigt er zu Ödemen.
- *Acidum lacticum C5,* wenn der Betroffene – verglichen mit *Acidum aceticum* – häufiger Wasser lassen muß, er außerdem oft unter Gelenk- und Magenschmerzen leidet.
- *Acidum phosphoricum C5,* wenn der Harn des Betroffenen (er muß oft Wasser lassen) milchig und häufig von einem übermäßig hohen Kalziumphosphatgehalt ist.

- *Agaricus phalloides C5,* wenn der Betroffene sehr mager ist. Wie bei *Acidum aceticum* hat er kalte Schweißausbrüche, ist aber nicht so schwach, nicht so durstig, ist ferner sein Körper kalt und hat er wenig Appetit.
- *Hydrangea-arborescens-Urtinktur,* wenn das Durstgefühl gelindert werden soll.

KAPITEL VI

Das Urogenitalsystem

Bettnässen

Hier handelt es sich um ein Problem, das meist psychische Ursachen hat. Das unwillkürliche Wasserlassen im Schlaf ist oft ab der Mitte des dritten Lebensjahres bei Kindern zu beobachten, die teils labil, teils phlegmatisch, aber auch leicht erregbar und aufsässig sind.

Zwar legt sich dieses Verhalten meist nach einer gewissen Zeit, doch wenn Ihr Kind älter als vier Jahre ist und des Nachts immer noch häufig Wasser läßt, dann sollten Sie unbedingt Ihren Homöopathen aufsuchen, der dann – eventuell unterstützt von einem Psychotherapeuten – versucht, die psychosomatischen Zusammenhänge der Ursachen herauszufinden, um schließlich die geeignete Therapie festzusetzen.

Blasenentzündung

Wenn sich die Harnblase, jenes Hohlorgan, das bis zu einem dreiviertel Liter Flüssigkeit aufnehmen kann, entzündet ist, so äußert sich das beim Wasserlassen durch stechende Schmerzen in der Harnröhre. Der Harn ist dann trüb, enthält Schleim und manchmal auch Blut. Sollten also diese Merkmale beim Wasserlassen auftreten, so suchen Sie unverzüglich Ihren Homöopathen auf, der Ihnen eine Therapie nennen wird, die sich an Ihren speziellen Bedürfnissen orientiert.

Vorbeugung

Da die für die Beschwerden verantwortlichen Bakterien aus dem Darm stammen, sollte man sich nach dem Stuhlgang von vorne nach hinten abputzen und nicht umgekehrt. Wenn man nicht genug trinkt, wird die Vermehrung der Bakterien begünstigt. Man sollte also viel trinken. Ist die Blasenentzündung chronisch, konsultieren Sie Ihren Arzt.

Nehmen Sie 1mal täglich 3 Tabletten:

- *Cantharis C5,* wenn das Wasserlassen schwerfällt und mit Schmerzen verbunden ist, jedoch wird wenig Harn ausgeschieden, und die Schmerzen stechen und brennen auch davor und danach. Der Harn kommt oft nur tropfenweise, und der Harnfluß wird vor lauter Schmerzen unterbrochen. *Cantharis* ist bei Männern oft von sexueller Erregung mit schmerzhaften Erektionen und bei Frauen von Nymphomanie begleitet.
- *Pareira brava C5.* Ein Harndrang ist ständig da. Der Harn kommt tropfenweise heraus und ist dunkel, mit Schleim und Blut vermischt.
- *Sarsaparilla C5.* Der Betroffene hat oft das Bedürfnis zu urinieren, aber er kann es nicht immer. Gelingt es, spürt er einen stechenden Schmerz, besonders dann, wenn er sitzt. Er kann leichter im Stehen Wasser lassen. Der Harn ist trüb oder weist Sedimente auf.

Brust

Die regelmäßige Untersuchung der weiblichen Brust – besonders jenseits der Vierzig – sollte selbst vorgenommen werden. Wenn Sie glauben, dabei eine Verhärtung zu spüren, sollten Sie unverzüglich Ihren Arzt aufsuchen.

Um etwas für einen festen Busen zu tun, sollten Sie jedoch nicht so lange warten, bis Sie vierzig sind, sondern schon wesentlich früher damit anfangen. So sollten Sie einen Büstenhalter tragen, der Ihrer Brustform angepaßt ist, Enspannungs- und Gymnastikübungen machen, die das Gewebe Ihrer Brust stärken, Sie sollten auch auf eine gerade Körperhaltung achten und, falls Sie Schmerzen in Ihrer Brust spüren, nach Absprache mit Ihrem Homöopathen auf das geeignete Heilmittel (1mal täglich 3 Tabletten) zurückgreifen.

- *Chimaphila umbellata C4,* wenn der Busen sehr entwickelt ist, er härter wird und bei Berührungen leicht schmerzt. *Chimaphila umbellata* ist auch für die Frau angezeigt, die übergewichtig ist und schwer Wasser lassen kann.
- *Chimaphila umbellata C7,* wenn der Busen, der sehr entwickelt ist, an manchen Stellen verhärtet und schmerzhaft ist. *Chimaphila umbellata* ist auch bei Mädchen, die zu Hautproblemen neigen, sowie bei älteren und mageren Frauen angezeigt.
- *Conium C5,* wenn der Busen dicker, dann wieder mager und weich wird, ferner harmlose Knötchen aufweist. Zu Beginn genommen, verhindert *Conium,* daß der Busen zu weich wird.
- *Belladonna C5,* ist bei beginnendem Brustabszeß angezeigt, wenn die Haut rot ist und klopfende Schmerzen gespürt werden.
- *Bellis perennis C5,* wenn die Busenschmerzen auf Prellungen zurückzuführen sind.
- *Bryonia C4,* wenn der Busen geschwollen, hart und warm und blasser als sonst ist, schwerer als üblich zu sein scheint, und die Schmerzen bei Erschütterungen, Bewegungen und Berührungen zunehmen, wobei die Schmerzen unter festem Druck abnehmen. *Bryonia* ist auch angezeigt, wenn die Brust stets während der monatlichen Blutungen schmerzt und die Frau starken Durst verspürt.
- *Clematis C6,* wenn der Busen geschwollen und hart ist sowie gegenüber Berührungen empfindlich ist und sehr schmerzt, wobei die Schmerzen nachts heftiger sind.
- *Phellandrium aquaticum C5* für die Brust, die beim Stillen schmerzt.
- *Pulsatilla C5,* wenn bei geschwollener Brust während der monatlichen Blutungen erweiterte Adern unter der Haut sichtbar sind.

Entbindung (siehe auch Schwangerschaft und Stillen)

Sowohl vor als auch während der Entbindung sollten Sie auf die Homöopathie vertrauen und einige wichtige Ratschläge beachten.

> Gehen Sie während der Schwangerschaft regelmäßig spazieren, und sorgen Sie für Bewegung, damit das Kind bei der Entbindung nicht zu schwer ist.

Salzen Sie Ihre Speisen immer weniger, und setzen Sie das Salz zwei Wochen vor der Entbindung ganz ab.
Nehmen Sie die letzten zwei Monate vor der Entbindung täglich 3 *Nux-vomica-C7-Tabletten*, um eine schmerzlose Entbindung zu begünstigen.
5 *Caulophyllum-C12-Tabletten* während der letzten zwei Monate vor der Entbindung bereiten die Gebärmutter auf die Wehen vor.
Morgens und abends jeweils 2 *Arnica-C5-Tabletten* während der letzten zwei Wochen vor der Entbindung begünstigen einen gleichmäßigen Verlauf der Entbindung, wirksame Wehen, und setzen die Infektionsrisiken herab.
Führen Sie auch regelmäßig die notwendigen Gymnastikübungen durch.

Während der Entbindung sind folgende homöopathische Heilmittel angezeigt:

- *Calcium aceticum solutum Hahnemanni C4.* Jede halbe Stunde 2 Tabletten sind angezeigt, wenn die Geburt zu lange dauert.
- *Chamomilla C5* und *Coffea C4.* Jede halbe Stunde 3 Tabletten sind bei unerträglichen Schmerzen angezeigt.
- *China C4.* Jede halbe Stunde (eventuell jede Viertelstunde) 3 Tabletten sind angezeigt, wenn über einen zu langen Zeitraum viel oder wenig Blut verloren wird.
- *Cimicifuga C4.* Alle 2 Stunden 2 Tabletten erleichtern die Entbindung, da hierdurch die Wehen wirksamer werden. Sie setzen auch die (verständliche) nervöse Erregung herab.
- *Coffea C5.* Jede Stunde 2 Tabletten sind für die Frauen angezeigt, die während des gesamten Geburtsvorgangs erzählen und jammern. Ihre Augen glänzen, und ihr Gesicht ist rot und geschwollen. Der Gebärmutterhals ist kaum erweitert.
- *Kalium carbonicum C5.* Jede halbe Stunde 2 Tabletten sind angezeigt, wenn im Gesicht Blutandrang auftritt und die Frau unbedingt allein sein will. Die Wehen bewirken nichts und der Gebärmutterhals ist steif.
- *Opium C5.* Jede halbe Stunde 2 Tabletten sind angezeigt, wenn wie bei *Kalium carbonicum* Blutandrang vorliegt, die Frau jedoch von Zuckungen und Krämpfen geplagt ist und die Entbindung sehr lange dauert.
- *Sepia C5.* Jede halbe Stunde 2 Tabletten sind dann angezeigt, wenn die Entbindung langsam vor sich geht und von heftigen Schmerzen begleitet

ist, die, ausgehend vom Rücken, bis in die Beine ausstrahlen. Ferner werden auf der Nase und auf dem Körper gelbe Flecken sichtbar.

Fehlgeburt, spontane

Dieses schwer zu verarbeitende Ereignis tritt oft nach einem Schock, einem Trauma oder einem Unfall ein.

Während in allen Fällen viel Vitamin E (etwa in Form gekeimten Weizens) zu nehmen ist, richten sich die jeweiligen Heilmittel nach den verschiedenen Symptomen.

- *Arnica C5* ist sofort zu nehmen (5 Tabletten).
- *Caulophyllum C4,* wenn die Fehlgeburt Folge einer Gebärmutterschwäche mit Blutungen und falschen Wehen ist. Diese Art der Fehlgeburt ereignet sich am Ende der Schwangerschaft (jede halbe Stunde 3 Tabletten).
- *Kalium carbonicum C5,* wenn sich die Frau nach der Fehlgeburt schwach fühlt und über Rückenschmerzen klagt (alle 3 Stunden 3 Tabletten).
- *Millefolium C4,* wenn nach einer Anstrengung eine ergiebige Blutung folgt, dabei jedoch kaum oder gar keine Schmerzen auftreten (jede halbe Stunde 3 Tabletten).
- *Sabina C4,* 3 Tabletten stündlich. Das Mittel wird meist bei einer spontanen Fehlgeburt empfohlen: wenn zunächst nur wenig Blut austritt, die Blutung, die mit Blutklumpen vermischt ist, dann aber sehr stark wird; wenn Schmerzen im unteren Rückenbereich auftreten, die dann zunehmen und sich bis zum Schambein ausbreiten, wobei die Blutung mit jeder Bewegung stärker wird. *Sabina* ist das generellste Heilmittel (jede Stunde 3 Tabletten).
- *Secale cornutum C4,* wenn die magere zierliche Frau während der ersten oder letzten Monate der Schwangerschaft einen Unfall oder einen Schock erleidet. Zunächst werden Wehen bemerkt, dann folgt die Blutung, wobei das Blut schwarz ist. Der Zustand der Frau verschlechtert sich mit jeder Bewegung. Ihre Augen sind schmal, sehen müde aus, und sie spürt ein Kribbeln in den Extremitäten (jede halbe Stunde 3 Tabletten).

Geschlechtsorgane, männliche

Geschlechtsorgane, Überempfindlichkeit der

- *Staphisagria C6.* Bei einer Überempfindlichkeit der Genitalien begleitet von einer sexuellen Erregung, die weder durch Selbstbefriedigung noch durch ein übertriebenes Sexualleben gestillt werden kann.

Harnröhre, Entzündung der

Die Harnröhre ist der Gang, der den Harn zum Penisende leitet. Sollte diese Entzündung von Ausfluß begleitet und von einer Geschlechtskrankheit (Tripper) verursacht worden sein, so muß auf jeden Fall Penizillin genommen werden. Handelt es sich jedoch »lediglich« um eine »einfache« Entzündung, dann sind 3mal täglich 3 Tabletten des angezeigten Heilmittels zu nehmen.

- *Kalium bichromicum C5.* Der Harn weist schleimige Fäden auf.
- *Mercurius solubilis Hahnemanni C5.* Der Ausfluß hat eine grünliche Farbe.
- *Petroselinum C5.* Der Ausfluß ist von Juckreiz oder starkem Harndrang begleitet.
- *Pulsatilla C5.* Der Ausfluß hat eine gelbe Farbe.

Prostata, Blutandrang in der

- *Sabal serrulatum,* wenn die Prostata entzündet ist, wobei sie von schmerzhaften nächtlichen Erektionen und einer gewissen sexuellen Schwäche begleitet ist.
  Ohne die Größe der Prostata zu verringern, ermöglicht *Sabal serrulatum* eine Beseitigung der damit verbundenen Probleme (3mal täglich 10 Tropfen).

Geschlechtsorgane, weibliche

Bartholinsche Drüsen

Das sind zwei beiderseits des Scheidenvorhofes gelegene Drüsen, die im hinteren Teil der großen Schamlippen liegen. Bei einer Entzündung dieser

Drüsen kann es dann zur Stauung ihres Sekrets (das bei geschlechtlicher Erregung den Scheideneingang befeuchtet) kommen – und eine sofortige Behandlung des Arztes erforderlich machen.

Eierstöcke(n), Schmerzen an den

- *Colocynthis C9.* Ebenfalls bei Schmerzen des linken Eierstocks, wobei es sich jedoch um einen krampfartigen Schmerz (nach einem Wutanfall oder einer Unannehmlichkeit) handelt (2mal täglich 3 Tabletten).
- *Lycopodium C7.* Der rechte Eierstock schmerzt (2 mal täglich 3 Tabletten).
- *Naja tripudians C6.* Die Schmerzen sind vor den monatlichen Blutungen heftiger und werden auf der linken Seite gespürt. Sie scheinen bis zum Herzen auszustrahlen und nehmen zu, wenn die Betroffene enge Kleidungsstücke trägt (2mal täglich 3 Tabletten).
- *Platina C7.* Beide Seiten schmerzen. Die Schmerzen sind krampfartig und treten während der monatlichen Blutungen stärker auf. Außerdem schmerzen die Genitalien, wenn sie berührt werden (2mal täglich 3 Tabletten).

Gebärmutter, Blutandrang in der

Hier sollten Sie auf jeden Fall Ihren Homöopathen aufsuchen, da Blutandrang und Schmerzen in der Gebärmutter nicht auf die leichte Schulter zu nehmen sind und eine eingehende Untersuchung erfordern.

Geschlechtsorgane, Überempfindlichkeit der

Falls Ihre Geschlechtsorgane generell überempfindlich reagieren (Berührungen, Geschlechtsverkehr), dann nehmen Sie 2mal täglich 3 *Platina-C6-Tabletten.*

Harn

Der Harn gibt uns wichtige Hinweise über den Zustand unserer Gesundheit. Achten Sie daher beim Wasserlassen stets auf Ihren Harn – und sollten Sie plötzliche Veränderungen bemerken, so nehmen Sie – falls nicht noch ein anderes Symptom auftritt, das jeweils angezeigte Heilmittel (1mal täglich 3 Tabletten) über einen gewissen Zeitraum. Bleibt es dann bei den Symptomen, so suchen Sie umgehend Ihren Arzt auf.

- *Berberis C5.* Der Harn ist mit einem klebrigen roten »Sand« versehen.
- *Chelidonium C5.* Der Harn ist dunkelgelb.
- *Cina C5.* Der Harn ist ergiebig und milchig.
- *Lycopodium C5.* Der Harn weist einen nichtklebrigen roten »Sand« auf.
- *Pareira brava C5.* Der Harn weist ein weißes Sediment auf.
- *Solidago virgaurea C4.* Der (wenige) Harn weist Sedimente auf oder ist dunkler als sonst.

Hoden

Wenn beim Säugling die Haut der Hoden aufgrund einer Flüssigkeitsansammlung geschwollen ist, so liegt hier ein Wasserbruch vor, der eine Konsultation des Arztes unumgänglich macht. Dagegen helfen bei generellen Erkrankungen der Hoden verschiedene homöopathische Heilmittel (3mal täglich 3 Tabletten), die bei den jeweiligen Symptomen angezeigt sind.

- *Mercurius solubilis Hahnemanni C5.* Bei Herpes an den Hoden oder am Penis.
- *Spongia C5.* Die Hoden sind geschwollen, schmerzhaft und sehr empfindlich gegenüber Berührungen.

Menstruationsstörungen

Amenorrhö

Hier handelt es sich um das Ausbleiben der monatlichen Blutungen, allerdings nicht während der Schwangerschaft oder der Wechseljahre. Eine mangelhafte Tätigkeit der Eierstöcke, der Schilddrüse, Tuberkulose, aber auch seelische Störungen sind mögliche Ursachen.

Nehmen Sie 3mal täglich 2 Tabletten des angezeigten Heilmittels.

- *Aconitum C5,* wenn Ihre monatlichen Blutungen nach einer Erkältung, aber auch nach einem starken Angstzustand ausbleiben.

- *Bryonia C6,* wenn durch eine Empfindlichkeit bei Bewegungen Schmerzen in Ihrer unteren Bauchpartie zunächst zu-, dann wieder abnehmen, aber auch wenn ein andauernder und starker Druck auf diese Stelle ausgeübt wird. Die monatlichen Blutungen fehlen häufig nach einer Erkältung, jedoch auch bei Reisen. Bei warmer Witterung haben Sie oft Nasenbluten und leiden unter Kopfschmerzen.
- *Calcium carbonicum C5,* wenn Sie blaß und sehr jung sind, leicht schwitzen, unter einer Superazidität in Magen und Darm leiden sowie einen milchigen Ausfluß haben, sobald Sie Wasser lassen. Auch ein kaltes Bad kann für das Ausbleiben der monatlichen Blutungen verantwortlich sein.
- *Kalium carbonicum C5,* wenn Sie sehr jung sind, an Blutarmut leiden und Ihre monatlichen Blutungen seit mehreren Monaten ausbleiben. Sie sind müde und depressiv und haben besonders nachts Muskelkater und Rükkenschmerzen. Die geringsten Anstrengungen lösen bei Ihnen Schweißausbrüche aus. Ferner erkälten Sie sich leicht, ist Ihr Puls schwach und unregelmäßig.
- *Lachesis C5,* wenn Ihre monatlichen Blutungen nur zögernd kommen und von Kreislaufstörungen begleitet sind, aber auch, wenn die Regel aufgrund tiefer Trauer ausbleibt.
- *Lilium tigrinum C5,* wenn die Unterbrechung Ihrer monatlichen Blutungen von Schwindel begleitet ist.
- *Sanguinaria C5,* wenn die Unterbrechung Ihrer monatlichen Blutungen von Hitzewallungen und Kopfschmerzen an den Schläfen begleitet sind.

Dysmenorrhö

Wenn die monatlichen Blutungen über den sonst üblichen Rahmen des Unwohlseins hinausgehen, also sehr schmerzen, dann spricht man von einer Dysmenorrhö – und dann ist auch nur eine intensive Behandlung durch Ihren Arzt oder Homöopathen angeraten.

Menorrhagie

Die Menorhagie ist eine verstärkte oder verlängerte menstruelle Blutung, deren Behandlung ebenfalls in die Zuständigkeit Ihres Arztes gehört.

Metrorrhagie

Hier handelt es sich um eine Blutung, die sich zwischen den monatlichen Blutungen ereignet und Sie in den meisten Fällen entweder auf hormonale

Störungen oder kleine Geschwüre hinweist. Dennoch sollten Sie Ihren Arzt benachrichtigen, denn nur er kann entscheiden, wie die Behandlung auszusehen hat.

Scheidenausfluß (siehe auch Magenschleimhautentzündung)

Mit diesem Ausdruck bezeichnet man all jene Aussonderungen der Scheide, die sich (auch bei jungen Mädchen) zwischen den monatlichen Blutungen ereignen. Während beim Mädchen der etwa zwei Jahre vor den monatlichen Blutungen vorkommende Scheidenausfluß (wenn die Eierstöcke beginnen, tätig zu werden) sowie der zwischen der ersten monatlichen Blutung und der Pubertät normal ist, sollten Sie in allen anderen Fällen Ihren Arzt aufsuchen, der dann eine Zytodiagnostik vornimmt, die dazu dient, den Grund der Störung herauszufinden.

Sind schädliche Bakterien die Verursacher, dann brennt meist der Ausfluß, ist dickflüssig, gelblich und übelriechend.

Neben Milchsäure, die Sie mit Kamillentee mischen und mit der Sie die Scheide spülen, neben 37 Grad warmen Kräuterbädern, einer Kost, die der bei einer Magenschleimhautentzündung ähnelt und vitaminreich sein sollte, sind zusätzlich 3mal täglich 3 Tabletten des angezeigten homöopathischen Heilmittels zu nehmen.

- *Acidum nitricum C5.* Der Scheidenausfluß, der mit Blut vermischt ist, ist ergiebig, bräunlich, dünnflüssig und zugleich schleimig. Die monatliche Regel der Frau, die darüber hinaus zu Blutungen neigt, kommt zu früh, ist ergiebig und sieht wie rotbraunes Wasser aus.
- *Alumina C5.* Der brennende Scheidenausfluß, der sehr ergiebig und säuerlich ist, kommt plötzlich während des Tages. Die Genitalien sind entzündet und von einem Juckreiz- und Brandgefühl begleitet, während Haut und Schleimhäute sehr trocken sind. Ferner sind die monatlichen Blutungen wenig ergiebig, und die Frau ist mager, schwach und depressiv. Waschungen mit kaltem Wasser verschaffen eine gewisse Erleichterung.
- *Borax C5.* Dieser Scheidenausfluß erinnert an Eiweiß und fließt als warme Flüssigkeit die Schenkel entlang, wobei die Frau, deren Scheide ein

Gefühl von Wärme vermittelt, sehr nervös ist. Ihre monatliche Regel ist ergiebig und schmerzhaft.

- *Cubeba C5.* Ein sahniger, reizender und dickflüssiger Ausfluß, der eher bei jungen Mädchen zu beobachten ist. Dieser Ausfluß ist beim Wasserlassen oft von einem brennenden Schmerz in der Scheide (oder in der Vulva) begleitet.
- *Kreosotum C5.* Der Scheidenausfluß ist gelblich und erzeugt eine gewisse Reizung, verschmutzt die Unterwäsche, riecht unangenehm und verursacht stechende und brennende Schmerzen zwischen den Schenkeln und den Schamlippen. Die Frau, deren monatliche Regel zu früh kommt und in ihrem Verlauf unregelmäßig ist, hat keine Kraft in den Beinen.
- *Mercurius solubilis Hahnemanni C5.* Der (brennende) Scheidenausfluß löst ferner einen starken Juckreiz aus, der sich jedoch legt, nachdem die Frau Wasser gelassen hat. Die monatlichen Blutungen sind schmerzhaft und ergiebig, wobei das Blut schwarz und mit Blutklumpen vermischt ist. Die Frau schwitzt nachts und hat einen schlechten Mundgeruch. Waschungen mit kaltem Wasser bleiben wirkungslos.
- *Pulsatilla C5.* Der geruchlose Scheidenausfluß des Mädchens, das zart und eher passiv ist, verursacht keine Schmerzen, ist ergiebiger, wenn es liegt, ist aber auch bei kalter Witterung ergiebiger. Die monatlichen Blutungen kommen mit Verspätung und gehen schnell zu Ende, wobei das Mädchen wenig Blut verliert.
- *Sepia C5.* Der Scheidenausfluß ist gelb, säuerlich, hat eine Konsistenz wie Milch, und ist vor der monatlichen Regel, die mit Verspätung eintritt, ausgeprägter. Die betroffene Frau ist traurig und sehnt sich danach, ungestört zu sein.

Schwangerschaft (siehe auch Entbindung, Fehlgeburt,spontane, sowie Krampfadern und Magenschleimhautentzündung)

Da die Homöopathie eine Wissenschaft ist, die auf einem Konzept der Gesundheit basiert (was mehr ist als ein Konzept, das auf der Abwesenheit von Krankheit beruht), nimmt dieser Abschnitt einen besonderen Raum ein.

Die folgenden Empfehlungen ersetzen allerdings keineswegs den kompetenten Arzt, der die Entwicklung der Schwangerschaft besser beobachten und kontrollieren kann, als dies jedes Buch vermag.

Hilfe für den Fötus

- *Calcium phosphoricum C9.* Eine Dosis wöchentlich dient der Zufuhr von Mineralien für Mutter und Kind.
- *Sepia C5* und *Nux vomica C5.* Die schwangere Frau hat ein bleiches Gesicht mit gelben Flecken, besonders neben den Nasenflügeln (jeweils 3 Tabletten beim Aufwachen).
- *Sulfur C5.* Dieses Heilmittel ist dann angezeigt, wenn die Eltern unter Ekzemen, Asthma, Hämorrhoiden oder Verdauungsstörungen leiden (1mal täglich 3 Tabletten).

Nervenstörungen

Die folgenden Heilmittel (1mal täglich 3 Tabletten) wirken gewissen Stimmungsschwankungen entgegen, die zwar normal, aber nicht wünschenswert sind.

- *Cimicifuga C5* für die Frau, die stets fürchtet, es ginge alles schief. Sie macht sich bei den geringsten Symptomen Sorgen und meint, dies wären sichere Indizien für eine ernste Erkrankung.
- *Ignatia C5* für die Frau, die sehr veränderliche Launen zeigt.
- *Sepia C5* für die Frau, die ihre Schwangerschaft entweder gleichgültig läßt oder die Angst davor hat.

Übelkeit und Erbrechen

Von dem jeweils angezeigten Heilmittel sind (falls nicht anders angegeben) 1mal täglich 3 Tabletten zu nehmen.

- *Cocculus C4.* Die Übelkeit kommt während eines Ortswechsels: bei einer Autofahrt, Bahnfahrt oder einem Flug. Die Schwangere leidet unter Blähungen, und ihre Füße schlafen leicht ein, wenn sie längere Zeit sitzt.
- *Ignatia C5.* Die Schwangere ist nervös, leicht genervt, verstimmt, und die Folge davon sind Übelkeit und Erbrechen. Die Übelkeit verschwindet zwar beim Essen, doch muß die Betroffene sich gegen Ende der Mahlzeit erbrechen.
- *Ipecacuanha C4.* Ein ergiebiger Speichelfluß begleitet die Übelkeit, und

das Erbrechen verschafft keinerlei Erleichterung. Die Zunge bleibt sauber, und der Magen ist gestört. *Ipecacuanha* ist das generellste Heilmittel.

– *Nux vomica C4.* Das Erbrechen verschwindet am ersten Tag. Ist das nicht der Fall, sollte entweder *Ipecacuanha C3* oder *Apomorphinum hydrochloricum* genommen werden.

Blutungen

– *Sabina C4.* Nehmen Sie alle 2 Stunden 2 Tabletten: bei Blutungen während der Schwangerschaft, die eventuell eine Fehlgeburt ankündigen (siehe auch den Abschnitt »Fehlgeburt, spontane«).

Ernährung

Ihre Ernährung spielt eine wesentliche Rolle für das Wachstum und die Entwicklung des werdenden Kindes. Trinken Sie daher möglichst koffeinfreien Kaffee, wenn Sie Kaffee trinken, und sorgen Sie vor allem für eine gute Mineralienzufuhr.

Ansonsten ist eine Kost zu empfehlen, wie sie bei der *Magenschleimhautentzündung* geraten ist.

Körperliche Tätigkeit

Sauerstoff, immer wieder Sauerstoff! Betreiben Sie regelmäßig (leichte) körperliche Übungen an der frischen Luft, führen Sie auch die empfohlene Schwangerschaftsgymnastik durch, ferner Entspannungsübungen – und gehen Sie ausgiebig spazieren, und zwar bis zur Entbindung.

Empfehlenswertes und wenig Empfehlenswertes

Versuchen Sie stets, natürliche Medikamente chemischen Präparaten vorzuziehen, da bei natürlichen Medikamenten äußerst selten Nebenwirkungen auftreten. Meiden Sie vor allem »Beruhigungsmittel«, spezielle Antibiotika, Mittel gegen Blutgerinnung und ab dem zehnten Tag vor der Entbindung das sehr häufig verabreichte Aspirin: Es kann die Entbindung verzögern und verlängern.

Mit einem Risiko sind auch Röntgenstrahlen verbunden – und einige Wissenschaftler raten gar (wegen der Strahlung), sowenig Zeit wie möglich vor dem Fernsehgerät zu verbringen. Schließlich ist während dieser Zeit auch vor Impfungen abzuraten, während *homöopathische Impfungen* durchaus dazu beitragen, das werdende Kind vor verschiedenen erbbaren Krankheiten zu schützen. Solche Impfungen sollten jedoch stets von einem erfahrenen Homöopathen vorgenommen werden.

Der letzte Monat
Nehmen Sie fünf bis sechs Wochen vor der Entbindung morgens beim Erwachen 3 Tabletten *Cimicifuga C5* und vor dem Schlafengehen *Caulophyllum C5*.

Sexualität

Falls Sie Probleme mit der Sexualität haben, können Sie zwar die Hilfe eines Psychologen, eines Psychotherapeuten oder eines Sexologen in Anspruch nehmen, doch sollte dies nicht die ehrliche Suche nach den Ursachen ausschließen, wobei gerade die aktive Kommunikation innerhalb einer Partnerschaft der wohl wesentlichste Faktor ist. Wichtige Faktoren sind aber auch bestimmte Homöopathiemittel, die Sie bei der Bewältigung Ihrer Probleme unterstützen.

Erregung
Die sexuelle Erregung an sich ist kein Problem, ist jedoch dann bedenklich, wenn sie nach mehrmaligem Koitus oder nach einer Masturbation weiter andauert, aber auch dann, wenn die Ausübung des Geschlechtsaktes zur ständigen fixen Idee wird oder auf die Bedürfnisse und Wünsche des Partners nicht eingegangen wird.

Nehmen Sie (falls nicht anders angegeben) 3mal täglich 3 Tabletten des angezeigten Heilmittels.

- *Calcium phosphoricum C6,* wenn die sexuelle Erregung während der monatlichen Blutungen oder beim Stillen störend auftritt.
- *Cantharis C9* bei übertriebener sexueller und erotischer Erregung, die sowohl seelisch als auch körperlich bedingt (und oft bei erregbaren, unruhigen und überempfindlichen Menschen zu beobachten) ist. Während sich das bei Männern durch sehr lange und schmerzhafte Erektionen äußert, leiden Frauen besonders während der monatlichen Blutungen unter Gebärmutterkrämpfen. Ferner kann der jeweils Betroffene unzählige

erotische Träume haben und läßt bisweilen obszöne Bemerkungen fallen.
- *Kalium carbonicum C5,* wenn der Betroffene ständig sexuell erregt ist, ihn der Geschlechtsverkehr aber sehr anstrengt.
- *Platinum metallicum C5* mit *Murex purpureus C5,* bei weiblicher sexueller Erregung (jeweils täglich abwechselnd 2 Tabletten).
- *Staphisagria C7* mit *Bufo C7,* wenn (gewöhnlich) der Mann sexuell stark erregt ist (jeweils morgens 2 Tabletten).
- *Stramonium C9,* wenn die sexuelle Erregung der Frau vor und nach ergiebigen monatlichen Blutungen stärker wird.
- *Veratrum album C6* bei ausgeprägter sexueller Erregung während der Monatsblutung oder in der Schwangerschaft.

Störungen der weiblichen Sexualität
Bei längerer sexueller Erregung sind 2mal täglich 3 Tabletten des angezeigten Heilmittels zu empfehlen.

- *Conium C7,* wenn dieser Zustand von melancholischen Depressionen begleitet ist.
- *Thuja C7,* wenn die Betroffene aus den Genitalien schwitzt (oder einen grünlichen, gelblichen, reizenden Ausfluß hat).

Wenn der Koitus schmerzhaft ist und ihm Blutungen folgen, sollten Sie *Argentum nitricum C5* verwenden.

Bei Frigidität ist es ratsam, zunächst einmal die Angst vor dem anderen Geschlecht abzubauen. Dagegen sollten Sie 2mal täglich 2 *Pulsatilla-C5-Tabletten* nehmen. Von den folgenden Heilmitteln sind ebenfalls 2mal täglich 2 Tabletten zu nehmen:

- *Natrium chloratum C5* oder *Causticum Hahnemanni C5,* wenn Ihre Scheide (was zur Qual wird) während des Geschlechtsverkehrs trocken bleibt.
- *Onosmodium virginicum C9,* wenn Ihre sexuelle Lust sehr vermindert oder gar nicht vorhanden ist und Sie gleichzeitig depressiv sind.
- *Sepia C5,* wenn der Koitus schmerzhaft ist und Ihr genereller Zustand zu wünschen übrig läßt: Sie haben unregelmäßige Blutungen, ein Gefühl der

Schwere in der Gebärmutter, Schmerzen in der unteren Rückenpartie – all das begleitet von Ängsten und fixen Ideen.

Bei Nymphomanie sind die folgenden Heilmittel angezeigt:

- *Bufo C5,* 3mal täglich 3 Tabletten sind dann angezeigt, wenn die sexuelle Erregung von einer Neigung zu epileptischen Anfällen und einem ausgeprägten Wunsch nach Einsamkeit begleitet ist.
- *Ovariinum C9.* 1mal in der Woche 5 Tabletten dämpfen das sexuelle Verlangen.
- *Platinum metallicum C5.* Alle 2 Tage 2 Tabletten sind ebenfalls bei übertriebenem sexuellem Verlangen angezeigt.

Störungen der männlichen Sexualität

Wenn Sie seit längerer Zeit sehr enthaltsam gewesen sind und keinen Geschlechtsverkehr gehabt haben, sollten Sie 1mal täglich jeweils 2 Tabletten *Conium C5* und *Ovariinum C5* nehmen.

Bei vorzeitiger Ejakulation sind folgende Heilmittel angezeigt:

- *Agaricus C9* bei vorzeitigem Samenerguß ohne Orgasmus. Nach dem Koitus fühlt sich der *Agaricus*-Mann schwach, spürt Schmerzen in den Oberschenkeln und verliert allgemein den Appetit (alle 3 Tage 3 Tabletten).
- *Caladium seguinum C5* für den Mann, der zwar sexuell erregt, dessen Penis aber meist nur schwach erigiert ist. Manchmal ereignet sich der Samenerguß sogar ohne Erektion (2mal täglich 3 Tabletten).
- *Conium C5,* wenn (nach längerer Abstinenz) die Erektionen kurz und schwach sind und eine gewisse geistige und seelische Schwäche zu beobachten ist (2mal täglich 2 Tabletten).
- *Gelsemium C5* für den nervösen Mann, der Angst vor Niederlagen hat, empfindlich und noch erregter ist, wenn er an das mögliche Versagen denkt (2mal täglich 2 Tabletten).
- *Lycopodium C5.* Der Mann verliert die Lust zu arbeiten und zu handeln, wird depressiv und schweigsam, aber auch intolerant und herrschsüchtig. Die Erektionen sind schwach (2mal täglich 2 Tabletten).
- *Selenium C9.* Der Mann, der zur Impotenz neigt, ist zwar generell ge-

schwächt, bewahrt sich aber dennoch seine sexuelle Lust mit leichteren Ejakulationen (alle 3 Tage 3 Tabletten).

Bei sexueller Erschöpfung sind 1mal täglich 3 Tabletten des angezeigten Heilmittels zu nehmen.

- *Calcium carbonicum C6* wirkt gegen die halbherzige Sexualität bei einem ausgeglichenen, ruhigen und methodischen Mann. Seine Lust ist schwach, und er fühlt sich nach dem Geschlechtsverkehr entkräftet.
- *Graphites C9.* Dieser (willenlose) Mann neigt zu Übergewicht. Seine Haut ist trocken, und seine Nägel sind hart.

Bei Impotenz sind neben einer längeren *Weizenkörnerkur* (Weizenkörner sind für die Tätigkeit der Fortpflanzungsorgane bedeutsam) alle 2 Tage 3 Tabletten des angezeigten Heilmittels zu nehmen.

- *Agaricus C9* bei einem insgesamt körperlich zerrütteten und nervösen Zustand. Der Mann ist geistig und körperlich geschwächt.
- *Agnus castus C7* beim deprimierten und traurigen Mann, der das Gefühl hat, am Ende zu sein. Seine Därme haben sich gesenkt, und Gelenke sowie Knöchel sind schwach entwickelt.
- *Gelsemium C9* bei der Impotenz seelischen Ursprungs, verursacht durch Lampenfieber und Nervosität.
- *Onosmodium virginicum C9* beim Mann, der eine stark verminderte sexuelle Lust erlebt. Seine Erektionen sind sehr schwach und die Ejakulationen zu schnell. Gleichzeitig sind Konzentrationsstörungen und verzögerte Denkprozesse zu beobachten.

Stillen

Das Stillen mit der Muttermilch ist für den neuen Erdenbürger sehr wichtig, erhält er doch mit der Muttermilch (insbesondere in den ersten drei bis vier Tagen nach der Entbindung) viele Mineralien, Vitamine und Antikörper, die ihn zu Beginn seines Lebens gegen Erkrankungen schützen. Außerdem bringt das Stillen Mutter und Kind einander näher und ermöglicht so dem Säugling, eine erste intime und harmonische Beziehung zu einem anderen Menschen zu entwickeln.

Während der Stillzeit sollten Sie vor allem auf Alkohol verzichten, bei der Einnahme von Medikamenten vorsichtig sein und ferner jeglichen Nikotingenuß meiden (wobei Sie sich das Rauchen eigentlich schon vor Beginn der Schwangerschaft abgewöhnen sollten).

Darüber hinaus sollten Sie für eine ruhige und entspannte Atmosphäre sorgen, Ihre Ernährung auf die besondere Situation abstellen (trinken Sie jeden Tag ein Glas Möhrensaft, nehmen Sie Vitamine zu sich, essen Sie Eiweiß) und auch auf die Qualität Ihrer Muttermilch achten.

Wenn Ihnen beispielsweise das Stillen Schmerzen verursacht, Ihre Brust also überempfindlich ist, ja sogar Risse zeigt, dann sollten Sie zwischen dem Stillen sterilisierte Kompressen mit Heilsalbe auf die Brustwarzen legen – und bei weiteren Störungen sollten Sie auf homöopathische Heilmittel (alle 3 Stunden) zurückgreifen.

- *Arnica C4,* wenn während der ersten Tage Ihre Brust schmerzt und Sie einen Muskelkater bemerken. Ihr Gesicht und Ihr Kopf sind dann heiß, während Nase und Körper kalt bleiben (3 Tabletten).
- *Bryonia C5,* wenn sich in Ihrer Brust zuviel Milch ansammelt (2 Tabletten).
- *Chamomilla C5,* wenn Sie nervös und unruhig sind, Ihre Brustwarzen rot und berührungsempfindlich sind. Besonders dann, wenn Ihr Kind beginnt, an Ihrer Brust zu saugen, bekommen Sie Krämpfe in der Gebärmutter (2 Tabletten).
- *Dulcamara C4,* wenn nach einer plötzlichen Erkältung keine Milch mehr kommt. Ihre Brust ist dann dick, schmerzt aber nicht (2 Tabletten).
- *Phellandrium aquaticum C5,* wenn Ihre Brust beim Stillen schmerzt (2 Tabletten).
- *Pulsatilla C5,* wenn Ihre Brust zuviel Milch produziert (2 Tabletten).

Tripper

Diese fast ausschließlich durch den Geschlechtsverkehr übertragbare Geschlechtskrankheit äußert sich beim Mann vornehmlich durch brennende und stechende Harnröhrenbeschwerden, wobei sich beim Wasserlassen ein dicker eitriger und gelblich-grünlicher Ausfluß zeigt, während sich bei der Frau zunächst der Halskanal der Gebärmutter entzündet.

Ob es sich nun um einen Tripper beim Mann oder bei der Frau handelt – die Behandlung darf nur von einem Arzt durchgeführt werden!

Unfruchtbarkeit

Unfruchtbarkeit (Sterilität) kann ganz unterschiedliche Ursachen haben. Die Unfähigkeit zur Fortpflanzung ist beim Mann meist psychisch bedingt, während bei Frauen oftmals eine Funktionsstörung oder eine Erkrankung der Eierstöcke die möglichen Ursachen sind.

Manchmal ist jedoch die befürchtete Unfruchtbarkeit nicht mehr als eine Vermutung. Dann sollten Sie sich – falls Sie diesen Verdacht hegen – genauestens untersuchen lassen und sich eventuell auch in eine psychotherapeutische Behandlung begeben. Erst nach zuverlässiger Kenntnis der Ursachen wird Ihnen Ihr Homöopath sagen, welche Behandlung (entweder für den Mann oder die Frau oder für beide) die geeignetste ist.

Wechseljahre

Die Wechseljahre sind im Leben der Frau eine Phase des Übergangs. Danach steht sie, so meinen viele, vor ihrem souveränsten Lebensabschnitt.

Hitzewallungen, Kopfschmerzen, Ohrensausen, Benommenheit, Atemnot, unbeständige Launen und sogar Depressionen sind dann manchmal Störungen, die auftreten können (aber nicht unbedingt müssen).

Achten Sie zunächst einmal auf Ihre unguten Lebensgewohnheiten (Alkohol, Kaffee, Nikotin, zuwenig Bewegung), und suchen Sie nach Möglichkeiten, sich aktiv zu erholen (Schlaf, Spaziergänge an der frischen Luft).

Sollten Ihre Probleme dann dennoch größerer Art sein, so suchen Sie Ihren Homöopathen auf. Bei kleineren Störungen können Sie sich dagegen selbst helfen.

Nehmen Sie (falls nicht anders angegeben) 3mal täglich 3 Tabletten des angezeigten Heilmittels.

- *Aconitum C7,* wenn Sie ständig unter Hitzewallungen leiden.
- *Cimicifuga C5,* wenn Sie traurig sind und fürchten, den Kopf zu verlieren. Außerdem sind Sie sehr gesprächig. Kommen die monatlichen Blutungen wieder, verschwinden die Symptome (besonders die seelischen).
- *Glonoinum C5,* wenn Sie Klopfen in Ihren Adern spüren und Helligkeit schlecht ertragen. Ihr Puls ist schnell, manchmal hart, manchmal weich und unregelmäßig.
- *Ignatia C5,* wenn Sie empfindlich und sehr gefühlsbetont, oft traurig und melancholisch sind. Besonders an den Schläfen spüren Sie ein inneres Klopfen, Sie klagen über Kopfschmerzen und Ihnen wird im Stehen schwindlig. Hitze, besonders um den Kopf herum, scheint Ihren Zustand zu verschlechtern. Ferner ertragen Sie bestimmte Gerüche nicht und vertragen keinen Zigarettenrauch.
- *Sepia C5,* wenn Sie unter Hitzewallungen, Müdigkeit und leichten Ohnmachtsanfällen leiden, oftmals traurig sind und zu Gleichgültigkeit und zu Depressionen neigen.

KAPITEL VII

Die Atemwege

Asthma

Diese anfallsweise auftretende Atemnot kann unterschiedlichen Ursprungs sein. Am bekanntesten ist wohl das Bronchialasthma, das meist vor dem vierzigsten Lebensjahr auftritt; dann gibt es das Herzasthma, das ab dem fünfzigsten Lebensjahr zu beobachten ist; außerdem kann Asthma als Begleit- oder Folgeerscheinung sowie als Symptom anderer Krankheiten auftreten – so das allergisch bedingte Asthma, oder ebenso das Asthma, das nervösen Ursprungs ist.

Meist muß der Erkrankte große Geduld aufbringen, bis diese Krankheit ein für allemal kuriert ist.

Nehmen Sie (falls nicht anders angegeben) jede halbe Stunde 3 Tabletten des angezeigten homöopathischen Heilmittels.

- *Aconitum C4,* wenn Ihr Kind ganz unerwartet von einem Anfall ereilt wird, der von Tränen und Ängstlichkeit begleitet ist.
- *Arsenicum album C4.* Der Kranke ist erschöpft und unruhig. Die Anfälle ereignen sich zwischen Mitternacht und drei Uhr morgens. Es brennt ihm in der Brust, er hat Angst und das Bedürfnis, sich ständig zu bewegen.
- *Bryonia C5.* Die geringsten Atembewegungen verstärken die Schmerzen des Kranken.
- *Chamomilla C5,* wenn der Anfall oft von einem Wutausbruch ausgelöst wird, aber auch von Zorn begleitet ist.
- *Cuprum metallicum C5.* Wenn sich ein Anfall ankündigt (2 Tabletten).

- *Ipecacuanha C5,* wenn der Anfall von Husten, Übelkeit und einem Pfeifen in der Brust begleitet ist. Es ist das Asthma des an Tuberkulose Erkrankten, das sich besonders nach einer Bronchitis ereignet. *Ipecacuanha* ist gerade dann angezeigt, wenn sich der Zustand des Kranken bei feuchter Witterung verschlechtert und außerdem ein starker Speichelfluß zu bemerken ist.
- *Kalium carbonicum C5.* Die Anfälle ereignen sich zwischen ein und drei Uhr morgens und sind von pfeifenden Geräuschen und stechenden Schmerzen in der Brust begleitet. Der Kranke muß sich entweder im Bett aufsetzen oder sich nach vorne beugen. Manchmal ist dieser Anfall die Folge einer ungenügend auskurierten Bronchitis.
- *Moschus C5,* wenn das Asthma nervenbedingt ist oder wenn der Anfall äußerst heftig auftritt.
- *Natrium sulfuricum C5.* Der Anfall ereignet sich zwischen vier und fünf Uhr morgens (besonders bei feuchter Witterung). *Natrium sulfuricum* kann auch als Heilmittel dienen, um den organischen Boden zu behandeln.
- *Nux vomica C5,* wenn der Betroffene reizbar ist und die Anfälle nach den Mahlzeiten auftreten.
- *Sambucus nigra C4,* wenn sich der Anfall um Mitternacht ereignet, das Husten rauh und die Atemnot (besonders bei kleinen Kindern) sehr stark ist.
- *Tartarus stibiatus C4,* wenn sich die Anfälle sowohl tagsüber als auch nachts ereignen, wobei sich viel Schleim in den Bronchien sammelt. Der Betroffene schnarcht sehr laut und kann den Schleim nicht abhusten. Oft treten diese Anfälle nach einer ungenügend auskurierten Bronchitis auf.

Bronchitis

Der Genesungsverlauf bei dieser häufig auftretenden entzündlichen Veränderung der Bronchien oder der Bronchialschleimhaut hängt wesentlich von dem Grad des Krankheitszustandes (Husten, mehr oder minder starker Auswurf, Fieber) des einzelnen Patienten ab.

Geben Sie – nach Absprache mit Ihrem Homöopathen – alle 3 Stunden 3 Tabletten des angezeigten Heilmittels.

- *Aconitum C5,* wenn der Betroffene bei trockener und kalter Witterung erkrankt ist und die Temperatur schnell steigt. Der Kranke friert, ist unruhig, schwitzt aber nicht, ist sehr besorgt und sein Husten ist trocken. *Aconitum* eignet sich gut bei beginnender Bronchitis und beugt Komplikationen vor.
- *Belladonna C5* wird zu Beginn der Krankheit nach *Aconitum* genommen. Der Kranke schwitzt, ist erschöpft und wirkt abgestumpft, seine Haut ist besonders im Gesicht heiß und rot. *Belladonna* ist auch bei Kindern angezeigt, die folgende Beschwerden aufweisen: Sie leiden unter Kopfschmerzen, wobei sie manchmal etwas verwirrt zu sein scheinen, es kitzelt sie im Hals, sie haben Schmerzen beim Sprechen, und ihre Augen sind blutunterlaufen. Darüber hinaus können sie nicht einschlafen (oder schlafen schlecht) und sind sehr unleidlich.
- *Bryonia C4,* wenn trockener Husten den Hals reizt (aber nur tagsüber) und akute Schmerzen (wie etwa Seitenstiche) nach und nach in der Brust gespürt werden. Der Kranke rührt sich nicht, selbst sein Atem stört ihn, hat hohes Fieber, Kopfschmerzen, heiße Schweißausbrüche und ist sehr durstig. *Bryonia* ist mit, aber auch nach *Aconitum* zu verwenden.
- *Carbo vegetabilis C5,* wenn alte Menschen an Bronchitis erkranken. Der Husten ist hartnäckig und kommt abends, und dann ringt der Kranke nach Luft, wobei er einen brennenden Druck auf der Brust spürt. Manchmal werden Schleimhäute, Gesichtshaut, Lippen und Finger bläulich; ist der Kranke ferner erschöpft, wird seine Stimme immer schwächer und versagt bisweilen.
- *Ferrum phosphoricum C5.* Der Kranke ist niedergeschlagen, spürt einen Druck auf der Brust, hat Blutandrang und einen trockenen Husten. Das Fieber kommt schubweise, wobei es von Errötung begleitet ist. Verwenden Sie *Ferrum phosphoricum* während der ganzen Dauer der Krankheit sowie bei chronischer Bronchitis.
- *Hepar sulfuris C4.* Der Kranke hat sich bei kaltem und trockenem Wind erkältet, hustet (jedoch ohne Auswurf) und ringt dabei nach Luft. Er erträgt keinen Durchzug.
- *Kalium carbonicum C4,* wenn eine Bronchienlähmung oder ein Katarrh der feinsten Luftröhrenzweige vorliegt und der Husten meist trocken ist und gegen zwei Uhr morgens auftritt. Der Kranke ist schwach, seine Augenlider sind geschwollen, er spürt starke Schmerzen (besonders in der linken Seite), kann den Schleim nicht aushusten, schwitzt und neigt zu

Asthma. Das Sitzen im Bett, wobei der Oberkörper nach vorne geneigt ist, verschafft Erleichterung. *Kalium carbonicum* ist auch bei alten Menschen angezeigt.

- *Phosphorus C5* ist ebenfalls bei der akuten Bronchitis sowie einem Katarrh der feinsten Luftröhrenzweige angezeigt. Trotz Fieber hat der Betroffene Hunger und Durst, spürt ferner Wärme und manchmal einen Brand in der Brust. Außerdem muß er stärker husten, sobald er spricht, und fällt es ihm schwerer zu atmen, wenn er auf der linken Seite liegt.
- *Sanguinaria C5,* wenn Blutandrang in den Lungen anfangs von einem lang andauernden Frösteln begleitet war und der Auswurf jetzt klebrig ist. Liegt der Kranke auf dem Rücken, so leidet er zum einen weniger an Atemnot, zum anderen wird das Brennen in der Brust schwächer.
- *Sulfur C5* ist sowohl während der Erkrankung als auch während der Genesungsphase angezeigt. Der Kranke hat einen grünen Auswurf, spürt einen gewissen Druck auf der (manchmal brennenden) Brust und braucht ständig frische Luft. Falls der Kranke Hautausschlag bekommt, kann *Sulfur* nach *Aconitum* oder *Phosphorus* genommen werden.

Diphtherie

Die Diphtherie ist eine durch Bakterien verursachte Infektionskrankheit, deren Inkubationszeit zwischen wenigen Stunden und fünf Tagen liegt. Dann zeigen sich am Gaumen und im oberen Rachenbereich weißliche bis gräuliche Beläge, die leicht bluten, wobei der Erkrankte von (allerdings leichtem) Fieber heimgesucht wird.

Bei der Diphtherie gibt es verschiedene Krankheitsbilder, so unter anderem die Kehlkopf-, Nasen- und Rachendiphtherie. Die Diphtherie kann in schweren Fällen auch zu Nervenlähmungen führen, den Herzmuskel sowie andere Organe schädigen; sie ist in einer besonders bösartigen Form lebensbedrohend.

Suchen Sie daher in jedem Fall Ihren Arzt oder Homöopathen auf, sobald Sie, Ihr Kind oder einer Ihrer Angehörigen Symptome aufweisen, die eine Diphtherie vermuten lassen, denn nur er wird dann entscheiden, wie die Behandlung im Einzelfall vorgenommen werden muß.

Vielleicht sollten Sie sich aber schon bald, nachdem Sie diese Zeilen gelesen haben, bei Ihrem Arzt oder Homöopathen nach einer entsprechenden Impfung gegen die Diphtherie erkundigen. Die Krankheit kann dann zwar immer noch auftreten, jedoch nur in abgeschwächter Form.

Krupp

Die Diphtherie kann auch eine weitere, sehr gefährliche Krankheit verursachen, und zwar den Krupp. Bei dieser volkstümlich auch »Halsbräune« oder »Rachenbräune« genannten Krankheit bildet sich ein Belag in Kehlkopf und Luftröhre.

Die Erkrankung, die sich durch eine plötzlich auftretende entzündliche Schwellung der oberen Luftröhre (unterhalb des Kehlkopfes) bemerkbar macht, befällt vor allem Kinder (besonders quälend am Abend oder in der ersten Nachthälfte).

Hier hilft dann keine langdauernde Therapie mehr, sondern nur noch die sofortige Einweisung in eine Klinik, da andernfalls der Erstickungstod droht.

Pseudokrupp

Beim Pseudokrupp, an dem meist Kinder zwischen zwei und sieben Jahren erkranken, treten ebenfalls Erstickungssymptome auf, doch handelt es sich hier nicht um eine lebensgefährliche Erkrankung, sondern um einen akuten Kehlkopfkatarrh, der sich durch heiseren, bellenden Husten sowie durch langgezogenes, pfeifendes Einatmen äußert. Doch sollten Sie auch in diesem Falle sofort Ihren Arzt rufen, um eine genaue Diagnose zu erhalten.

Handelt es sich dann wirklich um Pseudokrupp, so geben Sie alle 3 Stunden 3 Tabletten des angezeigten Heilmittels.

- *Belladonna C5.* Es kitzelt im Hals, und das Kind hat Krämpfe im stimmbildenden Bereich des Kehlkopfes. Ferner ist der Hals rot, und es ist für das Kind mit Schwierigkeiten verbunden, etwas zu trinken.
- *Sambucus nigra.* Das Kind schreckt mitten in der Nacht hoch und setzt sich im Bett auf, da es meint, zu ersticken. Sein Gesicht läuft blau an, wobei es am ganzen Körper schwitzt.
- *Spongia C5.* Die Symptome treten nach einem Aufenthalt in kaltem und trockenem Wind auf. Der Husten ist rauh, die Anfälle sind gewaltig, und das Kind hat Angst und ist unruhig. Die Krämpfe kommen langsam, während das Atmen zwischen den Anfällen sehr schmerzt.

Grippe (siehe auch Fieber)

Die Grippe, diese akute fiebrige Viruskrankheit, ist meist von Gelenk- und Kopfschmerzen begleitet, wobei nicht selten auch Schüttelfrost und eine allgemeine Müdigkeit zu beobachten sind.

Obwohl eine Grippe manchmal als harmlos abgetan wird, sollte sie – wie jede andere Krankheit auch – nicht unterschätzt, sondern vielmehr in Ruhe auskuriert werden.

Zunächst sollten Sie, um den Organismus zu reinigen, 5 Tabletten

- *Sulfur C7* geben, und dann alle 3 Stunden 2 Tabletten des jeweils angezeigten Heilmittels.
- *Allium cepa C5.* Die Nase läuft stark (besonders auf der linken Seite), das Gesicht ist geschwollen, und die Augen sind gerötet. Der Kranke fühlt einen stärkeren Hunger als sonst üblich, leidet ferner unter Kopfschmerzen, Darmkoliken und Blähungen. Wenn er Winde lassen kann, legen sich die Kopfschmerzen.
- *Belladonna C5.* Der Kranke hat Kopfschmerzen, ein rotes Gesicht, glänzende und rote Augen, erträgt keine Erschütterungen, schwitzt im Bett und ist schläfrig. Manchmal ist er sehr aufgeregt und neigt dann sogar zur Aggressivität.
- *Bryonia C5.* Der Kranke sucht Ruhe, denn wenn er sich bewegt, wird ihm übel, manchmal auch schwindlig. Sein Mund ist trocken, und er hat heftige Schmerzen, die ebenfalls bei Bewegungen stärker werden. Außerdem verspürt er das Bedürfnis, viel kaltes Wasser zu trinken, klagt über Seitenstiche und sein Magen schmerzt. Neben Durchfall leidet er auch unter Hustenanfällen, die wiederum Kopf- und Bauchschmerzen verursachen.
- *Eupatorium perfoliatum C5.* Der Kranke leidet unter Gliederschmerzen und unter einem Muskelkater, der den ganzen Körper erfaßt hat. Ferner sind seine Waden steif, schmerzt es im Augenbereich und läuft ständig seine Nase. Zwar hat er immer Durst, doch wenn er trinkt, muß er erbrechen.
- *Gelsemium C5.* Der Kranke hat überall Muskelschmerzen, ist müde, schwach und niedergeschlagen, wobei das Fieber zwar nicht besonders hoch ist, er aber manchmal das Gefühl hat, sein Kopf befände sich in einem Schraubstock.

Heuschnupfen (siehe auch Allergien)

Diese allergische Erkrankung wird durch den Blütenstaub bestimmter Gräser und Bäume ausgelöst und tritt vorwiegend im späten Frühjahr, aber gelegentlich auch im Herbst auf.

Von dem jeweils angezeigten Heilmittel sind 2mal täglich 3 Tabletten zu nehmen.

- *Allium cepa C5,* wenn während der akuten Krise Nasenschleimhäute und Oberlippe gereizt sind, die Nase läuft und die Augen lichtempfindlich sind. Während der Aufenthalt in einem warmen Zimmer den Zustand des Betroffenen verschlechtert, bessert er sich meistens an der frischen Luft.
- *Kalium jodatum C5,* wenn während des akuten Anfalls die Nasenschleimhäute gereizt sind und die Nase unentwegt läuft, wobei der übelriechende Nasenschleim kleine Geschwüre verursacht. Ferner spürt der Betroffene Schmerzen in der Lunge und ist bei Anstrengungen schnell außer Atem. Während sich bei Hitze und frühmorgens der Zustand verschlechtert, bessert er sich beim Aufenthalt in einem warmen Zimmer.
- *Naphthalinum C5,* wenn ein dickflüssiger Schleim bei dem Betroffenen zu beobachten ist. In der frischen Luft bessert sich sein Zustand.
- *Sabadilla C5,* wenn der Betroffene Niesanfälle hat, wobei seine Nase läuft und die Augen tränen. Ferner treten Schmerzen in den Nasennebenhöhlen auf und sind seine Augen gerötet. Es geht ihm an der frischen Luft, bei Kälte und nach dem Genuß von kalten Getränken schlechter, während warme Getränke (Wärme überhaupt) für Erleichterung sorgen. Der Anfall kündigt sich in der Regel durch ein Kitzeln am Gaumen an.
- *Sanguinaria C5,* wenn Augen und Nase trocken sind, die Schleimhäute brennen, der Nasenschleim gelblich und ergiebig ist und die Wangen rot sind. Der Betroffene hat Hitzewallungen und leidet während des Abklingens der Erkrankung unter Durchfall. Darüber hinaus hustet er ständig nachts, spürt sowohl einen Druck als auch eine Enge in der Brust sowie einen Schmerz an der Nasenwurzel.

Husten (siehe auch Bronchitis)

Zum Husten sind eigentlich keine langen Erklärungen notwendig. Dennoch bedarf er eines eigenen Abschnitts, da er sehr unterschiedlich auftreten kann.

Von dem jeweils angezeigten Heilmittel sind 3mal täglich 3 Tabletten zu nehmen.

- *Aconitum C5.* Nach einer nicht gut überstandenen Erkältung hat sich der Betroffene bei trockener und kalter Witterung erneut erkältet. Der Husten ist trocken, die Hustenanfälle sind kurz, und der Kranke ist nervös und sehr unruhig.
- *Aralia racemosa C5.* Wenn der Betroffene zu Bett geht, fängt er an zu husten, was bis gegen elf Uhr andauern kann. Dabei ist der Husten von Tränenfluß und einer großen Empfindlichkeit gegen Durchzug begleitet. Der Husten legt sich, wenn der Kranke einen salzigen Schleimauswurf hat. Oft wird er das Gefühl nicht los, einen Fremdkörper im Rachen zu haben.
- *Bryonia C5* bei trockenem Husten, der bei Bewegung, bei tiefer Atmung und in einem überhitzten Raum schlimmer wird. Obwohl der Betroffene das Gefühl hat, viel Schleim in der Brust sitzen zu haben, ist sein Husten nicht von Auswurf begleitet. Ist der Betroffene fiebrig, dann löst der Husten einen starken Durst aus, verstärkt sich jedoch nach dem Essen oder Trinken.
- *Drosera C5.* Die Hustenanfälle erinnern an Krämpfe und behindern die Atmung außerordentlich, wodurch beim Sprechen noch eine Verschlechterung eintritt. Die Hustenanfälle sind von bläulich-rötlichen Flecken auf dem Gesicht, ferner von Nasenbluten und heftigen Schmerzen im unteren Brustbereich begleitet. Wenn sich der Betroffene übergeben muß, hält er sich den Bauch.
- *Ipecacuanha C5* bei heftigem und trockenem Husten, der sich durch ein Kitzeln im Hals und im Rachenraum angekündigt hat. Der Betroffene leidet unter Nasenbluten, auch schon einmal unter Erbrechen, sein Gesicht ist bläulich und weist Blutandrang auf. Die Übelkeit ist stark und anhaltend, während Blutspuren sowohl im Erbrochenen als auch im Auswurf zu sehen sind, die Zunge jedoch sauber ist. Außerdem fühlt der Kranke im Brustkorb eine gewisse Beengung.

- *Phosphorus C5*. Ein trockener und schmerzhafter Husten, der sich gerade beim Aufstehen und dann, wenn der Betroffene auf der linken Seite liegt, bemerkbar macht. Sein Zustand verschlimmert sich noch, wenn er in die Kälte tritt.
- *Rumex C5*. Die Hustenanfälle sind heftig, nervös, trocken, sind von Seitenstichen begleitet, und der Betroffene leidet unter Durchfall. An kalter Luft sowie beim Essen verschlimmert sich sein Zustand.
- *Spongia C5* bei bellendem und tagsüber trockenem Husten. Der Kehlkopf ist trocken und besonders abends nach elf Uhr gereizt. Nachts tritt der Husten speckig auf und ist, bedingt durch eine Herzstörung, von Atemnot begleitet. In einem warmen Raum droht der Betroffene zu ersticken und ängstigt sich.
- *Tartarus stibiatus C5*. Der Husten des Betroffenen ist von röchelnden Geräuschen begleitet, zwar ohne Auswurf, aber mit Erbrechen. Beim Ein- und Ausatmen bewegt der Betroffene die Nasenflügel, leidet ständig unter Hustenanfällen und sieht aus, als ob er ersticken würde. Seine Extremitäten sind bläulich, die Zunge ist gelb belegt, und sein Zustand verschlechtert sich zwischen ein und fünf Uhr morgens, aber auch nach dem Essen.

Kehlkopfentzündung (siehe auch Diphtherie)

Wie bei der Diphtherie gibt es auch bei der Entzündung des Kehlkopfes die verschiedensten Krankheitsformen. Wenn Sie etwa eine heisere, belegte Stimme haben, unter Stimmstörungen leiden, Krampfhusten haben, nur schwer atmen können oder eventuell Geschwüre auf der Kehlkopfschleimhaut bemerken – wenn Sie also eines oder mehrere dieser Symptome feststellen, dann sollte Ihr nächster Weg der zum Arzt oder Homöopathen sein, der nach genauester Untersuchung seine Diagnose treffen und die geeignete Therapie bestimmen wird.

Ist eine Kehlkopfentzündung im Anfangsstadium und nicht von Fieber begleitet, kann sie ohne fachliche Hilfe und homöopathisch behandelt werden. Aber nach dem Anfangsstadium und wenn sie von Fieber begleitet ist, ist der Besuch beim Arzt zwingend.

Handeln Sie schnell, denn die Ergebnisse sind besser, wenn die Behandlung im Anfangsstadium der Erkrankung durchgeführt wird. Meiden Sie

Inhalationen und Dampfbäder. Nehmen Sie eine Heiserkeit nicht auf die leichte Schulter!

Nehmen Sie 3mal täglich 2 Tabletten von:

- *Aconitum C5,* wenn die Kehlkopfentzündung nach trockener Kälte plötzlich akut ist, mit oder ohne Fieber. Der Hals ist rot und trocken, der Husten rauh, und es wird während der ersten Schlafphase schlimmer. Der Kranke ist fiebrig, er hat ein Gefühl der Wärme, schwitzt aber nicht. Die Haut ist trocken. Das Gesicht ist rot, wenn der Kranke liegt, wird aber blaß, wenn er sich aufrichtet. Das Husten tut ihm weh, und er hält sich den Hals fest, der beim Einatmen sehr empfindlich ist.
- *Allium cepa C5.* Das Kind kann nicht schlafen. Es weint scheinbar ohne Grund. Ein warmes Zimmer und Feuchtigkeit und das Einatmen von kalter Luft verschlimmern den Zustand. An der frischen Luft geht es aber besser. Die Stimme ist rauh, das Kind hat das Gefühl, sein Hals würde reißen, wenn es hustet. *Allium cepa* ist auch das geeignete Mittel, wenn zu der akuten Kehlkopfentzündung Schnupfen dazukommt. Der Husten ist schmerzhaft, abends und wenn kalte Luft in den Hals kommt, verschlimmert er sich. Die Nase läuft stark und reizt. Der Kranke kann schlecht atmen.
- *Argentum metallicum C5.* Der Betroffene ist heiser oder hat gar keine Stimme mehr, besonders morgens. Dies ist manchmal durch ein Überstrapazieren der Stimme bedingt. Und deshalb eignet sich *Argentum metallicum* sehr gut für alle Menschen, die ihre Stimme beruflich einsetzen (Sänger, Schauspieler, Redner, Lehrer). Das Sprechen scheint die Schmerzen zu verstärken, man spürt sie unter dem Brustbein. Der Schmerz wird auch stärker, wenn sich der Betroffene nach vorne neigt. Er kann den Schleim aber leicht abhusten.
- *Argentum nitricum C5.* Die Stimmbänder sind wie wund: Man könnte meinen, sie seien von Splittern durchsetzt. *Argentum nitricum* ist bei chronischen Kehlkopfentzündungen angebracht oder wenn die Stimme strapaziert worden ist. Wenn der Betroffene versucht, hohe Töne hervorzubringen, muß er husten und sich ständig räuspern.
- *Arum triphyllum C5,* wenn der Betroffene sich in kaltem Wind aufgehalten hat, oder nach einer Vorstellung im Freien, sei es als Sänger oder als Redner. Der Betroffene ist heiser und im Hals gereizt. Der Husten ist trocken, die Stimme veränderlich, der Betroffene scheint sie nicht mehr

im Griff zu haben. Heftige Schmerzen treten manchmal auf, und er hat das Gefühl, sein Kehlkopf sei geschwollen und heiß. Die Schmerzen verstärken sich, wenn er sprechen oder singen muß. *Arum triphyllum* sollte auch genommen werden, wenn eine für die Stimme anstrengende Leistung bevorsteht.

- *Belladonna C5.* Nach einem Durchzug: Der Kranke schwitzt, hat einen trockenen Husten und krampfartige Hustenanfälle. Das Fieber ist hoch. Die Stimme wird schwach und der Kehlkopf ist schmerzhaft. Das Fieber geht eher mit Schläfrigkeit und Niedergeschlagenheit als mit Unruhe einher. Die Haut ist feucht, die Pupillen sind erweitert. *Belladonna* ist nützlich zu Anfang der Erkrankung, auch bei feuchtem Wetter oder wenn der Betroffene längere Zeit einen nassen Kopf oder nasse Füße hatte.
- *Bryonia C5.* Der Kranke ist ängstlich und möchte allein sein. Sein Gesicht ist blaß, und er schwitzt sehr. Beim Kind ist die Heiserkeit schmerzhaft. Nach dem Anfall ist der Kranke schläfrig und muß stark schwitzen. Der Wechsel von Wärme zu Kälte, das Essen oder das Trinken verschlechtern den Zustand des Kranken. Man wird an der frischen Luft noch heiserer. Der Husten ist trocken und nachts schlimmer. Der Kranke muß sich dann in seinem Bett aufrichten.
- *Drosera C5* ist bei chronischer Kehlkopfentzündung ratsam. Der Husten kommt meistens abends, wenn der Kranke zu Bett geht und nach Mitternacht. Es hört sich wie Keuchhusten an. Der Kranke hält sich den Bauch fest und bleibt auch zwischen den Hustenanfällen sehr unruhig.
- *Hepar sulfuris C5.* Die Kehlkopfentzündung stellt sich nach trockener Kälte mit oder ohne Fieber ein. Wenn der Körper teilweise oder ganz an der kalten Luft ist, muß der Betroffene husten. Sein Husten ist trocken. Wenn er Auswurf hat, dann ist dieser gelblich und riecht übel.
- *Phosphorus C5,* wenn die Stimme überstrapaziert worden ist. Sie ist dann rauh, der Kehlkopf ist gegen Berührungen empfindlich und schmerzt. Ein Gefühl des Brennens im Hals zwingt den Betroffenen zu schweigen. Die Heiserkeit und die Schmerzen sind abends schlimmer und wenn die Temperatur sich ändert. Die Hustenanfälle kommen krampfartig, der Husten ist trocken. Es kitzelt im Hals, der Zustand ist schlimmer, wenn der Betroffene auf der linken Seite liegt. Der Kranke hat Fieber und schwitzt nachts. Er spürt es wie einen Brand zwischen den Schultern.
- *Populus candicans C5* empfiehlt sich bei akuter Kehlkopfentzündung, der Betroffene hat keine Stimme mehr. Es kann auch vorbeugend ge-

nommen werden. Die Heiserkeit ist stark, es brennt in Nase und Hals. Der Kranke neigt sich nach vorne, wenn er hustet. Die Brust ist empfindlich.
- *Rhus toxicodendron C5.* Die Stimme ist strapaziert worden, es ist in feuchter Luft schlimmer, aber besser, sobald man spricht. Ein Kribbeln ist das Merkmal der Schmerzen.

Keuchhusten

Hier handelt es sich um einen ansteckenden Katarrh der oberen Luftwege, der vorwiegend im Kindesalter auftritt. Kurze, harte Hustenstöße, wobei die Einatmung verlängert wird, sowie ein Erstickungsgefühl sind kennzeichnend für den Keuchhustenanfall, der sich am Tag bis zu fünfzigmal wiederholen kann – wobei dann allerdings sofort ein Arzt benachrichtigt werden muß.

Schon bei zwanzig bis dreißig Anfällen pro Tag sollten Sie Ihren Arzt oder Homöopathen konsultieren (der in einigen Fällen bestimmte Heilmittel injiziert), aber auch dann, wenn Ihr Säugling unter Keuchhusten leidet, da dies auf eine Lungenerkankung hindeutet.

Geben Sie 3mal täglich 3 Tabletten des angezeigten Heilmittels:

- *Belladonna C5.* Der Husten, der eher nachts auftritt, ist locker und wird von Blutandrang und Unruhe begleitet, wobei es im Hals kitzelt. Der Schleim ist dickflüssig und durchsichtig, die Hustenanfälle gehen manchmal mit Niesen einher, und häufig wimmert dann das Kind und kann eine Zeitlang nicht mehr sprechen. Ferner ist sein Gesicht völlig rot, sind seine Augen blutunterlaufen und ist seine Haut feucht. In einigen Fällen ist der Husten auch trocken, wobei der Hals rot und schmerzhaft ist.
- *Coccus cacti C5.* Wenn das Kind Hustenanfälle bekommt, hat es einen klebrigen, dickflüssigen Auswurf, der mit Speichel vermischt ist. Manchmal leidet es auch unter Kopfschmerzen, neigt zu Blutungen, Nasenbluten und Auswurf mit wenig Blut, muß jedoch in jedem Fall viel Wasser lassen.
- *Corallium rubrum C5.* Ein Hecheln, das eine Erstickungsgefahr andeutet, geht den Hustenanfällen voraus, während das Gesicht dunkelrot wird. Die Anfälle, die unregelmäßig auftreten, schütteln das Kind, das

danach sehr erschöpft ist. Wenn das Kind Schleim erbricht, kann dieser Blut enthalten.

– *Drosera C5.* Die trockenen Hustenanfälle ereignen sich nach Mitternacht, wobei sich der Kranke während der Anfälle den Bauch festhalten muß, da er von Krämpfen geplagt wird. Der Husten kann auch von Übelkeit und Erbrechen begleitet sein, wobei der Kranke dann eine Mischung aus Schleim und Blut erbricht. Oft hat er Fieber (entweder morgens oder abends), bekommt nachts heiße Schweißausbrüche, ist traurig und verliert den Appetit. Seine Stimme ist rauh.

– *Ipecacuanha C5.* Stimmung und körperlicher Zustand des Betroffenen sind im Grunde genommen zwar gut, doch wird er von den Hustenanfällen durchgeschüttelt, wobei er blaß wird und ihn kalte Schweißausbrüche ereilen. Nach diesen Anfällen muß er oft anhaltend niesen, sich auch schon einmal übergeben, wodurch er sehr geschwächt wird. Falls der Kranke, der sehr ängstlich ist, Auswurf hat, ist dieser zähschleimig, wobei jedoch seine Zunge sauber ist.

– *Mephitis putorius C5.* Den heftigen Hustenanfällen, die gerne des Nachts und nach dem Essen auftreten, gehen in der Regel starke Krämpfe voraus. Dann, wenn der Anfall nach dem Essen auftritt, wird er von Erbrechen begleitet. Der Kranke möchte am liebsten in kaltem Wasser baden, das Atmen fällt ihm schwer, und seine Augen sind blutunterlaufen.

Lungenentzündung (Pneumonie)

Ziehen Sie bei einer Lungenentzündung auf jeden Fall Ihren Arzt oder Homöopathen zu Rate, der nach eingehender Untersuchung des Erkrankten schnell erkennt, ob es sich hier um eine normal verlaufende Entzündung handelt (bei ihr geht das Fieber meist nach zehn Tagen zurück) oder um eine Entzündung, die so schwer ist, daß nur eine stationäre Behandlung den Genesungsprozeß garantiert.

Kann der Kranke zu Hause behandelt werden, so geben Sie ihm – nach Absprache mit Ihrem Arzt – 2mal täglich 2 Tabletten des Heilmittels, das bei den jeweiligen Symptomen angezeigt ist.

– *Arsenicum album C5.* Die brennenden Schmerzen werden bei Kälte (insbesondere nach Mitternacht) schlimmer. Trockene Umschläge, heiße

Getränke und Speisen verschaffen Erleichterung, aber auch dann, wenn der Kranke mit erhobenem Kopf im Bett sitzt, geht es ihm besser.

- *Belladonna C5* eignet sich für empfindliche, überempfindliche und zarte Menschen. Der Kranke ist unruhig, schwitzt sehr viel und ist schläfrig, wobei dieser Zustand bisweilen von einer gewissen Niedergeschlagenheit geprägt ist. Durchzug und Bewegung verschlechtern den Zustand des Kranken, während gedämpftes Licht und Bettruhe ihn verbessern.
- *Bryonia C5.* Der Kranke, dessen Zunge gelblich ist und der einen rötlich-bräunlichen Auswurf hat, ist sehr durstig, sein Husten trocken, und die geringsten Bewegungen (wie etwa die der Atmung) lösen Hustenanfälle und Schmerzen aus. Ferner leidet er unter Kopfschmerzen sowie fettigen und heißen Schweißausbrüchen. Die Schmerzen legen sich, wenn der Kranke auf der angegriffenen Seite liegt und ruhig liegenbleibt. *Bryonia,* ein wichtiges Mittel bei der Bekämpfung einer Lungenentzündung, wird meist nach *Belladonna* verabreicht.
- *Phosphorus C4.* Der gesamte Körper ist warm. Der Kranke schwitzt, ist unruhig und ängstlich, spürt einen brennenden Schmerz in der Brust, ist außer Atem, wird von einem trockenen und schmerzhaften Husten geschüttelt und verlangt stets nach kaltem Wasser. Ferner hat er Hitzewallungen, spürt auf der linken Seite (wo auch meist das Übel sitzt) einen Druck, und in einigen Fällen wird der Puls schwach und schnell. Darüber hinaus scheint der Kranke verwirrt zu sein, ist sein Auswurf mit Blut durchsetzt, und er leidet unter Verdauungsstörungen und Durchfall.
- *Tartarus stibiatus C5.* Ein Röcheln wird in der Brust hörbar, der Auswurf fällt schwer, und der Kranke hechelt. Finger und Lippen werden bläulich, die Zunge ist weißlich, und die Hustenanfälle ziehen manchmal Übelkeit und Erbrechen nach sich. *Tartarius stibiatus* ist besonders bei älteren Menschen angezeigt.

Mandelentzündung (Angina; siehe auch Mandeln)

Obwohl eine Mandelentzündung nicht zu den schweren Krankheiten gerechnet wird, so sollte sie dennoch gut auskuriert werden, kann sie doch schwere Komplikationen nach sich ziehen – nicht selten haben Nierenbeckenentzündungen, Mittelohrentzündungen, ja Herzstörungen in einer wenig beachteten Angina ihre Ursache.

Verschiedene Umschläge (sie sind im Abschnitt »Mandeln« genannt) sowie eine Kost, die arm an Salz und Eiweiß, doch reich an Kalzium sein sollte, unterstützen die Behandlung mit dem jeweils angezeigten homöopathischen Heilmittel, von dem Sie – nach Absprache mit Ihrem Arzt – alle 2 Stunden 2 Tabletten geben sollten.

- *Belladonna C4.* Bei der sehr starken Mandelentzündung ist der Hals trokken und knallrot und sind die Lymphknoten geschwollen. Der Betroffene hat starken Durst, spürt jedoch kaum Schmerzen beim Schlucken. *Belladonna* ist das generellste Heilmittel.
- *Dulcamara C4,* wenn die Mandeln sich immer wieder entzünden. Die Lymphknoten im Hals schwellen an, und der Betroffene hat einen starken Speichelfluß.
- *Kalium muriaticum C4.* Obwohl der Hals rot ist, gibt es weiße und sogar schwarze Punkte auf den Mandeln.
- *Mercurius solubilis Hahnemanni C5.* Das Fieber ist niedrig, und der Hals ist dunkelrot. Auf den Mandeln sind weiße Pünktchen zu sehen, und die Lymphknoten sind sehr empfindlich. Oft räuspert sich der Betroffene, da er (fälschlicherweise) meint, einen Fremdkörper aus dem Hals entfernen zu müssen. Wie bei *Belladonna* ist er sehr durstig.

Nasenkrankheiten

Die Medizin unterscheidet bei den Nasenkrankheiten zwischen Krankheiten der äußeren Nase, der Nasenhöhle sowie Erkrankungen der Nasennebenhöhlen.

So vielschichtig die Erkrankungen der Nase auch sein mögen, so steht doch eines eindeutig fest: Jede Erkrankung der Nase erfordert eine Behandlung durch den Arzt – sei es das eitrige Furunkel, das geöffnet werden muß, seien es Geschwüre und Verletzungen der Nase, sei es ein Bluterguß in der Nasenscheidewand, seien es die vielen Entzündungen der Nasennebenhöhlen (wie zum Beispiel Kiefernhöhlen- und Stirnhöhlenentzündung).

Stets ist bei all diesen Erkrankungen, insbesondere bei Schleimhaut- und Nebenhöhlenentzündungen, eine genaue Diagnose Ihres Homöopathen nötig, damit er die entsprechende Therapie festsetzen kann.

Nehmen Sie 2mal täglich 3 Tabletten:

- *Pulsatilla C5*, wenn der Betroffene sich in einem warmen Raum befindet und seine Nase dann verstopft ist und sein Zustand sich verschlechtert. An der frischen Luft geht es ihm besser. Die Nase läuft besonders nachts. Morgens hat der Kranke weniger Auswurf. Er hat leichtes Fieber und fröstelt.
- *Sambucus nigra C5*, Die Nase ist trocken und verstopft. Der Betroffene kann nur mit offenem Mund atmen. Handelt es sich um einen Säugling, ist er beim Trinken gestört und droht zu ersticken. Ständiges Schniefen, Erstickungsgefahr gegen Mitternacht und Schweißausbrüche sowie Heiserkeit sind die Merkmale von *Sambucus*; es geht dem Kranken an trokkener und kalter Luft schlechter.

Nehmen Sie 3- bis 5mal täglich ein bis zwei Sprühstöße

- *Euphorbium compositum Nasentropfen* (Euphorbium D3, Pulsatilla D2, Luffa operculata D2, Mercurius bijodatus D6, Mucosa nasalis suis D8, Hepar sulfuris D10, Argentum nitricum D10, Sinusitis nosode D13), wenn Sie unter trockener, borkiger, leicht anschwellender Nasenschleimhaut leiden und bei der Nasenatmung infolge Heuschnupfens behindert sind, auch wenn Sie unter chronischem Schnupfen oder chronischer Nebenhöhlenentzündung leiden.

Rippenfellentzündung

Sollten Sie, Ihr Kind oder einer Ihrer Angehörigen an einer Entzündung im Bereich der Pleurablätter (das sind Rippen- und Brustfell) erkrankt sein, so suchen Sie zunächst Ihren Homöopathen auf, der dann die Diagnose stellt und die Behandlung (die Sie zu Hause vornehmen können) mit Ihnen abspricht – denn nicht jede Rippenfellentzündung weist dieselben Symptome auf. So gibt es unter anderem die trockene Rippenfellentzündung (*Pleuritis sicra*), bei der die beiden sonst glatten Pleuraschichten rauh geworden sind und aufeinander reiben, und auch die feuchte Rippenfellentzündung (*Pleuritis exsudativa*), bei der es zu einer Flüssigkeitsansammlung im Zwerchfell-Rippen-Raum gekommen ist.

Geben Sie – nach Absprache mit Ihrem Homöopathen – alle 3 Stunden 2 Tabletten des angezeigten Heilmittels:

- *Aconitum C5,* wenn es sich um eine Rippenfellentzündung ohne Erguß handelt, oder wenn eine Entzündung mit Erguß bevorsteht. Der Kranke, der Unruhe und Furcht zeigt, kann nicht mit Gewißheit angeben, wo der Schmerz sitzt. Das Fieber ist stark, der Körper heiß und die Haut trocken. Ein längerer Aufenthalt in der Kälte hat die Erkrankung ausgelöst.
- *Apis mellifica C5,* wenn die zweite Phase der Rippenfellentzündung gekommen ist. Der Kranke ist kurzatmig, verspürt keinen Durst und ringt nach Luft, sein Husten ist trocken, die Anfälle sind kurz, wobei das Gesicht blaß und die Zunge rot und geschwollen ist. Ferner läßt er wenig Wasser und ist sein Harn trüb. Während warme Luft den Zustand des Kranken verschlechtert, sorgen frische Luft und kalte Umschläge für Erleichterung.
- *Arsenicum album C5,* wenn sich in einem Lungenflügel ein zusätzlicher Entzündungsherd entwickelt hat. Der Erguß ist beträchtlich, nimmt schnell zu, der Husten ist trocken, und eine Enge, die bis zur Erstickungsgefahr geht, ist von einem Hecheln begleitet. Ohne besondere Schmerzen zu spüren, beschleunigt sich der Puls des Kranken bei den geringsten Anstrengungen. Darüber hinaus sind seine unteren Lidgründe oft geschwollen, ist er unruhig und ängstlich.
- *Asclepias tuberosa C5,* wenn eine trockene Rippenfellentzündung voll entwickelt ist und die Wandteile des Brust- und Rippenfells nicht mehr reibungslos übereinandergleiten können. Der Husten ist trocken und von einer Empfindlichkeit des Brustbeins begleitet, wobei jede Bewegung die Schmerzen verstärkt. Ferner ist der Hals des Kranken wie zugeschnürt, ist sein Atem kurz, sein Husten trocken und hat er keinen Auswurf – und all das erschöpft ihn. Es geht ihm besser, wenn er sich nach vorne beugt.
- *Bryonia C5,* wenn es sich um die trockene Rippenfellentzündung handelt. Der Husten ist trocken und führt zu Kopfschmerzen, die Atmung verläuft schnell und schwierig, und der Kranke hat Seitenstiche (die schwächer werden, sobald er auf die schmerzende Stelle drückt oder sich auf die betroffene Seite legt). Ferner versucht er, sich nicht zu bewegen, und verlangt ständig nach frischem Wasser, da Lippen und Zunge sehr trocken sind.

- *Cantharis C5,* wenn die feuchte Rippenfellentzündung ihren Höhepunkt erreicht hat. Der Kranke hat Herzklopfen und schwitzt, und es kommt zu einem starken Erguß. Ferner läßt er weniger Wasser als sonst, wobei sein Harn trüb, manchmal sogar rötlich aussieht, spürt er Schmerzen im Brustkorb, am Kehlkopf und in der Harnröhre (was bei Männern Erektionen auslösen kann). *Cantharis* kann mit *Bryonia* verabreicht werden.
- *Ranunculus bulbosus C5,* wenn das Brustfell reibt. *Ranunculus* lindert die Schmerzen in den Rippen und wirkt auf die Haut, die Muskeln und die Stellen, die sich zwischen den Rippen des Brustkorbs befinden. Der Kranke spürt ein Stechen in den Schulterblättern. Bei kalter und feuchter Witterung, bei Bewegungen und Temperaturschwankungen verstärken sich die Schmerzen in der Brust in hohem Maße.
- *Sulfur jodatum C5,* wenn die Rippenfellentzündung abgeklungen ist. *Sulfur* wirkt dort, wo das Brustfell zusammenklebt, und verhindert so einen Rückfall, während *jodatum* die Neigung zur chronischen Entzündung dämpft. Verwenden Sie *Sulfur jodatum* zusammen mit *Pulsatilla,* wenn die Atmung nach wie vor etwas eingeschränkt ist und die betroffene Seite weiterhin schmerzt.

Schnupfen

Nehmen Sie 2mal täglich 3 Tabletten des jeweils angezeigten homöopathischen Heilmittels:

- *Belladonna C5,* wenn Ihre verstopfte Nase von Kopfschmerzen begleitet ist, Sie ferner schwitzen, ängstlich sind und sich niedergeschlagen fühlen.
- *Nux vomica C5,* wenn nachts Ihre Nase verstopft und tagsüber ein gelber Schleim aus ihr läuft, der die Nase aber nicht reizt.
- *Pulsatilla C5,* wenn Ihre Nase stark läuft, Ihr Husten tief sitzt und morgens schubweise kommt, während er abends trocken ist, Sie ferner keinen Durst haben und Ihr Geschmacks- und Geruchssinn beeinträchtigt sind. Der Aufenthalt in einem warmen Raum verschlechtert Ihren Zustand.
- *Ammonium carbonicum, Arsenicum album, Kalium bichromicum, Kalium jodatum* sowie *Luffa operculata* sind weitere wirksame Heilmittel gegen den Schnupfen.

Stimmlosigkeit (siehe auch Kehlkopfentzündung)

Nehmen Sie 3mal täglich 2 Tabletten des jeweils angezeigten homöopathischen Heilmittels:

- *Aconitum C5,* wenn Ihre Stimme nach einer trockenen Kälte nachläßt (nehmen Sie *Aconitum* dann ein, wenn die Störung eintritt).
- *Arum maculatum C5,* wenn Sie Ihre Stimme nach dem Aufenthalt in trockener Kälte verlieren. Es juckt und kitzelt Ihnen an den Lippen, der Nase und am Kehlkopf.
- *Arum triphyllum C5,* wenn Sie viel Schleim spucken müssen und sich die Stimmlosigkeit nach einer Erkältung einstellt.
- *Gelsemium C5,* wenn Ihre Stimmlosigkeit nach Ihrer monatlichen Blutung auftritt.

KAPITEL VIII

Hauterkrankungen

Abszeß (siehe auch Furunkel)

Ein Abszeß ist eine abgegrenzte Eiteransammlung im Körpergewebe als Folge einer bakteriellen Infektion. Um solch einen Abszeß schnell reifen zu lassen, sollten Sie entweder 5 *Hepar-sulfuris-C7-Tabletten* (besonders dann, wenn der Abszeß empfindlich gegenüber Berührungen ist, eitert, oder der Erkrankte auch bei geringen Anstrengungen heftig schwitzen muß) oder 5 *Lachesis-C7-Tabletten* lutschen. Sie können auch ein Pflaster, getränkt mit *Calendula* (1 Teelöffel *Calendula-Urtinktur* pro Glas abgekochtes und abgekühltes Wasser), aber auch einen Zwiebelumschlag (aus roher Zwiebel) auf die betreffende Stelle legen.

Ferner empfehlen sich – falls nicht anders angegeben – 1mal täglich 3 Tabletten des jeweils angezeigten Heilmittels.

- *Belladonna C4,* wenn die Entzündung schnell fortschreitet, heftig schmerzt und Wärme abstrahlt. Geben Sie *Belladonna* zu Beginn der Entzündung.
- *Ferrum phosphoricum C6.* Stündlich abwechselnd mit *Belladonna,* falls letzteres nicht schnell genug wirkt.
- *Hepar sulfuris C4,* wenn der Abszeß eitert, die geringsten Berührungen schmerzhaft sind, der Schmerz bei Kälte und nachts stärker wird. Hat sich der Abszeß geöffnet, dann tritt ein mit Blut vermischter Eiter aus und die Wunde riecht wie alter Käse. *Hepar sulfuris* ist bei Eiter das generellste Heilmittel.

- *Lachesis C7.* Nehmen Sie es alle 2 Stunden, wenn der Abszeß schneller reifen sollte.
- *Tarantula cubensis C9,* wenn es sich um einen Nagelabszeß handelt und die betroffenen Stellen eine bläuliche Farbe annehmen.

Akne

Besonders während der Pubertät entwickelt sich die Akne gerne auf dem Gesicht, der Schulter oder der Brust.

Gerade bei Hautstörungen spielt die Ernährung eine wichtige Rolle. Meiden Sie weitestgehend Fett, besonders tierisches Fett, vor allem jedoch erhitztes Fett, ferner Süßigkeiten, Kuchen.

Eier und starke Gewürze, wenn Sie wieder eine neue Haut haben wollen, Quark, frischer Käse, frisches Gemüse, Vollkornreis, Kartoffeln (Kartoffeln und Reis jedoch nicht zur selben Mahlzeit) sind dagegen zu empfehlen. Zu empfehlen sind auch 1mal täglich 3 Tabletten des jeweils angezeigten Heilmittels.

- *Antimonium crudum C4,* wenn Sie zur Fettleibigkeit neigen.
- *Eugenia jambosa C5,* wenn die Akne mit den monatlichen Blutungen stärker wird.
- *Graphites C5,* wenn die Pickel eine gelbliche, klebrige, dickflüssige Substanz absondern und sich hinter den Ohren, zwischen den Fingern und den Zehen, manchmal sogar an den Genitalien oft Krusten bilden. *Graphites* ist besonders angezeigt bei Verstopfung sowie bei Menschen mit trockener ungesunder Haut, die leicht eitert.
- *Kalium bromatum C5,* wenn sich Akne auf Gesicht, Nacken und Schultern ausbreitet. Kinder schrecken nachts oft hoch und schlafwandeln, Erwachsene leiden unter Gedächtnislücken und unter einer ständigen Unruhe der Hände.
- *Natrium chloratum C5,* wenn die Pickel sich besonders am Haaransatz entwickeln und kleine trockene Krusten den Ausschlag bedecken. *Natrium chloratum* wird oft während der Pubertät angewandt, um den organischen Boden zu behandeln.
- *Pulsatilla C5,* wenn die Akne während der Pubertät auftritt sowie bei eher schüchternen Menschen, die leicht erröten.

- *Sulfur C5,* wenn dünne oder magere Menschen eine trockene, rauhe und unreine Haut haben und sich die leicht eiternde Akne auf Stirn und Rükken bemerkbar macht. Die Betroffenen klagen nach den Mahlzeiten über Magenstörungen, ihre Zunge ist dick belegt, der Belag weiß, die Mundwinkel haben Risse, und die Betroffenen verspüren ständig Durst.
- *Tartarus stibiatus C5,* wenn die Pickel eine bläuliche Spur hinterlassen.

Aphthen

Hierbei handelt es sich um Eiterbläschen mit einem roten Hof, die sich auf den Schleimhäuten in Mund oder Rachen entwickeln.

Trinken Sie Thymian- und Quendeltee, nehmen Sie Mundbäder mit *Calendula-Urtinktur* (10 Tropfen pro Glas gekochtes und abgekühltes Wasser), und nehmen Sie alle 2 Tage 3 Tabletten des angezeigten Heilmittels.

- *Acidum sulfuricum C4,* wenn sich die Aphthen bei müden Menschen entwickeln, die anregende Getränke wie Kaffee und schwarzen Tee oder Alkohol bevorzugen.
- *Borax C7,* wenn der Säugling sich nach vorne beugt und weint, aber auch weint, wenn er Stuhlgang hat (hellgelber Durchfall) oder Wasser läßt. Die Aphthen brennen, sind sehr schmerzhaft und bluten leicht. Der Mund des Säuglings ist warm und empfindlich.
- *Mercurius cyanatus C5,* wenn der Betroffene einen schlechten Mundgeruch hat, sein Gesicht blaß und der Körper kalt ist.
- *Mercurius solubilis Hahnemanni C4,* wenn der Mund – wegen eines ergiebigen Speichelflusses – zwar sehr feucht ist, der Betroffene aber immer Durst und einen süßlich-metallischen Geschmack im Mund hat.
- *Natrium chloratum C5,* wenn eine Behandlung des organischen Bodens für alle, die ständig unter Aphthen zu leiden haben, erforderlich ist.

Ausschlag (siehe auch Allergien, Ekzeme und Gesichtsrose)

Falls Ihr Säugling unter Pickeln leidet, die eher wie Blasen aussehen, mit einer Flüssigkeit gefüllt sind und jeden Tag größer werden, sollten Sie sofort Ihren Arzt aufsuchen. In der Zwischenzeit geben Sie *Ranunculus bul-*

bosus C5, wenn das Kind anscheinend keine Schmerzen hat, und *Cantharis C5,* wenn es Schmerzen hat, aber *Arsenicum album C5,* wenn der generelle Zustand des Kindes schlecht ist (Dosierung der Heilmittel siehe Kapitel »Kindheit«), und tragen Sie außerdem ein 2prozentiges *Eosin*-Präparat auf.

Bräunen (siehe auch Sonnenstich)

Um gesund auszusehen, ist nichts besser als eine gebräunte Haut. Bis zu einem gewissen Grad stimmt das auch, da die Haut Licht benötigt, um Vitamin D herzustellen. So geben die natürlichen Strahlen der Sonne der Haut die Festigkeit und Elastizität, die sie braucht.

Zuviel Sonne, gar der rege Gebrauch der Sonnenbank ist jedoch schädlich. Dann entstehen nämlich Pigmentierungen, die nicht unbedingt ästhetisch aussehen, altert die Haut vorzeitig und wird das Hautkrebsrisiko erhöht. Bevorzugen Sie also das natürliche Licht, die Sonne – doch fragen Sie Ihren Hautarzt, wie lange Sie Ihre (empfindliche) Haut der Sonne aussetzen sollten.

Ekzeme (siehe auch Allergien und Ausschlag)

Ein Ekzem ist keine Erkrankung an sich, sondern der sichtbare Beweis für eine organische Erkrankung, beispielsweise einer Leber- oder Darmstörung, kann aber auch allergischen Ursprungs sein.

Treten bei Ihnen des öfteren Ekzeme auf, so sollten Sie Ihren Homöopathen um Rat fragen, der dann – wenn das Ekzem allergischen Ursprungs ist – eine Hyposensibilisierung gleichsam als »Schutzimpfung« vornimmt und der Sie auch darüber aufklärt, wie Ihr Ernährungsplan (Spinat, Zitronen) auszusehen hat, und Ihnen Hinweise gibt, welche natürlichen Bäder (Molke) für Sie angebracht sind. Außerdem sollten Sie auf die angezeigten Heilmittel (1mal täglich 2 Tabletten) zurückgreifen.

- *Acidum carbolicum C5,* wenn das Ekzem die Augenlider befällt.
- *Anagallis arvensis C4,* wenn das Ekzem auf den Handflächen erscheint.
- *Apis mellifica C5,* wenn das Ekzem auftritt und der Betroffene weder Durst hat noch viel Harn läßt und ihm ständig warm ist.

- *Arsenicum album C4,* wenn die Haut mit Schuppen bedeckt ist und sich der Betroffene kratzt, bis es blutet. Sein Zustand bessert sich in der Hitze und verschlechtert sich in der Kälte.
- *Belladonna C5,* wenn die Entzündung plötzlich auftritt und die Haut heiß, geschwollen und glänzend ist.
- *Croton tiglium C5,* wenn das Ekzem die Genitalien befällt.
- *Dulcamara C5,* wenn das Ekzem bei Feuchtigkeit schlimmer wird.
- *Graphites C5,* wenn eine dickflüssige, reizende und klebrige Substanz aus den Krusten herauskommt. Nehmen Sie *Graphites* zusammen mit *Calcium carbonicum C5,* wenn das Ekzem auf dem Gesicht, der Kopfhaut und hinter den Ohren erscheint.
- *Hepar sulfuris C4,* wenn es sich um ein schmerzhaftes, eitriges Ekzem handelt.
- *Mercurius solubilis Hahnemanni C5,* wenn der Betroffene oft Fieber hat, die befallenen Stellen eitern und der Eiter unangenehm riecht.
- *Mezereum C5,* wenn sich Krusten bilden oder der Ausschlag auf der Kopfhaut erscheint. *Mezereum* ist auch bei Milchschorf des Säuglings angezeigt.
- *Natrium carbonicum C4,* wenn die Oberfläche der Finger befallen ist.
- *Natrium muriaticum C5,* wenn das trockene Ekzem des Betroffenen, der überempfindlich auf Tuberkulin reagiert, mit Krusten bedeckt ist.
- *Petroleum C4,* wenn das Ekzem Hautrisse verursacht und die Haut an den Hautfalten oft trocken und dick ist. Im Winter hat der Betroffene an den Fingern häufig Frostbeulen, ferner wird das Ekzem von Nackenschmerzen, Durchfall und Schwindel begleitet, was sich im Winter stärker äußert.
- *Pix liquida C4,* wenn es sich um ein Ekzem auf der oberen Handfläche handelt.
- *Rhus toxicodendron C5,* wenn das Ekzem schmerzt (an kalter Luft stärker), von Bläschen, die eine helle Flüssigkeit absondern, begleitet ist und nachts schlimmer wird.
- *Sepia C5,* wenn das Ekzem die Kniekehlen befällt.
- *Sulfur C5,* wenn die Haut trocken und ungesund ist. Das Ekzem wird stärker, sobald sich der Betroffene wäscht.
- *Viola tricolor C4,* wenn das Ekzem auf dem Gesicht erscheint und die Krusten von einer honigähnlichen Flüssigkeit bedeckt sind. *Viola tricolor* ist eines der wichtigsten Mittel gegen Ekzeme und Krusten.

Erythema nodosum (Knotenrose)

Früher war man der Meinung, es würde sich um eine Tuberkuloseerkrankung handeln; dann dachte man an eine rheumatische Störung – die Ursache dieser Hauterkrankung ist bisher jedoch noch nicht endgültig festgestellt worden. Es handelt sich um ungefähr zehn Knoten, meistens an den Unterschenkeln und unter der Haut, die zwischen ein und fünf Zentimeter groß sind, meist unter Fieber an den Unterschenkeln und unter der Haut entstehen und sich nach etwa zehn Tagen zurückbilden. Sie treten häufig im Winter auf. Insbesondere Frauen zwischen zwanzig und dreißig sind von dieser Hauterkrankung betroffen.

Sie sollten sich auf jeden Fall gründlich untersuchen lassen, falls Sie solche Knoten bemerken, da diese Hauterkrankung nicht selten eine Lungentuberkulose ankündigt. Ihr Homöopath weiß auch, welche Heilmittel jeweils geeignet sind.

Falten

Es gibt mehrere Möglichkeiten, eine vorzeitige Faltenbildung zu vermeiden. Zunächst sollten Sie auf ausreichenden (acht Stunden) und ruhigen Schlaf achten, ferner versuchen, Ihre Gesichtszüge nicht zu verkrampfen, also nicht die Augenbrauen zusammenzuziehen und die Stirn zu runzeln, des weiteren auf Alkohol und Nikotin weitestgehend verzichten und – falls Sie unter Übergewicht leiden – nicht sehr rasch sehr viel abnehmen. Falls Sie Ihre Haut bisher zu stark geschminkt haben, sollten Sie auf die homöopathische Creme *Symphytum Creme* zurückgreifen. Auch eine vitaminreiche Ernährung ist wichtig. So wirkt Vitamin A gegen die Austrocknung der Haut, begünstigt Vitamin B1 die Durchblutung der Haut, beugt Vitamin B2 Hautrissen vor und hält Vitamin C die Haut elastisch.

Fischschuppenkrankheit (Ichthyosis)

Bei dieser erbbedingten Erkrankung, die häufig schon bei der Geburt vorhanden ist, bleibt nur der Weg zum Arzt, da die Fischschuppenkrankheit, die nicht heilbar ist, ein Leben lang behandelt werden muß.

Furunkel

Wenn sich durch Eindringen von eitererregenden Bakterien in einen Haarbalg oder in eine Talgdrüse die Unterhaut entzündet, dann spricht man von einem Furunkel.

Solch ein Furunkel sollten Sie ernst nehmen, und vor allem sollten Sie nicht versuchen, es auszudrücken – denn dann könnten Bakterien in die Blutbahn gelangen und eine Blutvergiftung auslösen.

Begeben Sie sich auf jeden Fall in die Behandlung eines Arztes, essen Sie vorläufig keinen Zucker, meiden Sie überhaupt Kohlenhydrate, und richten Sie Ihre Ernährung so aus, wie sie bei einer *Magenschleimhautentzündung* geraten erscheint.

Kochen Sie des weiteren *gemahlenen Leinsamen,* und legen Sie diesen Brei auf das Furunkel, da er die Reifung und Öffnung des Furunkels begünstigt (gekochter *Kartoffelbrei,* möglichst heiß aufgelegt, ist genauso wirksam). Wenn der Abszeß dann frei ist, wird die Wunde gut ausgewaschen und mit *biologischem Kalkpulver* bestreut, werden frische gestampfte *Weißkohlblätter* aufgelegt und etwas *Bierhefeextrakt* eingenommen, um die Heilung zu unterstützen (und um einen Rückfall zu verhindern). Unterstützend wirken auch bestimmte Heilmittel, die Sie nach Absprache mit Ihrem Homöopathen nehmen sollten.

Gerstenkorn

Beim Gerstenkorn handelt es sich um eine gewöhnliche Störung des Augenlids, das Sie mit bestimmten Homöopathiemitteln (außer bei Gegenanzeigen) behandeln können.

- *Aconitum C5,* wenn das plötzlich auftretende Gerstenkorn einen brennenden Schmerz auslöst, wobei das Auge tränt (3mal täglich 3 Tabletten).
- *Apis mellifica C4,* wenn zu Beginn die Haut geschwollen ist und die Schmerzen in der Hitze schlimmer werden (jede Stunde 3 Tabletten).
- *Mercurius solubilis Hahnemanni C5,* wenn der Eiter schnell kommt, das Augenlid rot ist und das Gerstenkorn eine weißlich-gelbliche Stelle aufweist (jede Stunde 3 Tabletten).

- *Pulsatilla C4,* wenn die Bildung eines Gerstenkorns verhindert werden soll (4mal täglich 2 Tabletten).
- *Staphisagria C5,* wenn ein Gerstenkorn von einer Bindehautentzündung begleitet ist. Oft ist ein Gerstenkorn bei Menschen zu beobachten, die einen gutmütigen Charakter haben und eher schüchtern sind (nicht selten sind auch ihre Adern erweitert). *Staphisagria* ist auch angezeigt, wenn ein Gerstenkorn als verhärtete kleine Schwellung auf einem entzündeten Augenlid weiterbesteht (3mal täglich 3 Tabletten).
- *Staphisagria C30* und *Silicea C30,* wenn ein Gerstenkorn abgeheilt ist und einer Neubildung entgegengewirkt werden soll (1mal 5 Tabletten).

Gesicht (siehe auch Falten)

Diverse Hautprobleme des Gesichts wie Erröten, Ödem und Brand können zu Beginn mit *Apis mellifica C5* behandelt werden.

Gesichtsrose

Das ist ein Ausschlag mit Bläschen, die sich auf einem roten Hof bilden und von Juckreiz begleitet sind. Diese Bläschen sollten auf keinen Fall aufgekratzt werden, denn dann verschlimmert sich die Gesichtsrose. Doch sollten Sie 1mal täglich 2 Tabletten des angezeigten Heilmittels verwenden.

- *Acidum carbolicum C5,* wenn die Bläschen brennen.
- *Mezereum C3,* wenn die Gesichtsrose so auftritt, wie sie zuvor beschrieben worden ist.

Grindflechte

Die ansteckende Grindflechte, auch Blasengrind oder Impetigo genannt, ist eine entzündliche Erkrankung der Haut, die besonders bei Kindern auftritt (meist haben sie sich in Kindergarten oder Schule angesteckt). Zunächst entstehen Blasen, die später aufplatzen, und danach entwickeln sich Krusten (die sich erneut bilden und sich ausbreiten, sobald sie aufgekratzt werden). Während dieser Krankheit sollte neben der medizinischen Therapie täglich 1 Glas Möhrensaft getrunken werden. Die äußerliche Behandlung sollten Sie mit Ihrem Homöopathen absprechen. Außerdem sind 1mal täglich 3 Tabletten des jeweiligen Heilmittels angezeigt.

- *Antimonium crudum C5.* Die Wunde eitert, die Flüssigkeit reizt, und es entstehen dicke gelbliche Krusten. Die Grindflechte ist oft bei Menschen zu beobachten, die sehr viel essen. Der Juckreiz ist bei Hitze, aber auch im Bett nahezu unterträglich.
- *Dulcamara C4.* Der Juckreiz ist heftig, und die Lymphknoten sind geschwollen, die Krusten gelb-bräunlich. Die Bläschen bluten leicht, wenn sie aufgekratzt werden,
- *Hepar sulfuris C10.* Die Wunden eitern, der Ausschlag ist gegenüber Berührungen und kalter Luft empfindlich. *Hepar sulfuris* betrifft den schmerzempfindlichen Menschen, der eher lymphatisch ist.
- *Graphites C6.* Der Ausschlag ist im Sommer ausgeprägter, die Wunden eitern honigfarben, der Juckreiz ist nicht besonders stark.
- *Mercurius solubilis Hahnemanni C5.* Der Juckreiz tritt sowohl bei starker Kälte als auch bei starker Hitze auf. Ferner sind die Krusten meist feucht und weich, und der Betroffene ist eher lymphatisch und hat eine feuchte Haut.
- *Mezereum C6.* Die Wärme des Bettes, Berührungen und Waschungen lösen einen stärkeren Juckreiz aus.
- *Tartarus stibiatus C4.* Honigfarbene Krusten sitzen um den Mund und die Nasenflügel und brennen sehr stark.
- *Viola tricolor C5.* Die Grindfläche befindet sich entweder auf dem Gesicht oder der Kopfhaut. Juckreiz begleitet die übrigen Beschwerden. Die Wunden eitern eine reizende und dickflüssige Substanz aus, während die Krusten gelblich und dick sind und leicht bluten.

Gürtelrose

Die Gürtelrose, auch *Herpes zoster* genannt, wird durch einen Virus hervorgerufen.

Diese ansteckende Krankheit, die durch die Bildung von kleinen Bläschen gekennzeichnet ist, tritt nur in dem unmittelbaren Gebiet der entzündeten Nervenbahn auf, wobei sie nicht nur am Rumpf, also an der Gürtelgegend vorkommt, sondern auch an anderen Körperstellen (so etwa im Gesicht).

Die Gürtelrose ist schmerzhaft und besonders für ältere Menschen unangenehm, denn wenn sie an den Augen auftritt, kann das zu einer Verminderung der Sehkraft führen.

Während in der klinischen Medizin Antibiotika eingesetzt werden, durch die sich die Gürtelrose innerhalb weniger Tage zurückbildet, sollte die Homöopathie besonders dann eingesetzt werden, wenn der Betroffene gegen Antibiotika allergisch ist – und außerdem nimmt nicht jeder gern eventuelle Nebenwirkungen in Kauf (Übelkeit, Bauchschmerzen, Schwindel).

Die homöopathische Behandlung sieht neben Injektionen sowie dem Auftragen bestimmter frischer Pflanzenextrakte bei der äußerlichen Behandlung und einer salz- und eiweißarmen Kost, die reich an Gemüsen und natürlichen Kohlenhydraten ist, auch die mittel- bis langfristige Behandlung mit homöopathischen Heilmitteln vor.

Von den angezeigten Heilmitteln sind jeweils 3 Tabletten zu nehmen.

- *Arsenicum album C5,* wenn der Schmerz unerträglich ist, mit warmen Umschlägen aber gelindert wird. Die schlimmsten Anfälle ereignen sich zwischen ein und drei Uhr morgens. Da die Krusten sehr jucken, reißt der stets unruhige Kranke sie ständig ab.
- *Mezereum C3* bei einem roten Ausschlag mit weißen Bläschen. Es juckt noch mehr, wenn der Betroffene sich kratzt. *Mezereum* ist auch angezeigt, wenn die Schmerzen brennen, dicke Krusten entstehen und es unter den Krusten eitert.
- *Ranunculus bulbosus C5,* wenn der Herpes sich auf den Augen oder in ihrer Nähe und auf der Brust entwickelt. Der Ausschlag brennt und löst einen starken Juckreiz aus.
- *Ranunculus sceleratus C5.* Die Symptome sind die gleichen wie bei *Ranunculus bulbosus,* sind jedoch mit stärkeren Schmerzen verbunden.
- *Rhus toxicodendron C4* ist das generellste Heilmittel bei Herpeserkrankungen und Ausschlägen dieser Art.
- *Sulfur C5* reinigt den Organismus nach einer akuten Erkrankung.

Haare

Schöne Haare sind ein Zeichen von Gesundheit, sind darüber hinaus ein »Spiegelbild« der Ernährung und der Bewegung, aber auch der Aufenthalt an Luft und Sonne wirkt sich zu einem beträchtlichen Teil auf ihre Beschaffenheit aus.

Haare wollen aber auch gepflegt sein – beispielsweise mit einer rohen Zwiebel. Bevor Sie Ihre Haare waschen, sollten Sie Ihre Kopfhaut mit der Hälfte einer *rohen Zwiebel* einreiben – das ist ein gutes Mittel gegen Störungen der Kopfhaut. Wenn Sie sich dann Ihr Haar waschen, sollten Sie auf *Kamillen-* oder *Zwiebelwasser* vertrauen.

Das Aussehen der Haare hängt jedoch nicht nur von der äußerlichen Pflege ab. So kann ein Präparat aus *Kieselsäure* und *(biologischem) Kalzium* wahre Wunder wirken, denn oft ist die Kopfhaut deshalb in einem schlechten Zustand, weil es ihr an diesen Stoffen mangelt. Haben Sie dagegen auf der Kopfhaut einen Ausschlag, dann sollten Sie nicht zögern und sie mit einem frischen *Brennesselauszug* (oder mit *Brennesseltee*) spülen.

Auch verschiedene Homöopathiemittel unterstützen Sie bei Ihrer Haarpflege.

- *Acidum hydrofluoricum C5,* wenn die Haare trocken und ohne Glanz sind, dabei leicht brüchig werden (alle 2 Tage 2 Tabletten). *Acidum hydrofluoricum* ist auch angezeigt, wenn der Haarausfall auf bestimmte Stellen begrenzt ist.
- *Acidum phosphoricum C5,* wenn die Haare nach einer seelischen Depression oder aufgrund einer erschöpfenden Erkrankung ausfallen, wenn ein nervöser Mensch zu viele Haare verliert oder wenn jemand fettiges Haar hat (alle 2 Tage 2 Tabletten). *Acidum phosphoricum* hilft auch bei Schuppen (alle 2 Tage 3 Tabletten).
- *Arnica C20,* wenn ein Haarausfall das Ergebnis eines seelischen Schocks ist (1mal in der Woche 3 Tabletten).
- *Graphites C5,* wenn die Haare kreisförmig ausfallen (1 mal täglich 3 Tabletten).
- *Natrium chloratum C20,* wenn die Haare wegen Kummer oder Sorgen ausfallen (1mal in der Woche 3 Tabletten).
- *Oleander C5,* wenn dieTalgdrüsen zuviel Talg absondern und dabei Haar-

ausfall auftritt, oder wenn die Kopfhaut schmerzt oder juckt (alle 2 Tage 3 Tabletten).

- *Sepia C5,* wenn die Haare nach einer Entbindung ausfallen (alle 2 Tage 3 Tabletten).
- *Thuja C5,* wenn die Talgdrüsen zu kräftig arbeiten, sich die Haare spalten und darüber hinaus die Haare der Augenbrauen ausfallen. *Thuja* hilft auch bei trockenem Haar (alle 2 Tage 2 Tabletten).

Hautentzündung (des Säuglings)

Diese Errötung der Haut geht vom Gesäß aus und breitet sich auf Bauch, Rücken, Brust, in die Nackenfalten und in Achselhöhlen bis hin zum Gesicht und zur Kopfhaut aus, wobei die Haut faltig wird und kleine trockene Schuppen bekommt. Falls gleichzeitig Fieber auftritt, sollten Sie sofort Ihren Arzt benachrichtigen, denn dann ist mit dieser Erkrankung nicht zu spaßen.

Geben Sie alle 2 Tage 3 Tabletten des angezeigten Heilmittels.

- *Euphorbium C5.* Die Haut ist sehr rot, entzündet, scheint dicker zu sein und schält sich.
- *Graphites C5,* wenn die Hautfalten eitern und sich mit Krusten überziehen.
- *Rhus toxicodendron.* Das unruhige Kind will sich kratzen (es handelt sich um eine Entzündung, die von Pickeln begleitet ist).

Hautzustand

Einige homöopathische Heilmittel (alle 2 Tage 3 Tabletten) üben einen positiven Einfluß auf den Zustand der Haut aus.

- *Alumina C5, Nux moschus C5* und *Petroleum C5* bewähren sich bei trokkener Haut.
- *Calcium carbonicum C5,* wenn die Haut kreideweiß ist.
- *Chelidonium C5* oder *Lycopodium C5* bei gelber Haut.
- *Jodum C5,* wenn die Haut bräunlich oder trocken ist.

- *Natrium chloratum C5* oder *Psorinum C5* bei fettiger, öliger Haut, die von Mitessern befallen ist.
- *Thuja C5,* wenn die Haut zu fett oder ölig ist.

Herpes

Herpes tritt oft nach einer Erkältung oder einer Grippe auf. Dann sind diese kleinen Bläschen meist an den Lippenrändern angesiedelt. Herpes kann jedoch auch während der monatlichen Blutungen oder nach einer Unannehmlichkeit auftreten, denn es ist nicht zuletzt unsere psychische Verfassung, die die Bildung von Herpes beeinflußt.

Herpes wird von einem Virus verursacht und kann auf den Lippen, an den Genitalien oder sonstwo am Körper in Erscheinung treten. Ungefähr 30 Prozent der Menschen besitzen keine Antikörper gegen diese Viren, die somit einen »wunderbaren Boden« für den leicht zu erkennenden *Herpes simplex* bilden: Auf einer roten Stelle entwickeln sich kleine wasserhelle Bläschen, die eine Flüssigkeit absondern, wobei es sich jedoch nicht um Eiter handelt, aber ein unangenehmer Juckreiz entsteht.

Bei Schwangeren kann Herpes eine Fehlgeburt auslösen – sollten Sie also schwanger sein und Herpes haben, ist schnellstens ein Homöopath zu konsultieren. Das gleiche gilt für Säuglinge und Kleinkinder.

Um Herpes örtlich zu behandeln, tragen Sie auf den betroffenen Stellen *Calendula-Urtinktur* mit Watte auf und bestreuen sie anschließend mit *Calendula-Puder.* Wenn Sie es dagegen mit einem schmerzhaften Herpes an den Genitalien zu tun haben, sollten Sie *biotherapeutisches Vaccinotoxinum C7* nehmen (alle zwei Wochen eine Dosis). Darüber hinaus sind Heilerdeumschläge wirksam – und *Capsicum-Urtinktur* (jeden Abend einen Tropfen vor dem Schlafengehen) bekämpft Herpes auf wirksame Weise an den Lippen. Auch andere Heilmittel (1mal täglich 3 Tabletten) sind wirksam.

- *Croton tiglium C5,* wenn es juckt und durch Kratzen schlimmer wird. *Croton tiglium* ist zusammen mit *Graphites C5* auch beim männlichen Genitalherpes angezeigt.
- *Lachesis C5* bei Frauen, die bald ihre monatlichen Blutungen erwarten.
- *Psorinum C5,* wenn aus den Bläschen Flüssigkeit austritt.
- *Rhus toxicodendron C7* bei Herpes mit starkem Juckreiz (Wärme lindert

ihn). Rings um die Bläschen ist die Haut rot. *Rhus toxicodendron* ist auch bei Genitalherpes angezeigt.
- *Sepia C5,* wenn die weiblichen Geschlechtsorgane befallen sind.

Hühneraugen

Sie entstehen meist, wenn das Schuhwerk über längere Zeit gegen einen Zeh gedrückt hat oder wenn sich die Zehen gegenseitig stören. Tragen Sie daher stets *Schuhe ohne hohe Absätze,* die dicke elastische Sohlen aufweisen. So haben die Füße in der Breite und in der Länge genug Platz. Darüber hinaus sollten Sie auf homöopathische Heilmittel (alle 2 Tage 3 Tabletten) zurückgreifen.

- *Antimonium crudum C5,* wenn die Hühneraugen empfindlich und schmerzhaft sind und zu Hause (in der Wärme) und beim Laufen noch stärker schmerzen. Fußbäder verschaffen Erleichterung.
- *Thuja C5,* wenn die Entzündung nicht so schmerzhaft und gegen Berührungen nicht so empfindlich ist.

Juckreiz

Juckreiz ist nicht selten das Symptom für die Störung oder die mangelhafte Tätigkeit der Nieren und der Leber. Sollten Sie also ständig von Juckreiz geplagt werden, ist ein Besuch beim Homöopathen geraten. Handelt es sich bei Ihnen jedoch »nur« um Juckreiz, so sollten Sie die betroffenen Stellen zunächst mit einer *rohen* geriebenen oder in Scheiben geschnittenen Kartoffel massieren – eine zwar außergewöhnliche, doch wirkungsvolle Behandlung.

Wenn der Homöopath das geeignete Heilmittel ausgesucht hat und Sie es anwenden, so wundern Sie sich nicht, falls es zunächst einen noch stärkeren Juckreiz auslöst, denn das bedeutet: Der Körper befreit sich von den verantwortlichen Giften! Bei vorübergehendem Juckreiz sind dagegen die folgenden Heilmittel (1mal täglich 3 Tabletten) zu empfehlen:

- *Agaricus C5* bei Juckreiz an den Fingern und Zehen. Der Juckreiz brennt und ist bei kalter Witterung stärker.

- *Arsenicum album C6,* wenn sich der Juckreiz durch Wärme legt und durch Kratzen schlimmer wird. Er entwickelt sich auf einer Haut, auf der sich kleine Schuppen gebildet haben.
- *Caladium seguinum C5,* wenn der Juckreiz die Genitalien befällt.
- *Cina C6,* wenn der Juckreiz häufiger bei Kindern auftritt und von Darmparasiten verursacht worden ist. Der Betroffene reibt sich oft die Nase, das Gesicht und den After.
- *Dolichos pruriens C5,* wenn der Betroffene unter Verstopfung leidet oder wenn der Juckreiz sehr stark und ohne Ausschlag ist – er betrifft dann eher die Achseln, die Knie, die Ellenbogen und die Kopfhaut (nachts ist das Jucken stärker). *Dolichos pruriens* eignet sich besonders gut bei einem Juckreiz nervösen Ursprungs, bei einem, der bei Verdauungsstörungen (Verstopfung, Hämorrhoiden) auftritt, oder bei dem alter Menschen.
- *Granatum C6,* wenn der Juckreiz an den Handflächen infolge von Darmparasiten auftritt.
- *Graphites C5,* wenn der Juckreiz bei Afterrissen auftritt. *Graphites* ist auch beim Juckreiz der Vulva (vor den monatlichen Blutungen) angezeigt.
- *Hepar sulfuris C5,* wenn der Juckreiz schlimmer wird, sobald die Haut mit Schafwolle in Berührung kommt.
- *Ignatia C6,* wenn der Juckreiz bei nervösen, sehr empfindlichen Menschen auftritt, die stark auf Unannehmlichkeiten und sonstige Empfindungen reagieren. Manchmal ist der Juckreiz von Ausschlag begleitet, der an den verschiedensten Stellen auftreten kann.
- *Mezereum C5,* wenn der Juckreiz brennt oder bei Hitze schlimmer wird. *Mezereum* ist auch bei alten Menschen angezeigt, deren Juckreiz sich nachts verschlimmert.
- *Rumex C5,* wenn der Juckreiz zunimmt, sobald Fleisch gegessen worden ist.
- *Scrophularia nodosa C5,* wenn der Juckreiz von einer Schwellung der Lymphknoten begleitet ist.
- *Selenium C6,* wenn der Juckreiz zwischen den Fingern auftritt.
- *Sulfur C6* beim stärkeren Juckreiz, der durch Waschen, der Wärme des Bettes oder durch Kratzen hervorgerufen wird und von einem Ausschlag begleitet ist. *Sulfur* ist ebenfalls bei brennendem Juckreiz am After angezeigt.

Kupferrose (Rosacea)

Diese langwierige Hautkrankheit, die sehr oft zwischen dem vierzigsten und fünfzigsten Lebensjahr auftritt, macht sich besonders durch die Rötung der Gesichtshaut und eine Knötchenbildung bemerkbar. Im weiteren Stadium werden die Rötungen tief dunkelrot oder blaurot, und die entzündlichen Knötchen neigen zu Eiterbildung.

Da die Kupferrose ursächlich auf entzündliche Erkrankungen oder auch auf chronische Magen-Darm-Leiden zurückzuführen ist, gehört ihre Behandlung in die Hände eines Arztes.

Lidrandentzündung

Hier handelt es sich um eine relativ harmlose Erkrankung, die aber dennoch hartnäckig und störend sein kann. Die Lidränder sind dann gerötet, und manchmal entstehen eitrige Krusten. Oft tritt diese Entzündung zusammen mit einem Schnupfen oder einer Bindehautentzündung auf. Nehmen Sie 1mal in der Woche 5 Tabletten

- *Graphites C9,* und zwar morgens auf nüchternen Magen, sowie täglich abwechselnd 2 Tabletten *Staphisagria C7* und *Pulsatilla C7.*

Lippen

Es gibt verschiedene homöopathische Heilmittel, die bei einer Entzündung der Lippen hilfreich sind.

- *Antimonium crudum C5, Petroleum C5* und *Oleander C5* bei Rissen in den Mundwinkeln und bei Lippenrissen (1mal täglich abwechselnd 2 Tabletten).
- *Arsenicum album C5, Kreosotum C5, Lac caninum C5* und *Kalium sulfuricum C5* bei trockenen Unterlippen (1mal täglich abwechselnd 2 Tabletten).
- *Graphites C5, Antimonium crudum C5, Condurango C5* und *Acidum nitricum C5* bei Lippen, auf denen sich Krusten und Eiterbläschen gebildet haben (1mal täglich abwechselnd 2 Tabletten).

- *Natrium chloratum C5, Sepia C5* und *Acidum nitricum C5* bei trockenen Lippen, die besonders bei mageren Menschen Schuppen bilden (1mal täglich abwechselnd 2 Tabletten).
- *Sanicula europaea C5* bei wunden Lippen (1mal täglich 2 Tabletten).

Nägel

Wie unsere Haare, so geben uns auch unsere Nägel Hinweise über unseren Gesundheitszustand. Sehen sie eher krank und brüchig oder blättrig aus, können Kalziummangel (besonders dann, wenn weiße Flecken sichtbar sind) oder eine unausgeglichene Ernährung dafür verantwortlich sein.

Hier einige wichtige Hinweise für die Pflege bzw. die Behandlung Ihrer Nägel:

Wenn die Haut am Nagelende gerissen oder abgehoben ist, dann sollten Sie die Haut mit einer Nagelschere abschneiden und eine Heilsalbe auftragen. Nehmen Sie ferner 2mal täglich 2 Tabletten *Calendula C5.*
Wenn durch Ansteckung Ihre Nägel von Pilzen befallen sind (etwa nach einem Strandurlaub), sollten Sie die Nägel sehr kurz schneiden und dann nach Rücksprache mit Ihrem Homöopathen entsprechend behandeln.
Wenn Ihre Nägel brüchig sind, sollten Sie alle 2 Tage entweder *Thuja C5, Calcium fluoratum C5, Silicea C5* oder *Graphites C5* nehmen.
Wenn die Fußnägel in die Haut gewachsen sind, sollten Sie zunächst einmal keine zu engen Schuhe mehr tragen. Ferner sollten Sie die Nägel gerade und nicht spitz schneiden. Ist der Nagel bereits mit der Haut verwachsen, dann schieben Sie ein Stück Watte, getränkt mit *Calendula-Urtinktur,* zwischen Haut und Nagel. Außerdem sollten Sie *Syzygium jambolanum C5* und *Ledum C5* (1mal täglich abwechselnd 3 Tabletten) nehmen, um dem Problem ein für allemal zu begegnen.
Wenn Sie die Gewohnheit haben, Ihre Fingernägel abzukauen, das jedoch einstellen wollen, dann sollten Sie 1mal täglich abwechselnd 2 Tabletten *Cuprum oxydatum nigrum C5* und *Barium carbonicum C5* nehmen.

Bei einem eitrigen Nagelgeschwür sollten Sie zunächst einmal den entzündeten Finger 2- bis 3mal täglich wenigstens eine Stunde lang in ein warmes

Bad tauchen (37 bis 38 Grad). Dann sollten Sie die betreffende Hand gut vor Kälte schützen und 3mal täglich 3 Tabletten des jeweils angezeigten homöopathischen Heilmittels nehmen.

- *Syzygium jambolanum C5,* wenn sich das Nagelgeschwür wiederholt unter dem Nagel entwickelt. Außerdem sollten Sie etwas gegen Ihre stark schwankenden Stimmungen unternehmen.
- *Bufo C5,* wenn der Schmerz brennend ist und bis zum Vorderarm ausstrahlt.

Narben

Bei hartnäckigen Narben, die nicht zurückgehen wollen, ist es ratsam, eine entsprechende Salbe aufzutragen, ferner auf eine abwechslungsreiche, vitaminreiche Ernährung zu achten und nicht zuletzt auf bewährte Homöopathiemittel (2 mal täglich 2 Tabletten) zurückzugreifen.

- *Arnica C5,* wenn die Narbe schmerzhaft bleibt. *Arnica* sorgt für eine schnellere Vernarbung. Das gleiche gilt für *Calendula C5* und *Causticum Hahnemanni C5.*
- *Calendula C5,* wenn sich die Wunde nur langsam schließt. Zusätzlich können Sie *Acidum nitricum* nehmen.
- *Causticum Hahnemanni C5,* wenn die alte Narbe noch schmerzt oder die Wunde sich nicht schließen will.
- *Graphites C5,* wenn die alte geschwollene Narbe nicht heilen will. *Graphites* ist auch vorbeugend nach einer Verletzung oder einem chirurgischen Eingriff angezeigt.

Nesselsucht

Diese akute Hautkrankheit, die meist auf eine Lebensmittelallergie zurückzuführen ist, ist sehr unangenehm, da die roten Flecken mit den kleinen weißen Bläschen oder die einzelnen Pickel stark jucken und brennen.

Sollte die Nesselsucht von Fieber begleitet sein, was durchaus der Fall sein kann, oder in Schüben auftreten, ist sofort ein Arzt zu verständigen.

Dann muß der Betroffene auch das Bett hüten, darf vierundzwanzig Stunden lang nichts außer Wasser trinken und danach vier Tage lang nur Gemüsebrühe zu sich nehmen. Anschließend kann er sich nach und nach wieder an eine feste Kost gewöhnen.

Um den organischen Boden zu behandeln, sind 3mal täglich 3 Tabletten des angezeigten Heilmittels zu nehmen.

- *Apis mellifica C5,* wenn die Schmerzen bei Hitze stärker werden und sich bei Kälte legen, die Ausschläge mehr geschwollener Art (Ödeme) und nicht so rot wie bei *Urtica* sind. Sie treten gerne vor den monatlichen Blutungen auf.
- *Calendula-Urtinktur* und *Arsenicum album C5,* wenn der Ausschlag durch ein verdorbenes Lebensmittel verursacht worden ist (es vergehen zwischen 6 und 48 Stunden nach dem Verzehr, bevor der Ausschlag erscheint und der Betroffene unter Durchfall, Fieber und Erbrechen leidet). An den darauffolgenden Tagen ist eine genügsame Diät geboten.
- *Lycopodium C5,* wenn die Nesselsucht in Verbindung mit rheumatischen Störungen steht.
- *Natrium chloratum C5,* wenn Nervosität (oder eine Allergie, die eher psychische Ursachen hat) für die Nesselsucht verantwortlich ist.
- *Rhus toxicodendron C5,* wenn kleine weiße Bläschen, die schmerzen und brennen, auf roten Flecken sichtbar sind.
- *Sulfur C5,* wenn es juckt und brennt. Falls sich der Betroffene kratzt, spürt er zwar zunächst Erleichterung, aber später brennt es um so mehr. Waschungen mit kaltem Wasser verstärken den Ausschlag. Die Wärme des Betts und der Kontakt mit Schafwolle verstärken den Juckreiz.
- *Urtica C5* oder *Urtica-Urtinktur,* wenn die Schwellung rot oder rosa und von Juckreiz begleitet ist und es brennt und sticht (wobei kalte Umschläge das alles noch verstärken, wenn die Nesselsucht allergischen Ursprungs ist oder wenn der Verzehr von Meeresfrüchten, Fisch oder der Kontakt mit Brennesseln die Erkrankung ausgelöst haben).

Um die Symptome zu behandeln, sind folgende Heilmittel angezeigt:

- *Aconitum C5,* wenn die Nesselsucht durch Kälte verursacht ist.
- *Antimonium crudum C5,* wenn die Nesselsucht von Verdauungsstörungen begleitet ist (beispielsweise nach einer zu üppigen Mahlzeit).

- *Apis mellifica C5,* wenn die Nesselsucht von Ödemen begleitet oder durch die Sonne verursacht worden ist (Sonne ist zu meiden!).
- *Bombyx mori C4,* wenn Nesselsucht mit einem ausgeprägten Juckreiz an den Gelenken auftritt, so, als ob unter der Haut Insekten krabbeln würden.
- *Pulsatilla C5,* wenn die Nesselsucht von Durchfall begleitet ist.

Pilzkrankheiten (Mykosen)

Nicht selten verursachen für das menschliche Auge unsichtbare Pilze einen Ausschlag.

Der Ausschlag ist dann fest umrissen, juckt fast nicht und schmerzt nicht. Diesen Pilz wird der Betroffene nur schwer los! Tragen Sie aber auf jeden Fall *Calendula-Urtinktur* auf die befallene Stelle auf. Auch frische Molke oder *»Molkosan«* ist zu empfehlen, um einen Pilzbefall der Füße oder der Nägel erfolgreich zu stoppen – selbst dann, wenn andere Behandlungen versagt haben. Greifen Sie jedoch auch auf wirksame Homöopathiemittel zurück.

- *Arsenicum album C5, Barium carbonicum C5, Psorinum C5* und *Sepia C5* (1mal täglich abwechselnd 2 Tabletten).

Quincke-Ödem

Hier handelt es sich um rasch auftretende und auch wieder schnell abklingende Schwellungen, die durch eine allergische Reaktion des Körpers auftreten, und zwar meist auf der Gesichtshaut, aber mitunter auch an anderen Körperteilen, wie am Hodensack oder an den Gliedmaßen. Wird in dem Bereich der Schwellung ein punktueller Druck ausgeübt, so entsteht dort eine Delle.

Das Quincke-Ödem verläuft meist gutartig, doch bedrohlich wird es, wenn es auf die Schleimhäute, besonders auf die des Rachens, übergreift – dann droht Erstickungsgefahr! Verständigen Sie in diesem Fall sofort den Notarzt, und geben Sie dem Betroffenen auch sofort *Apis mellifica C5* – und zwar alle 5 Minuten!

Schuppenflechte (Psoriasis vulgaris)

Wie das Ekzem, so ist auch die (nicht ansteckende) Schuppenflechte eine komplexe Erkrankung, die schwierig zu behandeln ist und daher die Konsultierung eines Homöopathen notwendig macht.

Diese Erkrankung kann ihre Ursache in seelischen Konflikten, in Stoffwechselstörungen (wie Diabetes und Gicht), in einem erbbedingten mangelhaften Immunsystem oder in einer psychischen Störung (insbesondere bei Nervösen und Leberkranken) haben und kann zu schwerer schmerzhafter Gelenkzerstörung führen.

Zu Beginn der Erkrankung bilden sich kleine rotbraune Knötchen, wobei bald darauf die Haut austrocknet und trockene, glänzende Schuppen bildet. Darunter wird dann bald eine glänzend rote Fläche sichtbar, die leicht blutet (am häufigsten an Ellenbogen, Knie, Kopfhaut und Steißbein), wobei der Juckreiz zu Beginn der Schuppenflechte eine besonders harte Probe für die Nerven des jeweils Betroffenen darstellt.

Bei der Behandlung, die Sie mit Ihrem Arzt absprechen sollten und die bis zu drei Monaten dauert, sollten Sie die Heilmittel, die den organischen Boden behandeln, mit den Heilmitteln, die die Symptome behandeln, kombinieren – und zwar ebenfalls nach Absprache mit Ihrem Arzt.

Um den organischen Boden zu behandeln, sind 2mal täglich 3 Tabletten des angezeigten Heilmittels zu nehmen:

- *Sulfur C7* ist stets zu Beginn (um die Haut zu reinigen) und mit dem Heilmittel zu nehmen, das den Symptomen des Betroffenen entspricht.
- *Arsenicum album C6,* wenn die Haut sich wie in weißen Staub aufzulösen scheint oder wenn Hitze den Juckreiz lindert.
- *Calcium carbonicum C7.* Für blonde Menschen mit blauen Augen: Sie schwitzen bei den geringsten Anstrengungen, haben schuppenartige Flecken an den Beinen und leiden unter brennendem Juckreiz.
- *Graphites C4.* Für fettleibige Menschen und Frauen, deren monatliche Blutungen mit Verspätung kommen.
- *Phosphorus C7,* wenn die Schuppenflechte auf Händen, Armen, Ellenbogen und Knien auftritt. Die Haut weist an diesen Stellen viele Schuppen auf.
- *Sepia C7,* alle zehn bis fünfzehn Tage, wenn die Schuppenflechte das Ge-

sicht erreicht und Haarausfall auslöst. Der Kranke ist traurig, seine Haut rot und rauh. (Achtung: Nur alle 10 bis 15 Tage geben!)

Um die Symptome zu behandeln, sind 2mal täglich 3 Tabletten des angezeigten Heilmittels zu nehmen:

- *Acidum hydrofluoricum C6* wirkt gegen die Schuppenflechte an der Stirn (oberhalb der Augenbrauen).
- *Arsenicum album C4* wirkt gegen die Schuppenflechte in der unteren Rückenpartie (Steißbein).
- *Graphites C7,* wenn die Schuppenflechte Risse aufweist und an Handflächen und Fußsohlen oder an Ellenbogen und Kniekehlen angesiedelt ist.
- *Hydrastis C5* wirkt gegen die Schuppenflechte am Kopf (Haaransatz).
- *Mercurius solubilis Hahnemanni C6,* wenn ein akuter Fall zu behandeln ist. Die Schuppenflechte befindet sich auf den Händen, wobei Flecken den ganzen Körper bedecken und die Kopfhaut schmerzhaft gegen Berührungen ist. *Mercurius solubilis Hahnemanni C30* eignet sich dagegen, wenn ein fortgeschrittener Fall zu behandeln ist.
- *Natrium arsenicosum C6,* wenn die Schuppen sehr dünn sind und die Haut darunter rosa ist.
- *Pulsatilla C4,* wenn die Schuppenflechte breite Flecken ausbildet (besonders auf den Handflächen). Wärme verschlechtert den Zustand.
- *Sepia C4* wirkt bei Schuppenflechte des Gesichts, der Knie- und Ellbogenkehle sowie der Nägel, aber auch dann, wenn sich runde Flecken gebildet haben.

Schweiß

Das Schwitzen ist an sich ein ganz natürlicher Vorgang, denn auf diese Weise scheidet der Organismus die »Abfälle« aus, die während des Stoffwechsels im Körper anfallen: Das ist vorwiegend Wasser, aber auch Kochsalz, Harnstoff, Harnsäure, Aminosäuren und Fettsäuren sind es, die über die Haut ausgeschieden werden – innerhalb von vierundzwanzig Stunden verdunstet so etwa ein halber Liter Flüssigkeit über die »dritte Niere«, wie die Haut oft genannt wird. Diesen Vorgang bemerken wir überhaupt nicht – erst dann, wenn wir uns körperlich anstrengen oder wenn die Außentemperatur steigt (mit eventuell hoher Luftfeuchtigkeit), spüren wir die verstärkte Tätigkeit der Schweißdrüsen, die mitunter bis zu zwei Liter Flüssigkeit in der Stunde ausscheiden.

Wie gesagt, ist dies alles normal. Wenn Sie jedoch unter verstärktem Schweißausbruch leiden, der nicht selten auf Nervosität, aber auch auf seelische Einflüsse (»Angstschweiß auf der Stirn«) zurückzuführen ist, sollten Sie dagegen etwas unternehmen.

Trinken Sie täglich Salbeitee, nehmen Sie auch Salbei- und Rosmarinbäder – und greifen Sie auf homöopathische Heilmittel (1mal täglich 3 Tabletten) zurück.

- *Belladonna C5* bei Fieber.
- *Bryonia C5* bei ergiebigem und/oder säuerlich riechendem Schweiß.
- *Calcium carbonicum C5,* wenn Sie häufig am Kopf schwitzen oder wenn Kinder im Schlaf am Kopf schwitzen.
- *Kalium carbonicum C5,* wenn Sie bei den geringsten Anstrengungen »wie in Schweiß gebadet sind« oder generell zuviel schwitzen. *Kalium carbonicum* ist aber auch bei kalten Schweißausbrüchen oder bei starkem Schweiß unter den Achseln angezeigt.
- *Magnesium carbonicum C5* bei säuerlichem und bitterem Schweiß.
- *Sanguinaria C5* bei Schweißausbrüchen während der Wechseljahre (zusammen mit *Lachesis C5* und *Thuja C5*).
- *Sanicula europaea C5* bei Schweißausbrüchen.
- *Sepia C5* bei heißen Schweißausbrüchen oder bei starkem Schweiß unter den Achseln.
- *Silicea C5,* wenn Sie übermäßig stark an den Händen oder den Füßen schwitzen.

Sonnenbrand

Die Sonne trägt im allgemeinen zur Förderung der Gesundheit auf vielfache Weise bei – aber nur dann, wenn die »Dosierung« stimmt. Setzen Sie sich also nicht stundenlang der prallen Sonne aus, sondern gehen Sie behutsam vor, indem Sie sich – beispielsweise während Ihres Sonnenurlaubs – am ersten Tag nur eine halbe Stunde in die Sonne legen, ehe Sie die Dauer schrittweise steigern.

Anders ausgedrückt: Je geringer der Gewöhnungsgrad, je empfindlicher Ihre Haut und je intensiver die ultraviolette Strahlung der Sonne ist, desto kürzer sollte Ihr Aufenthalt in der Sonne sein.

Apropos ultraviolette Strahlen: In der richtigen Dosierung wirken sie sich auf den menschlichen Organismus positiv aus, da durch sie Atmung, Blutbeschaffenheit, Drüsenfunktion, Kreislauf, Stoffwechsel und der Allgemeinzustand insgesamt auf biologischem Wege verbessert werden. Eine zu starke ultraviolette Strahlung kann dagegen zu erheblichen Schäden des Organismus führen – beispielsweise zu einer Netzhautablösung und zu Verbrennungen der Haut.

Achten Sie also auf die richtige Dosierung – und wenn Sie dennoch einen Sonnenbrand erleiden, sollten Sie zunächst einmal die befallenen Hautstellen mit einer Heilsalbe behandeln, die aus 1 Gramm *Calendula-Urtinktur,* 1 Gramm *Hypericum-Urtinktur* und 28 Gramm *reiner Vaseline* besteht, und ferner auf bewährte Homöopathiemittel zurückgreifen:

- *Glonoinum C4.* Geben Sie alle 2 Stunden 2 Tabletten, wenn das Gesicht rot, Blutandrang entstanden ist und die Adern im Nacken und in der Schläfe pulsieren. Der Betroffene scheint etwas benommen zu sein.
- *Opium C4.* Geben Sie jede Stunde 2 Tabletten, während Sie auf den benachrichtigten Arzt warten, den Sie deshalb gerufen haben, weil der Betroffene im Koma liegt, sein Schlaf tief, seine Atmung schnarchend, sein Gesicht rot ist und weil er Schweißausbrüche hat.

Noch ein Hinweis zum Schluß: Da die Ozonschicht in der Atmosphäre das für den menschlichen Organismus so schädliche kurzwellige, ultraviolette Sonnenlicht abfiltert, das Ozonloch jedoch ständig größer wird, sollten Sie noch vorsichtiger beim Sonnenbaden sein.

Warzen

Die Behandlung von Warzen, diesen stecknadelkopf- bis erbsengroßen Hautauswüchsen, die gelb, grau oder manchmal auch schwärzlich sind und die sich überall bilden können, vornehmlich jedoch im Gesicht und auf den Händen, gehört zunächst einmal in die Hand eines erfahrenen Homöopathen, da die Ursachen für ihre Bildung unterschiedlichster Natur sein können.

So kann das Nervensystem eine große Rolle spielen, können bestimmte Stimmungen Auslöser sein, können die Warzen aber auch aufgrund eines Bakterienbefalls entstanden sein.

Deshalb ist hier eine umfangreiche »Ursachenforschung« des Homöopathen erforderlich, damit er die jeweils geeigneten Salben und Tabletten bestimmen kann.

Grundsätzlich jedoch können Sie den organischen Boden behandeln, indem Sie in der ersten Woche 1mal 5 Tabletten *Sulfur C7* und in der darauffolgenden Woche 5 Tabletten *Dulcamara C7* nehmen.

Folgende Heilmittel (täglich 3 Tabletten, falls nicht anders angegeben) behandeln dann die Symptome (außer bei Gegenanzeigen).

- *Antimonium crudum C6* bei hornigen Warzen oder sehr harten Warzen, die besonders bei Feuchtigkeit oder Kontakt mit Wasser sehr empfindlich sind. *Antimonium crudum* ist vor allem bei Menschen angezeigt, die viel essen und oft unter Verdauungsstörungen leiden.
- *Berberis C1* bei flachen und glatten Warzen (2mal täglich 1 Tablette).
- *Causticum Hahnemanni C5,* wenn die Warzen breit sind oder wenn sie Risse aufweisen, bluten und schmerzhaft sind, besonders jedoch bei feuchter und kalter Witterung schmerzen (jeweils morgens und abends 3 Tabletten).
- *Thuja C6,* wenn die Warzen eine Wurzel sowie Risse auf der Oberfläche haben. Bei kalter und feuchter Witterung schmerzen sie. *Thuja* ist auch bei roten Warzen angezeigt.

Die folgenden Heilmittel beziehen sich auf die jeweils befallene Hautstelle:

- *Antimonium crudum C6* bei Warzen an den Fingern.
- *Calcium carbonicum C5* bei Warzen auf den Armen.
- *Causticum Hahnemanni C5* bei Warzen auf dem Gesicht, an den Augenlidern, auf der Nase, den Augenbrauen und den Fingerspitzen.
- *Dulcamara C7* bei Warzen auf den Händen, der Handfläche und unter den Nägeln.
- *Lycopodium C4* bei Warzen am Penis.
- *Natrium sulfuricum C5* bei Warzen am ganzen Körper.
- *Sabina C5* bei Warzen an den Genitalien und am After.

– *Sepia C5* bei Warzen im Nagelbereich.
– *Spigelia C5* bei Warzen an den Zehen.
– *Thuja C5* bei Warzen an den Füßen.

Windeldermatitis

Hier handelt es sich um eine entzündliche Hautreaktion auf einen lokal begrenzten Reiz (Stuhl und Urin sind hier die Auslöser), der häufig bei Säuglingen zu beobachten ist. Es erscheint dann ein roter Ausschlag auf den Pobacken, der von Fieber und Durchfall begleitet wird.

Wenden Sie sich an Ihren Homöopathen, wenn diese Symptome auftreten, der schließlich entscheidet, welche Therapie hier im Einzelfall notwendig ist.

KAPITEL IX

Notfall, Unfall, Verletzung

Dieser Abschnitt ist als Hilfe gedacht, damit Sie schnell handeln können, wenn jemand verletzt, vergiftet ist, eine kleine Störung, einen plötzlichen Anfall hat. Daher finden Sie hier leichte Störungen ebenso wie größere Probleme – kurz erläutert, damit Sie sofort wissen, was zu tun ist.

In manchen Fällen werden Sie, während Sie auf den Notarzt warten, einige wichtige Maßnahmen einleiten können, in anderen Situationen das Problem selbst lösen. Noch etwas: Besorgen Sie sich schon jetzt die im Abschnitt »Notkoffer« aufgelisteten Mittel!

Wenn Sie mit der Homöopathie keine schnellen Ergebnisse erzielen oder sich der Zustand des Kranken verschlechtert, sollten Sie nicht zögern, und schnell einen Arzt rufen. Wenn dagegen eine Besserung eintritt, können Sie die Mittel – in immer größeren Abständen – weiter anwenden.

Angst (siehe auch Unruhe, innere)

Wenn jemand starke Ängste hat, zum Beispiel bei einem Unfall, dann geben Sie 3 Tabletten *Opium C7*.

Asthmaanfall

- *Sambucus nigra C9* und *Ipecacuanha C4*. Geben Sie jede Stunde abwechselnd 2 Tabletten (bei Kindern und Erwachsenen).
- *Belladonna C4* und *Sambucus nigra C4* (2mal täglich bei Säuglingen).

Bisse

Reinigen Sie bei einem Hundebiß die Wunde sorgfältig, legen Sie eine Kompresse mit 30 Tropfen *Calendula-Urtinktur* auf, und bringen Sie den Betroffenen zum Arzt. Sie sollten keine Jodtinktur nehmen, da sie die natürliche Ausscheidung der Fremdkörper (etwa Staub und Erde) verhindert.

- *Arnica C15.* So schnell wie möglich 10 Tabletten.
- *China C5.* Sofort 5 Tabletten und später 2mal täglich, wenn die Wunde blutet (bei einem Kind *C15*).
- *Pyrogenium C9.* Täglich 2 Tabletten, um eine Entzündung zu verhindern.

Blasen

Wenn sich Blasen bilden, beispielsweise nach einer Reibung, nehmen Sie *Cantharis C5.*
Handelt es sich um eine Brandverletzung, verwenden Sie *Rhus toxicodendron C5.*

Blinddarmentzündung

Die Behandlung bereitet den Betroffenen auf einen chirurgischen Eingriff vor. Folgende Heilmittel werden jede halbe Stunde zu jeweils 5 Tabletten eingenommen:

- *Colocynthis C7,* dann *Pyrogenium C7,* gefolgt von *Belladonna C4, Arsenicum album C7* und *Bryonia C9.*

Wie Sie mit den Anzeichen einer akuten Blinddarmentzündung, die bekanntlich lebensgefährliche Komplikationen nach sich ziehen kann, umzugehen haben, können Sie auf den Seiten 174 und 175 dieses Buches nachlesen.

Bluthusten

Wenn jemand plötzlich Blut hustet, bedarf er dringend einer ärztlichen Versorgung. Da aber manchmal schnell gehandelt werden muß, sollten Sie wissen, was zu tun ist, während Sie auf den Arzt warten.

Nur wenn der Betroffene keine Hustenanfälle oder keinen blutigen Auswurf hat, kann es sich um einfaches Nasenbluten handeln.

- *Aconitum C6* (2 Tabletten). Danach *Millefolium C6* (2 Tabletten) und später abwechselnd jede Stunde *Aconitum* und *Millefolium* (jeweils 2 Tabletten).
- *Arnica C30*. Morgens auf nüchternen Magen und abends vor dem Schlafengehen (jeweils 2 Tabletten).

Blutung

Wenn eine Verletzung eine Blutung verursacht hat, geben Sie stündlich 2 Tabletten *China C4* mit 10 Tabletten *Arnica C15*. Diese Mittel sollten so schnell wie möglich eingenommen werden. Tragen Sie außerdem *Calendula-Salbe* auf die Wunde auf.

Brand

Reinigen Sie zuerst die Wunde und die angrenzende Hautpartie sorgfältig mit *Calendula-Urtinktur* (10 Tropfen auf ein Glas gekochtes und abgekühltes Wasser), und legen Sie dann einen Verband mit Heilsalbe an.

- *Cantharis C4*. 2mal 2 Tabletten (jeweils innerhalb von 24 Stunden).
- *Pyrogenium C7*. 1mal 5 Tabletten (alle 24 Stunden).

Bei einer kleinen Brandverletzung können Sie, wenn kein Mittel zur Hand ist, die Brandstelle unter kaltes Wasser halten oder Eis darauf legen.

- *Rhus toxicodendron C5, Echinacea angustifolia C4*. Geben Sie davon alle 24 Stunden jeweils 1mal 2 Tabletten, wenn sich Blasen bilden.

Betupfen Sie danach die Brandstelle mit *Cantharis C1* (10 Tropfen auf ein Glas abgekochtes und abgekühltes Wasser) und legen Sie einen sehr sauberen Verband mit Heilsalbe an.

Delirium

- *Belladonna C4,* wenn Fieber, Blutandrang im Gesicht, eine Erweiterung der Pupillen und Unruhe auftreten. *Belladonna* ist auch beim gewalttätigen Delirium angezeigt, das von Wutausbrüchen und einem starken Mitteilungsdrang begleitet ist.
- *Hyoscyamus C4,* wenn der Kranke hämisch grinst oder viel lacht und zu Exhibitionismus neigt.
- *Stramonium C4,* wenn das Delirium sehr stark ausgeprägt ist. Der Betroffene gibt furchterregende Schreie von sich und hört nicht auf zu sprechen.

Eingriff, chirurgischer (siehe auch Operationsschock)

Die Homöopathie kann unseren Organismus auf einen Eingriff vorbereiten und unsere Ängste lindern.

- *Aconitum C7.* 2 Tage vor dem Eingriff 10 Tabletten zur Beruhigung und täglich jeweils 2 Tabletten *Gelsemium C5* mit *Ignatia C5.*
- *Arnica C7* und *China C5.* Alle 2 Stunden abwechselnd jeweils 3 Tabletten nach dem Eingriff.

Embolie

Wenn jemand einen schwarzen blutigen Auswurf bekommt und einen heftigen Schmerz in der Brust spürt, sollten Sie bis zum Eintreffen des Arztes jede halbe Stunde 2 Tabletten *Arnica C5* geben, wobei der Betroffene vollkommen ruhig liegen sollte.

Entzündung

Wenn die Entzündung (Ödem) stark ist, geben Sie sofort 5 Tabletten *Aconitum C7* oder 5 Tabletten *Belladonna C5* (später alle 4 Stunden). Bei chronischen Entzündungen nehmen Sie täglich 2 Tabletten *Kalium muriaticum C5*.

Epilepsie

Wenige Erkrankungen sind so beeindruckend wie ein epileptischer Anfall. Zum Glück ist die Zeit vorbei, in der man dachte, der Epileptiker wäre vom Teufel besessen ...

Aber man macht sich trotzdem Sorgen: Wenn der Betroffene Krämpfe und Schaum an den Mundwinkeln hat, sich unbewußt auf die Zunge beißt, sich den Bauch hält und schreit, sollten Sie ihn nach Möglichkeit auf eine Matratze legen, seine Kleidung lockern und ihm einen Knebel zwischen die Zähne schieben, nachdem Sie ihm 3 Tabletten des Heilmittels *Cicuta virosa C5* unter die Zunge gelegt haben.

Erfrierung (siehe auch Frostbeulen)

Die betroffenen Körperteile sollten nicht in die Nähe einer Hitzequelle kommen. Reiben Sie die erfrorenen Glieder auch nicht mit Schnee ein. Auch nasse Tücher sind nicht zu empfehlen. Erwärmen Sie vielmehr die betroffene Körperpartie mit Ihrer Körperwärme. Heiße Getränke sind ebenfalls angezeigt. Falls es Brände gibt, legen Sie einen Verband mit Heilsalbe an.

– *Secale cornutum C4.* 4mal täglich 2 Tabletten.

Erstickung

Rufen Sie augenblicklich den Notarzt, und versuchen Sie eine Mund-zu-Mund-Beatmung.

Fieber

Wenn das Fieber plötzlich eintritt und von keinerlei anderen Symptomen begleitet ist, dann geben Sie 1mal 5 *Sulfur-jodatum-C5-Tabletten*. Danach sollten Sie den Abschnitt »Fieber« im Kapitel »Störungen genereller Art« genau durchlesen.

Frostbeulen

Tragen Sie *Arnica-Salbe* auf (1 Gramm *Arnica C1,* gemischt mit 20 Gramm *reiner Vaseline*), wenn Sie eine Röte in Begleitung eines brennenden Gefühls bemerken.

Juckt es dagegen sehr (besonders nachts) und hat der Betroffene das Gefühl, mit Nadeln gestochen zu werden, tragen Sie folgende Salbe auf: 1 Gramm *Rhus-toxicodendron-Urtinktur,* gemischt mit 20 Gramm *reiner Vaseline.*

Bei Hautrissen, Frostbeulen mit Geschwüren und aufgesprungener Haut legen Sie einen Verband mit einer Heilsalbe an, die *Calendula-Urtinktur* enthält.

Für die innere Behandlung sind jede Stunde 2 Tabletten des jeweils angezeigten Heilmittels angebracht.

- *Acidum nitricum C7,* wenn die Frostbeulen geschwürartig sind und leicht bluten (bei äußerst kalter Witterung).
- *Agaricus C7,* wenn ein stechendes und brennendes Gefühl überwiegt. Die Frostbeulen sind an kalter Luft und gegen Druck jeder Art sehr empfindlich.
- *Arnica C7,* wenn die Frostbeulen bläulich sind. Sie sind so empfindlich, wie es auch bei Prellungen zu beobachten ist.
- *Arsenicum album C7,* wenn die aufgesprungene Haut quillt, brennt und juckt. Die Haut ist trocken und kalt, und es entstehen bräunliche oder schwärzliche Blasen.
- *Pulsatilla C6,* wenn Blutandrang vorliegt. In diesem Fall verschlechtern Ruhe und Hitze den Zustand der Frostbeulen.

Gehirnerschütterung

Besonders wenn der Betroffene erbricht oder unter Krämpfen leidet, muß er sofort in eine ärztliche Behandlung.

Folgende Heilmittel (alle 2 Stunden 10 Tabletten) sind bei den beschriebenen Symptomen angezeigt:

- *Arnica C15* ist das generellste Heilmittel.
- *Cicuta virosa C15,* wenn der Betroffene Krämpfe hat und das Bewußtsein verliert.
- *Helleborus C15,* wenn der Betroffene schläfrig, geistig verwirrt ist oder im Koma liegt.
- *Hypericum C15* bei Gehirnerschütterung mit abnehmenden Symptomen.
- *Natrium sulfuricum C7* während der Genesung (um Komplikationen entgegenzuwirken).

Gelenkschmiererenerguß (im Knie)

Sollte sich der Gelenkschmiererenerguß ohne Grund einstellen, dann bedarf das einer ärztlichen Untersuchung. Rührt er jedoch von einem Sturz oder einem Schlag her, so legen Sie einen Umschlag an aus 1 Teelöffel *Calendula-Urtinktur,* gemischt mit einem Glas gekochtem, abgekühltem Wasser. Geben Sie ferner alle 48 Stunden 2 Tabletten *Arnica C7* und 2mal täglich 2 Tabletten *Apis mellifica C5.*

Genitalienprellung

Benachrichtigen Sie auf jeden Fall einen Arzt, damit er feststellt, ob ein Organ beeinträchtigt worden ist.

- *Arnica C15,* wenn ein blauer Fleck zu sehen ist (sofort 10 Tabletten).
- *Hypericum C15,* wenn in den Weichpartien (Schamlippen, Hoden, Eichel) heftige Schmerzen auftreten (sofort 10 Tabletten).

Gesichtslähmung

Bevor Sie einen Akupunkteur konsultieren können (was so schnell wie möglich geschehen sollte), geben Sie alle 2 Stunden 2 Tabletten des angezeigten Heilmittels.

- *Aconitum C5,* wenn Kälte die Lähmung ausgelöst hat.
- *Causticum Hahnemanni C5,* wenn die Haut weißlich ist. Dem Betroffenen geht es bei feuchtem Wetter besser.
- *Cocculus C5,* wenn die Lähmung von Zuckungen und Krämpfen begleitet ist.
- *Dulcamara C5,* wenn die Lähmung an einem feuchten Ort oder bei feuchter Witterung auftritt.

Gesichtsneuralgie

Geben Sie dem Betroffenen 2- bis 3mal täglich das angezeigte homöopathische Heilmittel.

- *Aconitum C5.* Der Schmerz kribbelt und erscheint nach einem Aufenthalt in kaltem und trockenem Wind.
- *Belladonna C5.* Die Gesichtsmuskeln zucken.
- *Bryonia C5.* Bewegung verschlechtert den Zustand, während warme Umschläge und Ruhe eine gewisse Besserung bringen.
- *Cimicifuga C5.* Der Schmerz brennt und ist bei Hitze schlimmer. Der Betroffene ist abwechselnd erschöpft und unruhig.
- *Coffea C5.* Die Schmerzen strahlen bis zur Stirn und zu den Ohren aus. Sie lassen bei Kälte nach.
- *Colocynthis C5.* Ziehende Schmerzen in Begleitung von Frösteln (meistens nach einem Wutanfall).
- *Iris C5.* Der Schmerz sitzt oberhalb der Augen.
- *Kalmia C5.* Die Schmerzen werden wie elektrische Schläge empfunden, mit einem Gefühl des Stechens in den Zähnen und auf der Zunge.
- *Rhododendron C5.* Die Schmerzen treten verstärkt bei Kälte auf.
- *Rhus toxicodendron C5.* Die Kieferknochen verursachen knackende Geräusche (nach einer Erkältung an einem feuchten Ort).

Halsschmerzen
(siehe auch Mandelentzündung und Kehlkopfentzündung)

Zuerst sind es Halsschmerzen, die man nicht beachtet hat – und schnell ist eine Mandelentzündung mit allen Komplikationen entstanden. Behandeln Sie daher Halsschmerzen sofort. Sie sparen dadurch Energie und Zeit.

Legen Sie zunächst Kompressen auf den Hals, wahlweise und abwechselnd aus *Weißkohlblättern* und *Heilerde,* bevor Sie zum Gurgeln (3mal täglich) 20 Tropfen *Phytolacca-Urtinktur* in ein Glas lauwarmes Wasser geben. Folgende Heilmittel sind weiterhin angezeigt:

- *Lachesis C12* und *Aconitum C5,* wenn das Gesicht des Betroffenen rot ist (aber blaß wird, falls er sich aufrichtet). Er ist ängstlich und innerlich unruhig, hustet und spürt dann ein Kribbeln im Hals (alle 4 Stunden abwechselnd 2 Tabletten).
- *Belladonna C5,* wenn sich der Zustand des Kranken nicht bessert. Er hat ein rotes Gesicht, die Augen glänzen, die Pupillen sind erweitert, er schwitzt am Kopf, hat einen trockenen und kurzen Husten, und es kribbelt ihm im Hals (alle 4 Stunden 2 Tabletten).

Herzklopfen
(siehe auch Herzklopfen im Kapitel »Herz und Kreislauf«)

Falls Sie plötzlich unter Herzklopfen leiden, so nehmen Sie alle 10 Minuten 3 *Spigelia-C7-Tabletten* – und lassen Sie immer mehr Zeit zwischen den Einnahmen vergehen, wenn eine Besserung zu spüren ist. Nehmen Sie dann abwechselnd 3 *Spigelia-Tabletten* sowie 3 Tabletten des jeweils angezeigten Heilmittels.

- *Aconitum C7,* wenn innere Unruhe Ihr Herzklopfen verusacht hat.
- *Aconitum C15,* wenn Sie zuvor einen Schock (hier eine große Angst) erlitten haben.
- *Coffea C7,* wenn zuviel Kaffee die Ursache ist.
- *Ignatia C7,* wenn sich das Herzklopfen nach einer Unannehmlichkeit oder einem Trauerfall ereignet hat.

Hitzschlag (siehe auch Sonnenstich)

Wenn sich jemand zu lange in großer Hitze aufgehalten hat, fühlt er sich meist unwohl, schläfrig, hat Durst und ist manchmal fiebrig. Sie sollten den Betroffenen dann nicht sofort an einen zu kalten Ort bringen, sondern erst allmählich kühlere Orte aufsuchen.

Lockern Sie seine Kleidung, legen Sie ihm frische Kompressen auf die Stirn, und geben Sie ihm ein Glas frisches Wasser zu trinken (mit etwas Zucker und Salz). Ferner: 2 Tabletten *Glonoinum C4;* eine Viertelstunde später: 2 Tabletten *Belladonna C4;* wiederum eine Viertelstunde später: 2 Tabletten *Lachesis C5;* danach alle zwei Stunden abwechselnd: *Glonoinum* und *Belladonna.*

Höhenkrankheit

Ein Gefühl, ohnmächtig zu werden, eine schnellere Atmung und ein schwacher Puls kennzeichnen diese Störung. Das Gesicht weist dann Blutandrang auf – und nicht selten hat der Betroffene auch Blutungen (Nase, Ohren).

- *Ignatia C7,* 1mal 2 Tabletten, dann *Cola C4* und *Arnica C5* (jede Stunde abwechselnd jeweils 5 Tabletten).

Insektenstiche

Falls Sie anfällig für Insektenstiche sind, sollen Sie zur Vorbeugung 2mal täglich 3 Tabletten *Ledum* nehmen.

Werden Sie dagegen von einer Wespe oder einer Biene gestochen, so zerstören Sie das Gift wie folgt: Zünden Sie eine Zigarette an, und halten Sie das glühende Ende sehr nahe an die Einstichstelle (ohne sich dabei allerdings zu verbrennen). Nach dem Stich wechseln Sie *Ledum C7* (jede Stunde 10 Tabletten) entweder mit *Apis mellifica C15* (wenn der Stich von einer Schwellung begleitet ist) oder mit *Hypericum C7* (bei starken Schmerzen). Sollte die Stelle später eitern, so nehmen Sie 1 mal täglich 3 Tabletten *Hepar sulfuris C15.*

Koma

Wenn jemand das Bewußtsein verliert und nichts mehr spürt, sich nicht mehr bewegt, aber weiteratmet und das Herz weiterschlägt, müssen Sie augenblicklich einen Arzt rufen.

Zuckungen, Krämpfe und Schweißausbruch gehen dem plötzlich auftretenden Koma infolge Blutzuckermangels voraus.

- *Opium C5* und *Insulinum C5.* Geben Sie jeweils 2 Tabletten, während Sie auf den Arzt warten – und nach einer Viertelstunde und danach jede Stunde 2 Tabletten *Cuprum arsenicum C4.*

Unregelmäßiges Atmen, das immer wieder eine Zeitlang aufhört, um dann wieder einige Male einzusetzen – wobei eine trockene Haut und ein Mundgeruch, der an Aceton erinnert, zu bemerken sind –, gehen dem nach und nach eintretenden Koma voraus, das hier infolge von zuviel Zucker im Blut eintritt.

- *Opium C5.* Geben Sie 2 Tabletten, während Sie auf den Arzt warten – und nach einer Viertelstunde 2 Tabletten *Senna C4.*

Aufgedunsene Gesichtszüge, laute (schnarchende) Atmung und erschlaffende Schließmuskeln kennzeichnen das Koma infolge eines Schlaganfalls.

- *China C4.* Legen Sie 2 Tabletten unter die Zunge des Betroffenen, während Sie auf den Arzt warten – und nach einer Viertelstunde 2 Tabletten *Opium C5.*

Krämpfe

Wenn nach einer großen körperlichen Anstrengung (Sport) plötzlich Krämpfe auftreten, so sind sie oft sehr schmerzhaft. Nehmen Sie dann so schnell wie möglich 3 Tabletten *Cuprum metallicum C5* (notfalls alle 5 Minuten).

Krämpfe (des Kindes)

Wenn ein Kind Krämpfe hat, so legen Sie es auf ein Bett, lüften den Raum – und während Sie auf den Arzt warten, geben Sie ihm alle 5 Minuten 2 Tabletten der Heilmittel: *Cicuta virosa C4,* danach *Cuprum metallicum C5* oder *Oenanthe crocata C5,* – und nach weiteren 5 Minuten *Chamomilla C5* (wenn das Kind einen Wutanfall hatte) oder *China C5* (wenn die Krämpfe von Würmern verursacht werden).

Lähmung

Wenn die plötzliche Lähmung eines oder zweier Glieder eintritt, dann geben Sie, während Sie auf den Arzt warten, alle Viertelstunden 2 Tabletten *Arnica C5,* und zwar abwechselnd mit 2 Tabletten *Belladonna C5.*

Lampenfieber

Nehmen Sie einen Tag vor dem Ereignis (Prüfung) zur Vorbeugung 10 Tabletten des angezeigten Mittels ein und wiederum einmal 10 Tabletten am Morgen des besagten Tages (notfalls später nochmals 3 Tabletten).

- *Argentum nitricum C7,* wenn Sie ein ängstlicher Mensch sind, der vorschnell handelt und des öfteren unter Durchfall leidet.
- *Gelsemium C7,* wenn Sie wie gelähmt sind und ständig Wasser lassen müssen.
- *Ignatia C7,* wenn sich das Lampenfieber durch Zerstreuung sowie eine geistige und körperliche Unruhe bei Ihnen äußert.

Müdigkeit (siehe auch Schwäche und Streß)

Ein plötzliches Tief, das uns kraftlos und ohne Energie zurückläßt, trifft uns um so schlimmer, wenn wir sehr beschäftigt sind. Vielleicht ist es kein Zufall …

- *Ignatia C30.* Alle 2 bis 3 Stunden 2 Tabletten sind bei nervöser Müdigkeit, besonders bei Frauen, aber auch bei Männern angezeigt, wenn ihnen ihre Arbeit nicht zusagt und sie sich plötzlich wie erschlagen fühlen.
- *Kalium phosphoricum C6.* Sofort 3 Tabletten (notfalls wiederholen) sind angezeigt, wenn die Müdigkeit von Gedächtnislücken und einer Abneigung gegenüber jeglicher Tätigkeit begleitet ist, sowie dann, wenn geistige Überforderung vorliegt.
- *Nux vomica C15.* Sofort 2 Tabletten sind bei nervöser Müdigkeit, besonders bei Männern angezeigt, wenn sie nach den Mahlzeiten plötzlich müde werden. Es geht ihnen jedoch besser, wenn sie einen kurzen Mittagsschlaf halten (in diesem Fall sind 2 Tabletten vor dem Mittagessen angezeigt).

Muskelkater

- *Arnica C15* oder *Rhus toxicodendron C9,* wenn sich der Muskelkater bemerkbar macht (1mal 5 Tabletten).
- *Bellis perennis C15,* wenn sich der Muskelkater speziell an Bauchdecke oder Schenkel bemerkbar macht.

Muskelüberforderung

- *Arnica C5* ist das generellste Heilmittel bei Muskelmüdigkeit (1mal täglich 3 Tabletten).
- *Phytolacca C5,* wenn die Überforderung von Krämpfen begleitet ist (alle 48 Stunden 1mal 2 Tabletten).

Muskelzerrungen

Legen Sie zunächst Kompressen auf den betroffenen Muskel, die mit *Calendula-Urtinktur* (1 Teelöffel pro Glas gekochtes und abgekühltes Wasser) getränkt sind.

- *Arnica C15.* So schnell wie möglich 10 Tabletten, dann alle 2 Stunden 3 Tabletten.

Nervenanfall

Nicht selten wird jemand nach einer Unannehmlichkeit oder nach einer dauernden Anspannung von solch einem Anfall ereilt. Geben Sie dann (falls nicht anders angegeben) jede Viertelstunde 3 Tabletten des angezeigten Heilmittels, bis der Anfall vorüber ist.

- *Cimicifuga C15,* wenn der Anfall mit dem monatlichen Zyklus in Zusammenhang steht (5 Tabletten).
- *Ignatia C7* nach einer tiefen Trauer.
- *Moschus C7,* wenn der Betroffene, der aus einer Mücke leicht einen Elefanten macht, zu Ohnmachtsanfällen neigt.

Nervenzusammenbruch

Falls jemand plötzlich depressiv wird und »fertig mit den Nerven« ist, sollten Sie einen ruhigen Ort aufsuchen, wo der Betroffene in Anwesenheit von ihm Verständnis entgegenbringenden Menschen auf den Arzt warten kann. Geben Sie ihm, neben den angezeigten Heilmitteln, auch einige *Vitamine: B1, B2, B3, C, D, G.*

- *Arnica C15,* wenn der Nervenzusammenbruch nach einem Schock eintritt.
- *Ambra grisea C15,* wenn der Betroffene gleichgültig zu sein scheint. Er reagiert nicht auf das, was sich in seiner Nähe ereignet.
- *Ignatia C15,* wenn der Betroffene nach tiefer Trauer verschlossen ist und allein sein will. Je mehr Sie versuchen, ihn zu trösten, desto schlechter scheint es ihm zu gehen.
- *Kalium bromatum C15,* wenn sich der Betroffene gleichgültig zeigt und das Gedächtnis zu verlieren scheint. Seine Reflexe und seine Schmerzempfindlichkeit nehmen ab.

Nervosität (siehe auch Unruhe, innere)

Wenn Sie spüren, Sie werden nervös, dann legen Sie am besten eine kurze Ruhepause (fünf Minuten) ein. Sammeln Sie sich (das ist überall möglich), und konzentrieren Sie sich auf Ihre Atmung (besonders zwischen dem Einatmen und dem Ausatmen), bis Sie wieder Ihren ruhiger schlagenden Puls spüren.

- *Arsenicum album C15* bei Nervosität und Unruhe (jede Stunde 3 Tabletten).
- *Coffea C7* bei Übererregung (sofort 3 Tabletten).

Neuralgie

- *Aconitum C5,* wenn die kribbelnden Schmerzen nach einem Aufenthalt in kaltem und trockenem Wind auftreten (jede halbe Stunde 2 Tabletten).
- *Arnica C15,* wenn der Schmerz scheinbar ohne Grund und plötzlich auftritt (alle zehn Minuten 3 Tabletten).
- *Arsenicum album C4,* wenn die brennenden Schmerzen während einer Erregung auftreten. Die Schmerzen treten nachts stärker auf (alle 8 Stunden 2 Tabletten).
- *Belladonna C5,* wenn schneidende Schmerzen abends und mitten in der Nacht schlimmer werden, sich jedoch bei Ruhe und Wärme abschwächen, oder wenn die Schmerzen unter den Augen sitzen (jede halbe Stunde 2 Tabletten).
- *Chamomilla C5,* wenn die Schmerzen sehr heftig sind und mit einer ausgeprägten Nervosität und Unruhe einhergehen. Der Betroffene ist dabei ungenießbar (alle 2 Stunden 2 Tabletten).
- *China C5,* wenn die Schmerzen schlimmer werden, sobald die betreffende Stelle berührt wird (jede Stunde 2 Tabletten).
- *Dulcamara C7,* wenn der Betroffene Schmerzen hat, nachdem er sich bei naßkaltem Wetter erkältet hat.

Notkoffer

Dieser Abschnitt gibt Ihnen einen Überblick über die homöopathischen Heilmittel, die bei gewöhnlichen Störungen angebracht sind. Wenn Sie oder Mitglieder Ihrer Familie seltene oder besondere Störungen haben, sollten die geeigneten Heilmittel natürlich ebenfalls berücksichtigt werden. So können Sie sich nach und nach Ihre Hausapotheke zusammenstellen.

Nehmen Sie in Ihren Notkoffer jeweils eine Tablettenpackung der folgenden Heilmittel auf:

Aconitum C5, C6 und *C7, Allium cepa C5, Antimonium crudum C5, Apis mellifica C7, Argentum nitricum C5, Arnica C5, C7, C15* und *C30, Arsenicum album C5, Belladonna C5, Bryonia C5* und *C7, Cactus C5, Calcium carbonicum C5, Calendula C5, Calendula-Urtinktur, Calendula* als Salbe, *Carbo vegetabilis C5, Chamomilla C7, Chelidonium C5, China C5* und *C7, Coccus cacti C7, Coffea C7, Cuprum metallicum C5, Drosera C5, Ferrum phosphoricum C4, Gelsemium C5, Glonoinum C5, Hepar sulfuris C5, Ignatia C5* und *C7, Ipecacuanha C5, Kalium bichromicum C5, Lachesis C5, Lycopodium C5, Mercurius solubilis Hahnemanni C5, Nux vomica C5, Opium C5, Pulsatilla C5, Pyrogenium C5* und *C9, Rhus toxicodendron C5, Sulfur C5, Tartarus stibiatus C5, Veratrum album C5.*

Ferner sollten noch Watte, sterile Kompressen, Mull, Vitamintabletten und Ihr homöopathisches Handbuch für die Familie in Ihrem Koffer Platz finden.

Operationsschock (siehe auch Eingriff, chirurgischer)

Auch wenn ein chirurgischer Eingriff nach allen Regeln der Kunst durchgeführt worden ist, so ist er dennoch ein Schock für unseren Organismus. Die Homöopathie kann hier lindern, und zwar durch sofortige Einnahme von 5 Tabletten *Arnica C8.*

Parasiten

Falls Ihre Kopfhaut oder Ihre Schamhaare von Parasiten (etwa Läusen) befallen sind, sollten Sie Ihren Homöopathen nach einer entsprechenden Tinktur fragen, mit der Sie die betreffenden Stellen einreiben können.

Nehmen Sie, wenn es juckt, ferner 1mal 10 Tabletten *Ignatia C7* sowie 4mal täglich 3 *Dolichos-pruriens-C4-Tabletten.*

Prellungen (siehe auch Quetschungen)

Nach einem Stoß oder Schlag schwillt die Haut an – und meist bildet sich ein schwarzer, blauer oder bräunlicher Fleck.

Legen Sie auf jeden Fall eine feuchte Kompresse (10 Tropfen *Arnica-Urtinktur,* gemischt mit einem Glas abgekochtem, lauwarmem Wasser) auf die betreffende Stelle.

- *Arnica C30* eignet sich in den meisten Fällen (jede halbe Stunde).
- *Conium C7,* wenn die Haut sich rings um den blauen Fleck verhärtet (täglich 2 Tabletten).
- *Hypericum C7,* wenn sich jemand mit einem Hammer auf den Finger geschlagen oder sich den Finger in einer Tür eingequetscht hat (sofort 5 Tabletten).
- *Ledum C7* bei einem blauen, jedoch sonst unverletzten Auge (sofort 5 Tabletten).
- *Ruta C7* bei sehr schmerzhaften Prellungen am Schienbein (2mal täglich 5 Tabletten).
- *Acidum sulfuricum C7* ist dann zusätzlich angezeigt, wenn der Unfall von einem Schockzustand und einer großen Abgespanntheit begleitet ist (sofort 5 Tabletten).

Hier sind nicht die inneren Prellungen gemeint. Rufen Sie daher augenblicklich den Notarzt, wenn Bauch- oder Lungengegend betroffen sind!

Quetschungen

Legen Sie zunächst Kompressen mit *Calendula-Urtinktur* auf die betreffende Quetschung. Ist die Haut dagegen weder gerissen noch wund, so tragen sie eine Heilsalbe auf. Geben Sie ferner jede Stunde abwechselnd 2 Tabletten *Arnica C5* und *Bellis perennis C4* und zusätzlich *China C4,* wenn sich eine Blutung zeigt.

Reisekrankheit

Diese kleine Störung ist lästig. Die Homöopathie kann hier ein guter Helfer sein. Wenn Sie nicht sicher sind, ob das eine oder das andere Heilmittel besser geeignet ist, dann nehmen Sie im Abstand von jeweils einer Viertelstunde ein Heilmittel (jeweils 3 Tabletten) nach dem anderen zu sich.

- *Cocculus C7,* wenn Sie keine kalte Luft vertragen (wenn zum Beispiel das Fenster im Auto offen ist) oder Ihnen übel wird, wenn Sie die vorbeiziehende Landschaft betrachten.
- *Petroleum C7,* wenn es Ihnen Erleichterung verschafft, falls Sie die Augen schließen oder an der frischen Luft sind.
- *Tabacum C5,* wenn Sie sich an der frischen Luft besser fühlen.

Schlaflosigkeit (siehe auch Schlaf)

Wenn Sie ausnahmsweise einmal nicht schlafen können, sollten Sie vor dem Schlafengehen 3 Tabletten (notfalls wiederholen) des angezeigten Heilmittels nehmen.

- *Aconitum C15,* wenn nach einer angstvollen Aufregung (Horrorfilm) bei Ihnen der Schlaf nicht kommen will.
- *Arnica C15,* wenn Sie körperlich übermüdet sind.
- *Coffea C7,* wenn eine heftige Empfindung (Freude zum Beispiel) Sie wach hält.
- *Nux vomica C7,* wenn Sie entweder zuviel gegessen haben, geistig müde sind, oder berufliche Sorgen Sie nicht loslassen.

Schmerzen

Nehmen Sie in allen Fällen sofort 10 *Arnica-C30-Tabletten.* Da die Ursachen meist sehr unterschiedlich sind, sollten Sie auch die entsprechenden Abschnitte lesen (zu finden über das Register).

Falls die Schmerzen immer wieder an der gleichen Stelle auftreten und Sie des öfteren befallen, dann sollten Sie die Uhrzeit und die Dauer der Schmerzen notieren. Diese Hinweise sind für den Homöopathen sehr hilfreich und wichtig.

Nehmen Sie (außer bei Gegenanzeigen) alle 2 Stunden 3 Tabletten des angezeigten Heilmittels.

- *Aurum C5* bei Knochenschmerzen.
- *Belladonna C5* bei brennenden Schmerzen.
- *Ferrum sesquichloratum C5* bei (hartnäckigen) Schulterschmerzen.
- *Kalium carbonicum C5* bei stechenden Schmerzen.
- *Ledum C5* bei beträchtlichen Prellungen des Fußgelenks.
- *Rhus toxicodendron C7* bei Muskelschmerzen nach einer großen und plötzlichen Anstrengung (jedoch nur 2mal täglich 5 Tabletten).
- *Ruta C7* bei Hand- oder Handgelenkschmerzen (und zwar sofort 1mal 5 Tabletten). Wenn die Schmerzen andauern, nehmen Sie zusätzlich alle 2 Stunden 2 *Calcium-carbonicum-C5-Tabletten.*

Schnittwunden (siehe auch Tetanus)

Zunächst sollten Sie die Wunde reinigen (10 Tropfen *Calendula-Urtinktur* mit etwas frischem Wasser) und dann, wenn die Wunde einen Schnitt aufweist, 3 Tabletten *Staphisagria C7* geben, abwechselnd mit *Arnica C15* (das erstemal 10 Tabletten, später 3 Tabletten).

Schwindel (siehe auch Reisekrankheit)

- *Conium C7.* Geben Sie jede halbe Stunde 3 Tabletten. Sobald eine Besserung spürbar ist, verringern Sie die Dosis. *Conium* ist bei allen Fällen von Schwindel angezeigt.

Sehnenentzündung

Trinken Sie viel reines Wasser (Eisumschläge können auch wirksam sein), und geben Sie, sobald die Schmerzen auftreten, 5mal täglich 3 Tabletten *Rhus toxicodendron C15* (eine Woche lang).

Seitenstiche

Seitenstiche können verschiedene Ursachen haben, wenn sie sich immer wiederholen: Lungenentzündung, Gallensteine, Rippenfellentzündung, Tuberkulose – all das kann die Ursache sein und einen Besuch beim Arzt erforderlich machen.

Handelt es sich jedoch um einen gelegentlichen Seitenstich, hilft folgendes: Beugen Sie Ihren Oberkörper nach vorn und berühren Sie den Boden, richten Sie sich wieder auf, und beugen Sie sich erneut nach vorn.

- *Ceanothus C5.* Nehmen Sie sofort 3 Tabletten (notfalls nach 10 Minuten wiederholen).

Sonnenstich (siehe auch Hitzschlag und Sonnenbrand)

Bei einem Sonnenstich ist stets der Notarzt zu verständigen, der Betroffene in den Schatten zu bringen, sind kühle und feuchte Tücher auf dessen Kopf und Hals zu legen, erfrischende Getränke zu reichen und sofort 3 Tabletten des angezeigten Heilmittels zu geben.

- *Belladonna C7,* wenn sich der Sonnenstich mit einer Röte äußert.
- *Cantharis C7,* wenn Blasen entstehen.

Streß (siehe auch Müdigkeit)

- *Ignatia C30* bei einer Überbeanspruchung des Nervensystems (alle 2 bis 3 Stunden 2 Tabletten).

– *Natrium chloratum C7,* wenn die Müdigkeit von Sehstörungen und Kopfschmerzen begleitet ist (alle 15 Tage 5 Tabletten).
– *Sulfur C9, Adrenalinum C9* bei angespannten Geschäftsleuten, die nachts nur ein paar Stunden schlafen (alle 10 Tage abwechselnd 10 Tabletten).

Stromschlag

Die Haut ist kalt und bläulich, die Atmung oberflächlich, und das Herz schlägt nur schwach. Rufen Sie augenblicklich den Notarzt, und beatmen Sie den Betroffenen, wenn er bewußtlos ist. Legen Sie ihm auch 4 *Carbo-vegetabilis-C4-Tabletten* in den Mund (und wiederholen Sie es jede halbe Stunde).

Tennisarm

Trinken Sie viel frisches Wasser, legen Sie Eisumschläge auf die schmerzende Stelle, und nehmen Sie, sobald die Schmerzen auftreten, 3mal täglich 3 Tabletten *Rhus toxicodendron C15* (eine Woche lang).

Trauma

In nahezu allen Fällen erfordert ein Trauma ärztliche Betreuung. Neben kalten Kompressen, die immer angezeigt sind, sollten Sie stets sofort 10 Tabletten *Arnica C15* geben.

Übelkeit

Geben Sie zunächst jede Stunde 3 Tabletten des angezeigten Heilmittels.

– *Chelidonium C5,* wenn Schmerzen an der Leber auftreten und der Stuhlgang farblos ist.
– *Cocculus C6,* wenn die Übelkeit von Schwindel begleitet ist.
– *Colchicum C6,* wenn allein schon der Geruch bestimmter Lebensmittel genügt hat, die Übelkeit auszulösen.

- *Ipecacuanha C5,* wenn die Übelkeit hartnäckig ist und Erbrechen keine Erleichterung verschafft.
- *Iris C7,* wenn brennendes Erbrechen und brennender Durchfall die Übelkeit begleiten.

Unfall (siehe auch Blutung, Trauma und Verletzung)

Ein Heilmittel sollten Sie stets griffbereit haben: *Arnica.* Ob es sich um eine Prellung, ein Trauma oder um eine Wunde handelt: Geben Sie sofort 20 *Arnica-C30-Tabletten.*

Wenn Sie im Laufe der Zeit die Wirksamkeit dieses Heilmittels selber erfahren haben, werden Sie es jederzeit gern auch bei kleinen Unfällen nehmen. Nach einem Unfall sollten Sie dann über einen Zeitraum von ein bis zwei Monaten wöchentlich jeweils eine Dosis *Arnica* nehmen.

Bei einem Unfall ist Kälte (in Form von Eis oder nassen Kompressen) immer geraten, während eine offene Wunde *Calendula-Urtinktur* verlangt. Das zu verabreichende Heilmittel (jede Stunde 3 Tabletten) richtet sich dagegen nach der betroffenen Körperpartie.

- *Arnica C9,* wenn Muskeln und Haut betroffen sind.
- *China C4,* wenn es eine Blutung gibt.
- *Hypericum C9,* wenn die Wirbelsäule betroffen ist.
- *Ledum,* wenn ein Auge betroffen ist.
- *Natrium sulfuricum C9,* wenn Kopfverletzungen vorliegen.
- *Ruta C9,* wenn ein Knochen (jedoch ohne Bruch) betroffen ist.
- *Symphytum C9,* wenn Knochenbrüche vorliegen.

Unruhe, innere

Manchmal passiert es: Ohne genau zu wissen, warum, fühlen Sie sich unruhig, unsicher und werden von Zweifeln geplagt.

- *Aconitum C15,* wenn Sie ein lebhafter und ansonsten entschlossener Mensch sind.

- *Argentum nitricum C15,* wenn Sie es immer eilig haben und vorschnell handeln.
- *Arsenicum album C15,* wenn Sie von Natur aus unruhig sind.
- *Gelsemium C7,* wenn Sie die innere Unruhe lähmt.
- *Ignatia C7,* wenn Sie einen »Kloß im Hals« spüren und Ihre Laune sehr schwankend ist.

Verdauungsstörungen

Falls Sie lediglich aufgrund einer zu üppigen Mahlzeit Schwierigkeiten mit Ihrer Verdauung haben, sollten Sie alle 10 Minuten abwechselnd jeweils 3 Tabletten *Nux vomica C7* und *Antimonium crudum C7* zur Behebung Ihrer Beschwerden nehmen.

Vergiftungen

Zunächst ist es dringend geraten, sich augenblicklich mit der nächsten Notarztzentrale in Verbindung zu setzen, um ihr die Situation sowie die Reaktionen des Betroffenen genauestens zu schildern.

Falls der Betroffene ein starkes Gift genommen hat, sollten Sie dann versuchen, ihn zum Erbrechen zu bringen.

Geben Sie ihm auch eine *Ipecacuanha-C7-Tablette* (mit wenig lauwarmem Wasser verdünnt), danach Milch und (falls vorhanden) pulverisierten Kohl, und verwenden Sie auch ein Abführmittel wie *Glaubersalz* oder *Rizinusöl.* Essig, Zitronensaft sowie Getränke mit Kohlenhydraten sind mögliche Gegengifte.

Falls die Vergiftung auf ein Medikament oder eine Droge zurückzuführen ist, dann geben Sie dem Betroffenen sofort 10 Tabletten *Nux vomica C7.*

Falls es sich um eine Gasvergiftung handelt, so sollten Sie den Betroffenen beatmen und ihm danach 2 *Carbo-vegetabilis-C4-Tabletten* unter die Zunge legen.

Verletzung (siehe auch Prellungen, Quetschungen und Unfall)

Legen Sie entweder naßkalte Kompressen auf, oder kühlen Sie die betreffende Stelle mit Eis, und geben Sie so schnell wie möglich 10 Tabletten *Arnica C30.*

Verrenkung

Zuerst muß der Hüft- oder Schulterknochen wieder in seine natürliche Stellung gebracht werden. Ohne Anästhesie ist das Einrenken nur möglich, wenn sich der Betroffene trotz seiner Schmerzen vollständig entspannen kann, da ansonsten die Muskeln so gespannt sind, daß sie der Einrenkung entgegenwirken.

Führen Sie die Einrenkung aber nur durch, wenn Sie die notwendigen gezielten Handgriffe hundertprozentig beherrschen – wenn nicht, sollten Sie einen Orthopäden verständigen. Geben Sie dem Betroffenen jedoch auf alle Fälle sofort 10 Tabletten *Aconitum C15.*

Verstauchung

Bei einer Verstauchung sind zunächst sofort 10 Tabletten *Arnica C15* zu nehmen, um dann das betroffene Gelenk 1- bis 2mal täglich in warmem Wasser zu baden (1 Teelöffel *Calendula-Urtinktur* oder *Arnica-Urtinktur* auf 1 Liter Wasser).

Ferner ist das Gelenk regelmäßig zu massieren, mit einem Verband *(Calendula-Salbe)* zu versehen und ruhen zu lassen.

- *Rhus toxicodendron C6,* wenn der Schmerz stärker in Ruhestellung sowie von Muskel- und Sehnenstarre begleitet ist (alle 3 Stunden 2 Tabletten).
- *Ruta C6,* wenn ein oder zwei Stellen des Gelenks besonders schmerzen (alle 3 Stunden 2 Tabletten).

Wunde (siehe auch Wundstarrkrampf)

Pinseln Sie auf jeden Fall die Wunde mit *Calendula-Urtinktur* ein: Das begünstigt die Vernarbung und beugt Entzündungen oder Infektionen auf wirksame Weise vor.

Verbinden Sie nun mit sterilisierter feuchter Gaze und erneuern Sie den Verband mehrmals täglich (wobei Sie Ihre Hände vorher stets mit Äther bzw. Alkohol desinfiziert haben).

Um zu verhindern, daß der Verband mit der Wunde verklebt, tragen Sie vorher auf die Gaze mit Hilfe eines desinfizierten Messers folgende Mischung auf: 1 Gramm *Calendula-Urtinktur,* 1 Gramm *Hypericum-Urtinktur,* gemischt mit 28 Gramm *reiner Vaseline.* Geben Sie außerdem – neben den angezeigten Heilmitteln – 4 mal täglich 2 Tabletten *Calendula C5.*

- *Echinacea angustifolia C6,* wenn die Wunde bläulich, violett und blaß wird (alle 2 Stunden 3 Tabletten).
- *Hepar sulfuris C15,* wenn die Wunde eitert (alle 2 Stunden 3 Tabletten).
- *Hypericum C5,* wenn der Schmerz sehr stark ist (alle 2 Stunden 3 Tabletten).
- *Ledum C5,* wenn ein Nagel oder eine Nadel die Verletzung verursacht hat (alle 2 Stunden 3 Tabletten).
- *Staphisagria C5,* wenn Schnittwunden vorliegen (alle 2 Stunden 3 Tabletten).

Wundstarrkrampf (Tetanus)

Hier handelt es sich um eine Infektionskrankheit, die eine krampfhafte Erstarrung der Körpermuskulatur zur Folge hat und sogar zum Tod führen kann.

Ausgelöst wird der Wundstarrkrampf durch einen Bazillus, der sich in Acker- und Gartenerde befinden kann, aber auch in Holz, Heu, Gras, ja sogar in Staub auftritt, und der vor allem bei Wunden und Verbrennungen der Haut in den Organismus gelangt.

Sollten Sie sich also verletzen oder sollte Ihre äußere Haut durch eine Verbrennung verwundet sein, so suchen Sie augenblicklich den Notarzt oder die Unfallstation eines Krankenhauses auf, damit innerhalb der ersten sechs Stunden nach Auftreten der Verletzung ein bestimmtes Heilserum gespritzt werden kann.

Wutanfall

- *Colocynthis C7.* Sie haben Ihre Wut ausgelebt und nichts verdrängt (1mal 10 Tabletten).
- *Staphisagria C7.* Sie haben sich unter Kontrolle gehalten, Ihren Ärger heruntergeschluckt und verdrängt, aber Sie spüren ihn immer noch in Ihrem Innern (1mal 10 Tabletten).

Zahnschmerzen

Falls Sie nicht sofort einen Zahnarzt aufsuchen können, wirkt bei akut auftretenden Zahnschmerzen eine Knoblauchzehe Wunder: Legen Sie die Zehe zwischen den betroffenen Zahn (auf Zahnfleischhöhe) und die Wange.

- *Chamomilla C7, Hypericum C7* und *Magnesium carbonicum C7* (alle 2 Stunden abwechselnd 3 Tabletten).

LITERATURHINWEISE

Homöopathisches Arzneimittelverzeichnis – Remedia homoeopathica. Ausgabe 6. Deutsche Homöopathie-Union, Karlsruhe 1989.

BAHR, ROBERT, und KUPPERMAN, HERBERT: *Testosteron, der Männlichkeitsfaktor – Was neueste Hormontherapie beim Mann zu bewirken vermag.* Ariston Verlag, Genf/München 1994.

CHANG, STEPHEN T.: *Das Handbuch ganzheitlicher Selbstheilung – Handgriffe des medizinischen Tao-Systems.* Ariston Verlag, Genf/München, 1990.

CHANG, STEPHEN T.: *Das Tao der Ernährung – Zu Gesundheit und Schlankheit auf natürlichem Weg.* Ariston Verlag, Genf/München 1993.

CHANG, STEPHEN T.: *Das Tao der Sexualität – Von der tieferen Weisheit des Liebens.* Ariston Verlag, Genf/München 1992.

EBEL, GOTTLIEB: *Gesundheit aus der Bienen-Apotheke – Bienenprodukte, ihre natürliche Vitalkraft und Heilwirkung.* Ariston Verlag, Genf/München 1988.

GOLZ, HELMUT: *Kombucha – Ein altes Teeheilmittel schenkt neue Gesundheit.* Ariston Verlag, Genf/München 1990.

HANNEMANN, HOLGER: *Energiemedizin – Der Quantensprung zur Selbstheilung: Magnettherapie, Homöopathie, Akupunktur.* Ariston Verlag, Genf/München 1995.

HOCHENEGG, LEONHARD, und HÖHNE, ANITA: *Die Kunst, nicht krank zu werden – So stärken Sie die Immunabwehr Ihres Körpers.* Ariston Verlag, Genf/München 1987.

HÖHNE, ANITA: *Die guten Jahre verlängern – Ihr Vitalisierungsprogramm zur Energiesteigerung.* Ariston Verlag, Genf/München 1995.

HÖHNE, ANITA: *Heiltees, die Wunder wirken – Die Geheimrezepte des Tiroler Arztes Dr. med. Leonhard Hochenegg.* Ariston Verlag, Genf/München 1986.

HUBER, JOHANNES: *Hormone für die Schönheit – Haare, Haut, Figur, Gewicht, Cellulite.* Ariston Verlag, Genf/München 1992.

HUBER, JOHANNES: *Die Hormontherapie – Gesundheit, Jugendlichkeit, blühendes Aussehen.* Ariston Verlag, Genf/München 1990.

HUBERT, ANNIE, und DE THE GUY: *Defensiv essen – die richtige Ernährungsweise gegen das persönliche Krebsrisiko.* Ariston Verlag, Genf/München 1993.

Kamen, Betty: *Der Chrom-Faktor – Woran Chrommangel schuld ist und was richtige Ernährung bewirkt.* Ariston Verlag, Genf/München 1995.

Kaplan, Leon: *Mit Diabetes leben, ohne zu leiden – Handbuch für Betroffene und ihre Angehörigen.* Ariston Verlag, Genf/München 1987.

Kaplan, Leon: *Ein Mann bleibt ein Mann – Lösungen für sexuelle Probleme.* Ariston Verlag, Genf/München 1988.

Kunz, Kevin und Barbara: *Das große Buch der Reflexzonenmassage – Selbstbehandlung an Hand und Fuß.* Ariston Verlag, Genf/München 1987.

Nachtigall, Lila, und Heilman, Joan R.: *Östrogen – Was heutige sichere Therapie zu bewirken vermag.* Ariston Verlag, Genf/München 1987.

Norfolk, Donald: *Denken Sie sich gesund! – Sieben Schritte neuen Denkens, die Ihre Vitalität steigern.* Ariston Verlag, Genf/München 1991.

Norfolk, Donald: *Endlich frei von Rückenschmerzen – So werden Sie wieder beweglich und fit.* Ariston Verlag, Genf/München 1992.

Norfolk, Donald: *Nie mehr müde und erschöpft – Frisch und vital in 28 Schritten.* Ariston Verlag, Genf/München 1987.

Raida, Margarete: *Kursbuch der Vitamine – Gesundheit nach Maß: Tests, Tabellen, Rezepte.* Ariston Verlag, Genf/München 1988.

Raida, Margarete: *Überlisten Sie die Zahl Ihrer Jahre! Jugend aus der Apotheke und anderen Quellen der Gesundheit.* Ariston Verlag, Genf/München 1989.

Rückert, Ulrich: *Das KNEIPP-Gesundheitsbuch von heute – Vorbeugen und heilen.* Ariston Verlag, Genf/München 1987.

Rückert, Ulrich: *Vitamine und Mineralstoffe – Die Bausteine für Ihre Gesundheit.* Ariston Verlag, Genf/München 1985.

Senger, Gerti, und Huber, Johannes: *Hormone – Was sie sind und was sie bewirken.* Ariston Verlag, Genf/München 1989.

Tietze, Henry G.: *Entschlüsselte Organsprache – Krankheit als SOS der Seele.* Ariston Verlag, Genf/München 1985.

Uccusic, Paul: *Doktor Biene – Bienenprodukte, ihre Heilkraft und Anwendung.* Ariston Verlag, Genf/München 1982.

Wiedemann, Michael: *Der Gesundheit auf der Spur – Die Mikro-Nährstoffe der Orthomolekularmedizin.* Ariston Verlag, Genf/München 1989.

REGISTER

VERZEICHNIS DER EMPFOHLENEN HEILMITTEL

Imprimé en France – Normandie Roto Impression s.a.s. – 61250 Lonrai
N° d'imprimeur : 022906 – Dépôt légal : janvier 2003

FÜR GESUNDHEIT UND VITALITÄT

Das Handbuch ganzheitlicher Selbstheilung
Handgriffe des medizinischen Tao-Systems

Von Dr. med. Stephen T. Chang

Der vierfache Doktor (der Medizin und Philosophie in China und in den USA studiert hat) vermittelt Ihnen in diesem Buch das Tao der Selbstheilung. Dieses kann als umfassendes System geistiger und körperlicher Bewegung – als Methode richtigen Denkens, Atmens und Sichbewegens – durch sogenannte innere Übungen unsere Organe heilen und ihnen frische Energie zuführen. Diese Revitalisierungsübungen, die die Funktionen des Organismus harmonisieren, besänftigen, präzisieren und zur Natürlichkeit zurückführen, sind ohne besondere Willensanstrengungen und Körperkräfte durchzuführen. So haben innere Übungen für die Augen auch eine günstige Wirkung auf die Leberfunktion und sind genauso leicht erlernbar wie etwa Techniken zur Schmerzlinderung, zur Gewichtsabnahme oder zur Stärkung des Herzens.
Alle Übungen in diesem Handbuch taoistischer Selbstheilung werden mit klaren Zeichnungen veranschaulicht und lassen sich problemlos anwenden und im Alltag ohne besondere Hilfsmittel durchführen. 264 Seiten, 100 Abbildungen, geb., ISBN 3-7205-1599-0.

Das Tao der Sexualität
Von der tieferen Weisheit des Lebens

Von Dr. med. Stephen T. Chang

Das Tao als Weg zur Lebensganzheit ist eine unerschöpfliche Quelle der Freude, Gesundheit und Ausgeglichenheit. Ein erfülltes Geschlechtsleben bildet die Grundlagen für Glück, Gesundheit und Langlebigkeit, und der Akt des Liebens wirkt sich heilend aus. In diesem leichtverständlichen Buch zeigt Ihnen der vierfache Doktor (der Medizin und Philosophie in China und in den USA studiert hat) auf, wie Sie Ihr sexuelles Erleben zu optimieren und zu beglückendem Liebesleben auszuweiten vermögen.
Um diese Einheit des Körperlichen, Seelischen und Geistigen zu erreichen, führt der Autor zunächst in die Lebensphilosophie des Taoismus ein, stellt dann die einzelnen weiblichen und männlichen Besonderheiten vor und zeigt, wie sich Frau und Mann auf ganzheitliche Weise vervollkommnen, lieben und einander mit Energie, Gesundheit und Glückseligkeit erfüllen können. Ergänzende Kapitel geben Auskunft über Anschlußthemen wie Entspannungsübungen, Geschlechtskrankheiten, Geburtenkontrolle und sexuelle Integrität. 252 Seiten, 88 Abbildungen, geb., ISBN 3-7205-1701-2.

Bodywell
PUBLISHING